U0212203

胆石症
介入治疗学

主　编　李玉亮　王传新
副主编　王永正　郭金和　金延武　林征宇
编　者　（按姓氏笔画排序）
　　　　于　哲　山东大学第二医院
　　　　王　维　山东大学第二医院
　　　　王永正　山东大学第二医院
　　　　王传新　山东大学第二医院
　　　　王武杰　山东大学第二医院
　　　　刘　斌　山东大学第二医院
　　　　刘鸿玉　山东省立第三医院
　　　　李　东　山东大学第二医院
　　　　李玉亮　山东大学第二医院
　　　　陈　超　山东大学第二医院
　　　　林征宇　福建医科大学附属第一医院
　　　　金延武　山东大学第二医院
　　　　郭金和　东南大学附属中大医院
　　　　常海洋　山东大学第二医院

人民卫生出版社
·北　京·

图书在版编目（CIP）数据

胆石症介入治疗学 / 李玉亮，王传新主编 . —北京：
人民卫生出版社，2021.3

ISBN 978-7-117-31321-6

Ⅰ.①胆…　Ⅱ.①李…②王…　Ⅲ.①胆道疾病 —结
石（病理）—介入性治疗　Ⅳ.①R575.6

中国版本图书馆 CIP 数据核字（2021）第 037635 号

| 人卫智网 | www.ipmph.com | 医学教育、学术、考试、健康，购书智慧智能综合服务平台 |
| 人卫官网 | www.pmph.com | 人卫官方资讯发布平台 |

胆石症介入治疗学

Danshizheng Jieru Zhiliaoxue

主　　编：李玉亮　　王传新

出版发行：人民卫生出版社（中继线 010-59780011）

地　　址：北京市朝阳区潘家园南里 19 号

邮　　编：100021

E - mail：pmph @ pmph.com

购书热线：010-59787592　010-59787584　010-65264830

印　　刷：廊坊一二〇六印刷厂

经　　销：新华书店

开　　本：787×1092　1/16　　印张：13

字　　数：276 千字

版　　次：2021 年 3 月第 1 版

印　　次：2021 年 4 月第 1 次印刷

标准书号：ISBN 978-7-117-31321-6

定　　价：128.00 元

打击盗版举报电话：**010-59787491**　**E-mail：WQ @ pmph.com**

质量问题联系电话：**010-59787234**　**E-mail：zhiliang @ pmph.com**

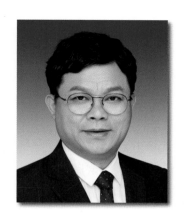

李玉亮 肿瘤学博士后，山东大学第二医院介入医学科主任，山东大学肿瘤介入学研究所所长，山东大学教授、博士研究生导师，齐鲁卫生与健康领军人才。兼任中国抗癌协会肿瘤微创治疗专业委员会粒子分会候任主任委员、山东省医学会综合介入医学分会主任委员、山东省医师协会综合介入医师分会主任委员、中华医学会放射学分会介入学组胃肠道及胰腺疾病介入专业委员会副主任委员、中国医师协会介入医师分会常务委员、中国医师协会放射性粒子植入治疗技术专家委员会副主任委员、中国医师协会介入医师分会肿瘤放射性粒子近距离专业委员会副主任委员。担任 *Journal of Cancer Research and Therapeutics* 杂志（SCI 收录）中国区副主编，*Asia-Pacific Journal of Clinical Oncology*（SCI 收录）、*Biomedical and Environmental Sciences*（SCI 收录）、《中华医学杂志》《中国肺癌杂志》等期刊审稿专家、《山东医药》外科编委会编委。截至 2020 年 5 月，已发表学术论文 40 余篇（其中 SCI 收录 30 篇）。主持国家自然科学基金面上项目 2 项、省部级项目 4 项、山东省中西医结合专病防治实施方案 1 项，在研科研经费 1 200 余万元。荣获山东省科技进步奖三等奖 2 项。2019 年 8 月荣获第三届"国之名医·优秀风范"奖项。

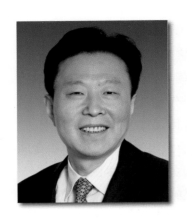

王传新 医学博士，山东大学二级岗教授，博士生导师，国家卫生健康委员会有突出贡献中青年专家，山东省卫生系统杰出学科带头人，泰山学者特聘教授，享受国务院政府特殊津贴。现任山东大学第二医院院长，山东省肿瘤标志物检测工程实验室主任，山东省医学检验临床医学研究中心主任，兼任中华医学会检验医学分会候任主任委员，中国医师协会检验医师分会副会长等。近年主持国家重点研发计划、国家自然科学基金等国家级课题 12 项。获教育部技术发明奖一等奖 1 项、山东省科技进步奖一等奖 1 项、二等奖 4 项。授权国家发明专利 12 项。以通讯作者发表 SCI 论文 100 余篇。

序

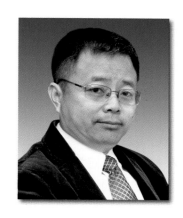

　　胆石症是临床上的常见疾病,严重影响广大人民群众的身体健康。目前常见的治疗手段包括外科手术、内镜下逆行胰胆管造影等,各有其优缺点。经皮经肝胆道造影是常见的介入诊治方法,在治疗恶性梗阻性黄疸方面发挥了重要作用。本书作者创造性地将经皮经肝途径应用于胆石症的治疗,采用顺行路径将胆总管结石推送入肠道内,解除了患者的痛苦,是介入放射学的一大进步。

　　本书是我国出版的第一本有关介入技术治疗胆石症方面的书籍,内容涵盖流行病学、发病机制、临床特点、诊断、治疗、预防和围手术期处理,并分别对胆总管结石、胆囊结石和肝内胆管结石的治疗做了详细阐述。总体来讲,内容丰富、图文并茂,总结了作者团队在胆石症介入治疗实践中的经验,无论是在深度,还是在广度上,都是令人满意的。

　　胆石症的介入治疗作为新技术目前还处在起步阶段,在未来的临床实践中还需要不断地对该技术进行探索,总结经验,不断完善。尽管如此,我还是希望把这本书推荐给读者,希望读者在阅读过程中提出意见和建议,便于作者再版时参考和修改。

　　我相信此书的出版在推动我国介入放射学的发展过程中将发挥积极作用,在此谨表祝贺!

滕皋军

2020 年 5 月

前言

　　介入放射学在治疗胆道梗阻方面具有重要意义,包括经皮胆道支架置放术和胆道引流术等。然而,将介入治疗应用于胆石症,国内尚未广泛开展。山东大学第二医院介入医学科自2008年以来,应用经皮经肝十二指肠乳头肌扩张顺行排石术治疗胆总管结石,并逐渐拓展到胆囊结石和肝内胆管结石。目前,该技术已在山东省内多家医院及部分省外医院应用。

　　作为一门新的技术,规范性是促进发展和推广的重要前提。因此,本书邀请了国内从事经皮经肝十二指肠乳头肌扩张顺行排石术的专家参加编写,按照"融合国际诊疗理念、体现国内技术特色、便于临床实践操作"的原则,介绍了胆石症的流行病学、形成机制、解剖生理特点和治疗现状,重点对经皮经肝十二指肠乳头肌扩张顺行排石术的技术要点和围手术期处理进行阐述。另外,还对该技术在胆囊结石和肝内胆管结石中的初步应用进行了探索。总体来讲,本书全面反映了介入技术在胆石症治疗中的应用现状。

　　我们期望,本书的问世能为经皮经肝十二指肠乳头肌扩张顺行排石术的临床实践和规范发展提供参考,为推动胆石症的介入治疗略尽绵薄之力。当然,尽管编写专家具有较高的学识水平、严谨的科研思维和丰富的实践经验,但是对于这项新技术,我们深感才疏学浅、绠短汲深。希望各方面的专家和读者在阅读过程中提出意见和建议,便于作者再版时参考和修改。

李玉亮

2020 年 12 月

目录

第一章

胆石症的流行病学

在胆道系统中,胆汁的某些成分(胆色素、胆固醇、黏液物质及钙等)可以在各种因素作用下析出、凝集而形成结石。发生于各级胆管内的结石称胆管结石,发生于胆囊内的结石称胆囊结石,两者统称胆石症(cholelithiasis)。

胆石症是世界范围的常见病,北欧、北美国家胆石症发病率最高,南非地区黑人发病率最低。在美国,大约有 10% 的成年人患有胆石症,每年有 50 万人因此接受胆囊切除术,至少 8%~20% 的胆囊切除患者同时伴发胆总管结石。据 20 世纪 80 年代尸检资料统计,我国胆石症的平均发生率为 7%,随年龄增长至 80 岁时可达 23%。统计资料显示,我国肝内外胆管结石病患者占各类胆石症患者的比例高达 38%。随着国人的生活条件及营养状况的改善,胆石症的发病率有逐年增高的趋势,尤其是胆囊结石的发病率显著增高。中华医学会外科学分会全国胆道学组组织的第二次全国性临床调查结果表明:自 20 世纪 80 年代以来,我国胆囊结石、胆固醇结石比例明显上升,而原发性胆管结石比例明显下降,其中尤以肝内胆管结石在全国各大城市下降的比例最大。近 20 年来,随着影像学(B 型超声、CT 及 MRI 等)检查的普及,在自然人群中胆石症的发病率达 10% 左右。

影响胆结石形成的基本因素包括胆汁理化状态的改变、胆汁淤滞、感染三种,常为两种以上因素联合致病。按结石组成成分可将结石分为胆固醇性结石、胆色素性结石和混合性结石三类。

胆固醇性结石最为多见,占 75%~90%。胆固醇性胆石多见于西方国家,而亚洲地区则以胆色素性结石为多,特别是肝内胆管结石较多。国内 1985 年 11 342 例胆石症调查表明:胆囊结石与胆管结石比为 1.5∶1,胆固醇结石与胆色素结石之比为 1.4∶1。中国胆石症的特点:①结石类型:混合性色素泥沙样结石远多于胆固醇性结石;②发病部位:胆管多于胆囊,肝内胆管结石发生率也较高;③病因:既往统计胆道蛔虫症在结石形成上起重要作用,近年由于饮食卫生及营养水平的不断提高已有所改变。

胆结石形成的相关因素非常复杂,有些是先天不可逆转的因素,有些是后天可以逆转的因素。

一、不可逆因素

1. **发病年龄**　40 岁为胆石症典型发病年龄,小于 20 岁者少见,一般随年龄增加胆石症发病率亦增加。国内尸检资料显示胆石症检出率为 7%,而 80 岁以上老人胆石症发病率可达 23%。如果在儿童期发病,多与溶血或先天性胆道疾病有关。

2. **性别差异**　女性胆石症较男性胆石症发病率高,50 岁以上女性胆石症发病率为男性的 2 倍。女性胆囊结石以胆固醇结石多见,其原因可能与雌激素增加胆汁中胆固醇分泌、降低总胆汁酸量和活性,以及黄体酮影响胆囊收缩,致使胆汁淤滞有关。胆总管结石患者中女性占多数,其原因是女性身体中雌激素水平高,会影响肝内葡萄糖醛酸胆红素的形成,使非结合胆红素增高;雌激素又影响胆囊排空,引起胆汁淤滞,这样极易形成结石。绝经后用雌激素者,胆总管结石发病率增多。

3. **家族史**　胆囊结石发病在种族之间的差异明显,提示遗传因素是胆石症的发病机制之一。

二、可逆因素

1. **妊娠**　妊娠可促进胆囊结石的形成,并且妊娠次数与胆囊结石的发病率呈正相关。这是由于孕期的雌激素增加使胆汁成分发生变化,胆汁中胆固醇的饱和度增加;同时妊娠期胆囊排空缓慢;孕期和产后的体重变化及饮食结构也影响胆汁成分,改变了胆汁酸的肠肝循环,促进了胆固醇结晶的形成。

2. **肥胖**　临床和流行病学研究显示,肥胖是胆囊胆固醇结石发病的一个重要危险因素,肥胖人群发病率为正常体重人群的 3 倍。体重超过正常标准 15% 者,胆总管结石的发病率比正常人高 5 倍。肥胖者大多脂肪和胆固醇摄入过多,加之活动少,易发生胆总管结石。

3. **饮食因素**　饮食习惯是影响胆结石形成的主要因素,进食低纤维高热量食物者胆囊结石的发病率明显增高,因为这类食物增加胆汁中胆固醇饱和度。饮食偏荤喜甜者,其脂肪和胆固醇摄入多,易形成胆固醇结石;甜食过多又促进胰岛素分泌,会加速胆固醇沉积;经常不吃早餐会使胆酸含量减少,胆汁浓缩,利于结石形成。随着生活水平的提高、饮食习惯的改变和卫生条件的改善,我国的胆结石已由以胆管的胆色素结石为主逐渐转变为胆囊胆固醇结石为主。

4. **其他因素**　代谢综合征如糖尿病、高脂血症患者,胆囊结石的发病率升高;溶血病、肝硬化患者形成黑色素结石的概率增加;胆道狭窄、梗阻和感染发生棕色素结石的概率增加;长期应用某些药物如避孕药、头孢曲松等,快速体重下降例如不合理的减肥方法,还有一些特殊疾病如甲状旁腺疾病导致的钙磷代谢异常均可以导致胆囊结石的形成。肝硬化患者胆总管结石的发生率明显高于正常人,这与肝硬化患者雌激素灭活功能降低,雌激素水平较高,以及慢性溶血、胆囊收缩功能低下、胆囊排空不畅、胆道静脉曲张、血中胆红素升高等多种因素有关。体内有蛔虫者蛔虫逆流至胆道产卵或死亡后,易成为结石核心,生成结石。

参 考 文 献

1. Kimura Y, Takada T, Kawarada Y, et al. Definitions, pathophysiology and epidemiology of acute cholangitis and cholecystitis: Tokyo guidelines. J Hepatobiliary Pancreat Surg, 2007, 14: 15-26.

2. Haffner SM, Diehl AK, Mitchell BD, et al. Increased prevalence of clinical gallbladder disease in subjects with non-insulin-dependent diabetes mellitus. Am J Epidemiol, 1990, 132: 327-335.

3. Farthing M, Roberts SE, Samuel DG, et al. Survey of digestive health across Europe: final report. Part 1: The burden of gastrointestinal diseases and the organisation and delivery of gastroenterology services across Europe. UEG J, 2014, 2: 539-543.

4. Portincasa P, Moschetta A, Palasciano G. Cholesterol gallstone disease. Lancet, 2006, 368: 230-239.

5. Tsai CJ, Leitzmann MF, Willett WC, et al. Statin use and the risk of cholecystectomy in women. Gastroenterology, 2009, 136: 1593-1600.

6. Tsai CJ, Leitzmann MF, Willett WC, et al. Central adiposity, regional fat distribution, and the risk of cholecystectomy in women. Gut, 2006, 55: 708-714.

7. Mendez Sanchez N, Gonzalez V, Aguayo P, et al. Fish oil (n-3) polyunsaturated fatty acids beneficially affect biliary cholesterol nucleation time in obese women losing weight. J Nutr, 2001, 131: 2300-2303.

8. 黄志强. 对我国胆道外科几个焦点问题的思考. 外科理论与实践, 2001, 6 (01): 3-5.

9. 张禹. 胆囊结石治疗的新趋向. 中国乡村医药, 2009, 16 (01): 4-5.

10. Klein S, Wadden T, Sugerman HJ. AGA technical review on obesity. Gastroenterology, 2002, 123: 882-932.

11. Stinton LM, Myers RP, Shaffer EA. Epidemiology of gallstones. Gastroenterol Clin North Am, 2010, 39: 157-169.

12. Willett WC, Dietz WH, Colditz GA. Guidelines for healthy weight. N Engl J Med, 1999, 341: 427-434.

13. Stender S, Nordestgaard BG, Tybjaerg-Hansen A. Elevated body mass index as a causal risk factor for symptomatic gallstone disease: a mendelian randomization study. Hepatology, 2013, 58: 2133-2141.

14. Krawczyk M, Wang DQ, Portincasa P. Dissecting the genetic heterogeneity of gallbladder stone formation. Semin Liver Dis, 2011, 31: 157-172.

15. Torti KL, Brach JS, FitzGerald SJ, et al. Physical activity and decreased risk of clinical gallstone disease among post-menopausal women. Prev Med, 2005, 41: 772-777.

16. Banim PJ, Luben RN, Bulluck H, et al. The aetiology of symptomatic gallstones quantification of the effects of obesity, alcohol and serum lipids on risk. Epidemiological and biomarker data from a UK prospective cohort study (EPIC-Norfolk). Eur J Gastroenterol Hepatol, 2011, 23: 733-740.

17. Ruhl CE, Everhart JE. Association of diabetes, serum insulin, and C-peptide with gallbladder disease. Hepatology, 2000, 31: 299-303.

18. Biddinger SB, Haas JT, Yu BB, et al. Hepatic insulin resistance directly promotes formation of cholesterol gallstones. Nat Med, 2008, 14: 778-782.

19. Walcher T, Haenle MM, Mason RA, et al. The effect of alcohol, tobacco and caffeine consumption and vegetarian diet ongallstone prevalence. Eur J Gastroenterol Hepatol, 2010, 22: 1345-1351.

20. Chen LY, Qiao QH, Zhang SC, et al. Metabolic syndrome and gallstone disease. World J Gastroenterol, 2012, 18: 4215-4220.

第二章

胆石症的分类

目前胆石症的分类繁多,但缺乏统一而完善的分类方法。从临床应用出发,按胆结石的化学成分分类和胆结石的所在部位分类较为实用。

一、根据胆结石的化学成分分类

可分为胆固醇性结石、胆色素性结石、混合性结石三类,其中以胆固醇类结石为多,在我国约占胆道结石的 50%,在西方国家约占所有胆道结石的 90%~95%。无论胆固醇结石还是色素结石的形成都是遗传、环境、局部、全身以及代谢异常等各种因素相互作用的复杂过程。

1. **胆固醇性胆结石**　体内总胆固醇池的提供来源于乙酰辅酶 A 的从头合成和饮食中的吸收。胆汁中的胆固醇约 20% 由肝脏新合成,其余部分来源于肝内已形成的胆固醇池。胆固醇性胆结石的形成与血清中高密度脂蛋白的降低和低密度脂蛋白的升高有关。各种代谢缺陷可以破坏胆固醇池的调节平衡,导致胆道内胆固醇排泄的绝对增多,或胆汁酸相对排泄减少造成胆汁的过饱和,两种缺陷可以同时存在。胆固醇性胆结石的肉眼外观呈白色或淡黄色,常为圆形或卵圆形,表面光滑或呈颗粒状(图 2-1)。根据其剖面分为 3 型,即放射状、放射年轮状、岩层状,其结石的胆固醇含量分别为 >90%、>80%、>70%。胆固醇性胆结石大多发生在胆囊内,由于胆固醇性胆结石的发生与代谢有密切关系,故亦称之为代谢性结石。胆汁中胆固醇增加的原因包括有肥胖、服用降血脂药物、服用女性荷尔蒙以及摄取高油脂类食物。

2. **胆色素性胆结石**　胆色素结石的形成环节包括胆红素的分泌增加、胆汁淤积或炎症使胆红素葡萄糖苷酸水解成溶解度较低

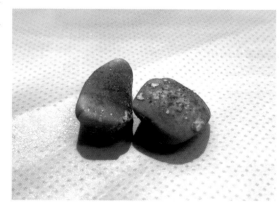

图 2-1　胆固醇性结石

5

的分子形式。胆囊上皮的酸化能力下降及上皮分泌的黏液增加了胆汁的酸度均有利于碳酸钙、磷酸钙和胆红素的沉积,钙可使非结合胆红素沉淀,胆色素结石大多数是以胆红素钙为主。胆色素结石常发生在胆管内,与细菌和寄生虫感染有关,肉眼观察结石颜色呈深黄或棕黄色,质地松软(图 2-2)。根据结石剖面分为铸型无定形、沙层状岩形、泥沙形三型,其结石的胆红素含量为 40%、60%、80%。其主要成分有胆色素钙、脂肪酸钙以及胆固醇,由于松软不成形又称为"泥沙样结石",即一般俗称的"胆沙"。

　　3. 混合性胆结石　混合性胆结石的主要成分亦是胆固醇、胆色素以及钙盐,其外形呈多面角形,表面光滑,呈深绿色或棕黄色颗粒(图 2-3),往往数目较多,排列整齐,其切面多呈环层状,亦多发生在胆囊内。

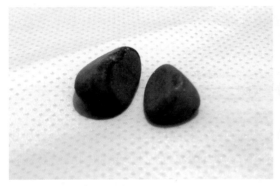

图 2-2　胆色素性结石

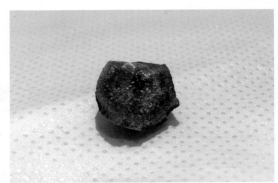

图 2-3　混合性结石

二、根据胆结石的分布部位分类

　　胆结石可以分为下述三类:

　　1. 胆囊结石　多为多发;单发者为球形,多发者为小球形;多为胆固醇类结石。少数结石含钙量高,X 线片上可显影。

　　2. 肝外胆管结石　单发或多发,大小不等,形状多样,多与胆管形状相似,多为胆色素混合结石。其又可细分为肝外胆管结石以及胆总管结石。

　　胆总管结石是指位于胆总管内的结石,大多数为胆色素结石或以胆色素为主的混合性结石,好发于胆总管下端。根据其来源可分为原发性胆总管结石和继发性胆总管结石。在胆总管内形成的结石称为原发性胆总管结石,其形成与胆道感染、胆汁淤积、胆道蛔虫密切有关。原发性胆总管结石可以单发,也可以与肝内胆管结石同时发生,有时也可能由肝内胆管下降所致。继发性胆总管结石原发于胆囊,胆囊内的细小结石通过胆囊管降入胆总管,以胆固醇结石多见。

　　3. 肝内胆管结石　肝内胆管结石即原发性肝胆管结石,特指始发于肝内胆管系统的结石,不包括胆囊内排降并上移至肝内胆管的结石,也不包括继发于损伤性胆管狭窄、胆管囊肿、胆管解剖异常等其他胆道疾病所致胆汁瘀滞和胆道炎症后形成的肝内胆管结石。绝大多数为多发,分布于二、三级胆管,小块状或铸型,多属于胆色素结石,临床上也可见到原发于肝内胆管的胆固醇结石。肝内胆管结石是我国的常见病,在华南、西南、长江流域及东南沿海等区域尤为多见。由于其病变复杂、复发率高且常引起严重并发症,成为我国良性胆道疾病死亡的重要原因。

根据结石在肝内的分布、相应肝管和肝脏的病变程度以及合并肝外胆管结石的情况,分为 2 个主要类型和 1 个附加型:

Ⅰ型:区域型,结石沿肝内胆管树局限性分布于一个或几个肝段内,常合并病变区段肝管的狭窄及受累肝段的萎缩。临床表现可为静止型、梗阻型或胆管炎型。

Ⅱ型:弥漫型,结石遍布双侧肝叶胆管内,根据肝实质病变情况,又分为 3 种亚型。

Ⅱa 型:弥漫型不伴有明显的肝实质纤维化和萎缩。

Ⅱb 型:弥漫型伴有区域性肝实质纤维化和萎缩,通常合并萎缩肝脏区段主肝管的狭窄。

Ⅱc 型:弥漫型伴有肝实质广泛性纤维化而形成,继发性胆汁性肝硬化和门静脉高压症,通常伴有左右肝管或汇合部以下胆管的严重狭窄。

E 型:附加型,指合并肝外胆管结石。根据 Oddi 括约肌功能状态,又分为 3 个亚型。

Ea:Oddi 括约肌正常。

Eb:Oddi 括约肌松弛。

Ec:Oddi 括约肌狭窄。

以上三类结石也可联合存在,如胆囊结石可合并胆总管结石,胆总管结石可以合并肝内胆管结石。

―――― 参 考 文 献 ――――

1. 王智峰,祝学光,刘玉兰.胆石症的诊断与治疗进展.临床消化病杂志,2006,18 (6): 325-327.

2. Buxbaum J. Modern management of common bile duct stones. Gastrointest Endosc Clin N Am, 2013, 23 (2): 251-275.

3. Gurusamy Ks, Rossi M, Davidson Br. Percutaneous cholecystostomy for high-risk surgical patients with acute calculous cholecystitis. Cochrane Database Syst Rev, 2013 (8): 1-4.

4. Easl. EASL Clinical Practice Guidelines on the prevention, diagnosisand treatment of gallstones. J Hepatol, 2016, 65 (1): 1-36.

5. 李喆.胆石症非手术治疗的现状与研究进展.中国实用外科杂志,2009,29 (7): 614-616.

6. Tazuma S, Unno M, Igarashi Y, et al. Evidence-based clinical practice guidelines for cholelithiasis 2016. J Gastroenterol, 2017, 52 (3): 1-25.

7. Keus F, Gooszen Hg, van-Laarhoven Cj. Open, small-incision, or laparoscopic cholecystectomy for patients

with symptomatic cholecystolithiasis. Cochrane Database Syst Rev, 2010, 1 (2): 1-23.

8. 程世海, 何金汗. 核受体在胆固醇性胆结石形成过程中的作用. 生理科学进展, 2016, 47 (02): 97-102.

9. 陈永芳, 吴战军. 非酒精性脂肪性肝病患者并发胆固醇性胆结石的发病机制及危险因素. 临床肝胆病杂志, 2013, 29 (12): 952-955.

10. 席子明, 马远方. 胆固醇与胆结石的关系. 世界华人消化杂志, 2010, 18 (07): 676-678.

11. Weidensteiner C, Reichardt W, Shami P J, et al. Effects of the nitric oxide donor JS-K on the blood-tumor barrier and on orthotopic U87 rat gliomas assessed by MRI. Nitric Oxide, 2013, 30 (Complete): 17-25.

12. Satyavati Rana, Jaspreet Kaur, Devinder Kumar Dhawan, et al. Comparison of Orocecal Transit Time and Gallstone Cholesterol in Gallstone Patients with and without Gallbladder Cancer. Journal of Clinical and Experimental Hepatology, 2014, 4: 55-56.

13. Yan Xie, Ho Yee Joyce Fung, Susan Kennedy, et al. Conditional Deletion of Hepatic Microsomal Triglyceride Transfer Protein (Mttp) Reverses Gallstone (GS) Susceptibility in Liver Fatty Acid Binding Protein (L-FABP) Knockout Mice by Reducing Canalicular Cholesterol (CH) Secretion. Gastroenterology, 2011, 140 (5): 888.

14. Wang J, Jiang Y, Li X, et al. Dietary protein requirement of juvenile red spotted grouper (Epinephelus akaara). Aquaculture, 2016, 450: 289-294.

15. Decleer K, Bonte D, Diggelen R V. The hemiparasite Pedicularis palustris:'Ecosystem engineer' for fen-meadow restoration. Journal for Nature Conservation, 2013, 21 (2): 65-71.

16. Chuang CZ, Martin LF, Legardeur BY, et al. Physical activity, biliary lipids, and gallstones in obese subjects. The American Journal of Gastroenterology, 2001, 96 (6): 1860-1865.

17. Han T, Zhang D, Fu Z, et al. Retinol-binding protein 4 as a risk factor for cholesterol gallstone formation. Molecular and Cellular Biochemistry, 2013, 377 (1-2): 219-227.

18. Lad' yanov VI, Mukhgalin VV, Bel' tyukov AL. Heat treatment effect on amorphization and structure of Fe 80 B 13 Si 5 C 2 melt in ultrarapid quenching. Inorganic Materials: Applied Research, 2012, 3 (4): 303-308.

19. Lee J, Hong E M, Byun H W, et al. The Effect of PPARα and PPARγ Ligands on Inflammation and ABCA1 Expression in Cultured Gallbladder Epithelial Cells. Digestive Diseases and Sciences, 2008, 53 (6): 1707-1715.

第三章

胆结石的形成机制

一、胆囊结石的形成机制

1. 代谢因素　正常胆囊胆汁中胆盐卵磷脂、胆固醇按比例共存于一稳定的胶态离子团中。一般胆固醇与胆盐之比为 1∶30~1∶20,如某些代谢原因造成胆盐、卵磷脂减少,或胆固醇量增加,当其比例低于 1∶13 时胆固醇便沉淀析出,经聚合形成较大结石。妊娠后期、老年人,血内胆固醇含量明显增高,所以多次妊娠者与老年人易患此病;肝功能受损者,胆酸分泌减少也易形成结石。先天性溶血患者,因长期大量红细胞破坏可产生胆色素性结石。

2. 胆系感染　大量文献显示从胆石核心中培养出伤寒杆菌、链球菌、魏氏芽孢杆菌、放线菌等,足见细菌感染在结石形成上有着重要作用。细菌感染除引起胆囊炎外,其菌落、脱落上皮细胞等可成为结石的核心,胆囊内炎性渗出物的蛋白成分,可成为结石的支架。

3. 其他因素　如胆囊的淤滞、胆汁 pH 过低、维生素 A 缺乏等,也都是结石形成的原因。

二、胆管结石的形成机制

1. 胆道感染　原发性胆管结石可能与各种原因所致细菌感染、寄生虫感染(尤其蛔虫感染)有关。当胆道感染时,大肠埃希菌产生 β- 葡萄糖醛酸酶活性很高,可将胆汁中的结合胆红素水解成游离胆红素,后者再与胆汁中钙离子结合成为不溶于水的胆红素钙,沉淀后即成为胆色素钙结石。胆道蛔虫病所引起的继发胆道感染,更易发生此种结石,这是由于蛔虫残体、角皮虫卵及随之带入的细菌、炎性产物可成为结石的核心。

2. 胆管狭窄　先天或后天原因所致的胆管狭窄可以引起胆汁排泄不畅,造成胆汁滞留,胆色素及胆固醇更易沉淀形成结石。当合并慢性炎症时,则结石形成过程更为迅速。

3. 胆道内异物存留　在胆道内长时间存的缝线、金属夹、导管碎片或者支架周围容易形成胆结石,因此胆道术中尽可能地取出胆道系统内的异物是十分重要的。

4. 胆囊结石下移　某些原因使胆囊结石下移至胆总管，称为继发性胆管结石，多发生在结石性胆囊炎病程长、胆囊管扩张、结石较小的病例中，其发生率为14%。

———————————— 参 考 文 献 ————————————

1. Di Ciaula A, Wang DQ, Portincasa P. Gallbladder and gastric motility in obese newborns, pre-adolescents and adults. J Gastroenterol Hepatol, 2012, 27: 1298-1305.

2. Shabanzadeh DM, Sφrensen LT, Jφrgensen T. Determinants for gallstone formation-a new data cohort study and a systematic review with meta-analysis. Scand J Gastroenterol, 2016, 51 (10): 1239-1248.

3. Friedman GD. Natural history of asymptomatic and symptomatic gallstones. Am J Surg, 1993, 165 (4): 399-404.

4. Zhu L, AiliA, Zhang C, et al. Prevalence of and risk factors for gallstones in Uighur and Han Chinese. World J Gastroenterol, 2014, 20 (40): 14942-14949.

5. Smelt AH. Triglycerides and gallstone formation. Clin Chim Acta, 2010, 411 (21-22): 1625-1631.

6. Wang TY, Portincasa P, Liu M, et al. Mouse models of gallstone disease. CurrOpinGastroenterol, 2018, 34 (2): 59-70.

7. Zhang FM, Chen LH, Chen HT, et al. Hepatitis C Virus Infection Is Positively Associated with Gallstones in Liver Cirrhosis. Digestion, 2016, 93 (3): 221-228.

8. Chiong C, Cox MR, Eslick GD. Gallstone disease is associated with rectal cancer: ameta-analysis. Scand J Gastroenterol, 2012, 47 (5): 553-564.

9. Lv J, Qi L, Yu C, et al. Gallstone Disease and the Risk of Ischemic Heart Disease. Arterioscler Thromb Vasc Biol, 2015, 35 (10): 2232-2237.

10. Chen Y, Kong J, Wu S. Cholesterol gallstone disease: focusing on the role of gallbladder. Lab Invest, 2015, 95 (2): 124.

11. 刘京山. 内镜微创保胆手术指南 (2015 版). 中国内镜杂志 , 2016, 22 (2): 113-114.

12. Portincasa P, Ciaula AD, Bonfrate L, et al. Therapy of gallstone disease: What it was, what it is, what it will be. World J Gastrointest Pharmacol Ther, 2012, 3 (2): 7-20.

13. Roma MG, Toledo FD, Boaglio AC, et al. Ursodeoxycholic acid in cholestasis: linking action mechanisms to therapeutic applications. ClinSci (Lond), 2011, 121 (12): 523-544.

14. Hou R, Goldberg AC. Lowering low-density lipoprotein cholesterol: statins, ezetimibe, bile acidsequestrants, andcombinations: comparative efficacy and safety. Endocrinol Metab Clin North Am, 2009, 38 (1): 79-97.

15. Zhu Y, Li F, Guo GL. Tissue-specific function of farnesoid X receptor in liver and intestine. Pharmacol Res, 2011, 63 (4): 259-265.

16. Sakorafas GH, Milingos D, Peros G. Asymptomatic cholelithiasis: ischolecystectomy really needed？ Acritical reappraisal 15 years after the introduction of laparoscopic cholecystectomy. Dig Dis Sci, 2007, 52 (5): 1313-1325.

17. Shabanzadeh DM, Sorensen LT, Jorgensen T. A Prediction Rule for Risk Stratification of Incidentally Discovered Gallstones: Results From a Large Cohort Study. Gastroenterology, 2016, 150 (1): 156-167.

18. Liew PL, Wang W, Lee YC, et al. Gallbladder disease among obese patients in Taiwan. Obes Surg, 2007, 17 (3): 383.

19. Venneman NG, Besselink MG, Keulemans YC, et al. Ursode oxycholic acid exerts no beneficial effect in patients with symptomatic gallstones awaiting cholecystectomy. Hepatology, 2006, 43 (6): 1276-1283.

20. Brazzelli M, Cruickshank M, Kilonzo M, et al. Clinical effectiveness and cost-effectiveness of cholecystectomy compared with observation/conservative management for preventing recurrent symptoms and complications in adults presenting with uncomplicated symptomatic gallstones or cholecystitis: asystematic review and economic evaluation. Health Technol Assess, 2014, 18 (55): 1-101, v-vi.

21. Schöffmann T, Primavesi F, Stättner S, et al. Extracorporeal shock wave lithotripsy (ESWL) for the treatment of gallbladder stones: long-term results after more than 20 years. HPB, 2016, 18 (2): e855-e856.

第四章

胆道系统的应用解剖

胆道起始于毛细胆管,其终末端与胰管汇合,开口于十二指肠乳头,外有 Oddi 括约肌围绕。

毛细胆管又名胆小管(bile canaliculus),是相邻肝细胞膜局部凹陷形成的微细管道,在肝板内放射状走向肝小叶的周边并分支连接成网状,管径粗细较均匀,直径 0.5~1μm。肝细胞的胆小管面形成许多微绒毛,突入管腔。靠近胆小管的细胞质呈颗粒状,称小管周外胞质(pericanalicular ectoplasma),它与胆汁分泌有关,故又称胆汁分泌器。靠近胆小管的相邻肝细胞膜形成由紧密连接、桥粒等组成的连接复合体,可封闭胆小管周围的细胞间隙,防止胆汁外溢至细胞间或窦周隙。当肝细胞发生变性、坏死,或胆道堵塞、内压增大时,胆小管正常结构被破坏,胆汁溢入窦周隙,继而进入血液,导致出现黄疸。

胆小管内的胆汁从肝小叶中央流向周边,汇入小叶边缘处由单层立方细胞组成的短小管道,称赫林管(Hering canal)。它具有一定分泌和转运物质的功能。赫令管在门管区汇入小叶间胆管。小叶间胆管向肝门方向汇集,最后在肝门处形成左、右肝管出肝,左、右肝管汇合成肝总管,再与胆囊管汇合形成胆总管。

一、肝内胆管

肝脏从表面划分的左叶、右叶、方叶和尾叶,并没有真正反映其内部管道系统的构造特点,因此不适应肝脏外科进行部分肝切除的需要。利用 CT 来对病灶准确分段,对外科医师有很大的帮助。肝脏的分段主要是根据肝内的管道系统而命名。

肝内有四套管道,形成两个系统,即 Glisson 系统和肝静脉系统。门静脉、肝动脉、肝胆管三者伴行包裹在同一 Glisson 鞘内,故称为 Glisson 系统或门静脉系统。据门静脉系统散布所作的肝脏分段,称为门脉肝段。肝静脉与门静脉呈插指状的关系,依照肝静脉引流区域所作的分段,称为静脉肝段。由于肝内胆管是与肝内门静脉伴行,故在肝胆管外科中均采取门脉肝段的命名。

现在肝脏的分叶及分段尚没有一个统一的国际命名,但最经常使用的有两种方法。

第一种分叶分段方法是根据 Glisson 系统,将肝脏分为 2 个半肝(左、右半肝),进一步分成 5 个叶(右前叶、右后叶、左内叶、左外叶与尾状叶)、6 个段(左外叶上、下段,右后叶上下、尾状叶左右段),现已不经常使用。

第二种分叶分段方法是根据 Glisson 系统,将肝脏分为左、右两个半肝后,再进一步分为 8 段,奎纳德(Couinaud)根据门静脉系统肝段按顺时针方向标以罗马数字从 I ~ Ⅷ,其中左内叶及尾状叶不再分段(图 4-1)。即肝脏分 8 个段,主要被肝静脉系统和门静脉系统分割,肝中静脉将肝分成左右两叶,肝右静脉分肝右叶为右前、右后两部分,肝左静脉分肝左叶为左内叶、左外叶,门静脉系统走行于肝段内。 I 段为尾状叶,CT 示在门、腔静脉之间,Ⅱ段(靠上)与Ⅲ段(靠下)构成左外叶,Ⅳ段为方叶,也是左内叶,Ⅴ段(靠下)与Ⅷ(靠上)段构成肝右前叶,Ⅵ段(靠下)与Ⅶ段(靠上)构成肝右后叶。至于Ⅱ段与Ⅲ段、Ⅴ段与Ⅷ段、Ⅵ段与Ⅶ段分界,粗略方法以肝内门静脉分支或肝门平面为分界标志,出现以上平面所显示的是靠上方的,Ⅱ段、Ⅶ段、Ⅷ段,以下层面就是Ⅲ段、Ⅴ段、Ⅵ段。Ⅴ段与Ⅵ段、Ⅶ段与Ⅷ段之间以肝右静脉分界。影像学上横断面上以肝静脉为界,Ⅱ段、Ⅲ段,Ⅴ段、Ⅷ段,Ⅵ段、Ⅶ段的分界大约位于门静脉左右分支平面(图 4-2)。该划分法对于 CT 影像诊断、外科手术,有着比较实用的意义。肝内胆管的解剖与 Couinaud 所描述的肝脏解剖分段相一致。右肝管由右前支(right anterior duct,RAD)和右后支(right posterior duct,RPD)汇合而成,引流Ⅴ~ Ⅷ段肝脏分泌的胆汁。右前支肝管引流Ⅴ段和Ⅷ段肝脏分泌的胆汁,右后支肝管引流Ⅵ段和Ⅶ段肝脏分泌的胆汁。正位胆道造影时,右前支肝管接近垂直方向走行,右后支肝管倾向于呈水平方向走行。通常情况下,右后支肝管经由右前支肝管后方在其内侧与之汇合形成右肝管。左肝管在左肝叶内通常呈水平方向走行,引流 I ~ Ⅳ段肝脏分泌的胆汁。Ⅱ、Ⅲ段肝管先汇合成一支肝管,随后有Ⅳ段肝管和 I 段肝管汇入构成左肝管。左肝管长度一般大于右肝管长度。左肝管介入手术通常以Ⅲ段肝管作为入路,因为该肝段最为表浅,直接位于上腹部皮肤的下方,同时该段又是左肝外侧叶的最下部分,故而该段肝管最易穿刺也最为安全,同时也最便于导丝导管的操作。肝内胆管的左、右肝管为一级支,左内叶、左外叶、右前叶、右后叶胆管为二级支,各肝段胆管为三级支,肝内胆管分支直径不超过 3mm。

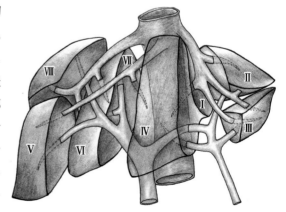

图 4-1　肝脏分段(奎纳德分类)

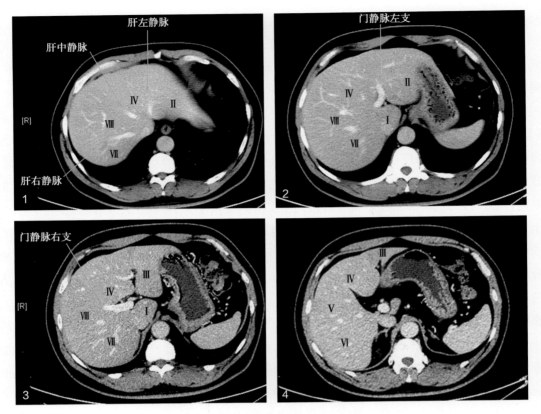

图 4-2　肝内胆管的影像学分段

1.门静脉分支水平以上肝脏 CT 分段；2.门静脉左支水平肝脏 CT 分段；

3.门静脉右支水平肝脏 CT 分段；4.门静脉分支水平以下肝脏 CT 分段

二、肝外胆管

　　包括左、右肝管和肝总管、胆囊、胆总管。左、右肝管出肝后，在肝门部汇合形成肝总管。左肝管细长，长约 2.5~4cm，与肝总管间形成约 90° 的夹角；右肝管粗短，长约 1~3cm。在肝门处，一般是左、右肝管在前，肝左、右动脉居中，门静脉左、右主干在后；左、右肝管的汇合点位置最高，左、右门静脉主支的分叉点稍低；肝左、右动脉的分叉点最低。

　　肝总管直径为 0.4~0.6cm，其下端与胆囊管汇合形成胆总管。汇合点的变异很大，可以是从肝门到进入十二指肠这一段胆总管上的任何一点。由于汇合点高低不同，肝总管的长度在 3~7cm 之间。有时肝总管前方有肝固有动脉发出的肝右动脉或胆囊动脉越过，6%~10% 的人有副肝管，1% 左右的人可无肝总管。

　　胆囊是一个薄壁、梨形的脏器，可以容纳 50~70ml 胆汁。当胆管阻塞时，胆囊能扩张到相当大的容量。胆囊位于肝左、右叶解剖学分界线上肝右叶下后方的胆囊窝内，其下方与十二指肠上部和横结肠毗邻,左靠胃幽门部,前方为腹壁。胆囊长 5~8cm,宽 3~5cm,容积 40~60ml;分为底、体、颈三部。底部为盲端,向左上方延伸为体部,体部向前上弯曲变窄形成胆囊颈,三者间无明显界限。颈上部呈囊性扩大,称 Hartmann 袋,胆囊结石常滞留于此处。胆囊管由胆囊颈延伸而成,长 2~3cm,直径约 0.2~0.4cm。胆囊起始部内壁黏膜形成螺旋状皱襞,称 Heister 瓣。腹膜完全覆盖了胆囊的基底部,也就是常常突出于肝脏边缘以外的部位,以及体、颈部的侧壁、后壁。胆囊前壁通过纤维蜂窝组织同肝脏相连,形成裸区,该部分范围多变,超声检查难以识别。除了罕见的先天畸形,正常大小胆囊的基底部和体部前壁同肝脏和前腹壁的关系是相当恒定的。介入放射科医师应该注意到胆囊有时候可以被结肠覆盖,当仅由系膜相连时,可以自由活动,或当胆囊在肝实质内时,其位置完全固定。胆囊正常位置及其和腹腔其他脏器的关系可因肿瘤、肝脏体积增大、肝裂萎缩而明显改变。通过影像学检查了解这些解剖学变异对于胆囊造口术确定最佳的位置是非常重要的。

胆总管由肝总管与胆囊管汇合形成,长约 7~9cm,直径 0.4~0.8cm。胆总管分为四段:①十二指肠上段:经肝十二指肠韧带右缘下行,肝动脉位于其左侧,门静脉位于两者后方,临床上胆总管探查、引流常在这个部位施行;②十二指肠后段:行经十二指肠第一段后方,其后方为下腔静脉,左侧有门静脉和胃十二指肠动脉;③胰腺段:在胰头后方的胆管沟内或实质内下行;④十二指肠壁内段:行至十二指肠降部中段,斜行进入肠管后内侧壁,长约 1.5~2cm。80%~90% 人的胆总管与主胰管在肠壁内汇合,膨大形成胆胰壶腹,亦称乏特(Vater)壶腹。壶腹周围有括约肌(称 Oddi 括约肌),末端通常开口于十二指肠大乳头。另有 15%~20% 的胆总管与主胰管分别开口于十二指肠。Oddi 括约肌主要包括胆管括约肌、胰管括约肌和壶腹括约肌,它具有控制和调节胆总管和胰管的排放,以及防止十二指肠内容物反流的重要作用。

三、胆管的解剖变异

大约只有 57% 的患者呈现为上述标准的胆道解剖。另外一部分患者存在不同形式的解剖变异,从而对胆道的介入手术产生影响。这些解剖变异中,影响最明显的就是右前支肝管和右后支肝管的异常引流。右后支肝管可以汇入左肝管,或者直接汇入肝总管。右前支肝管也可以汇入左肝管,但较右后支肝管少见(图 4-3)。

另外,也存在右肝管缺如,右后支肝管、右前支肝管、左肝管三支同时汇合形成肝总管的解剖变异。

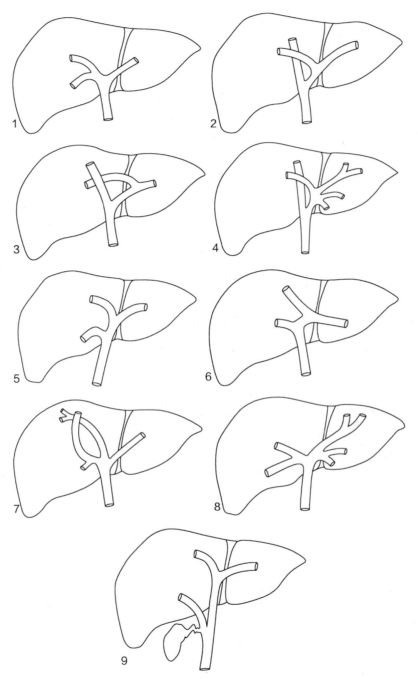

图 4-3 胆道解剖变异

1. 约有 57% 的患者呈现标准的胆道解剖;2. 胆道解剖变异:右后支肝管自右前支肝管前方直接汇入左肝管;3. 胆道解剖变异:右后支肝管自右前支肝管后方直接汇入左肝管;4. 右后支肝管自右前支肝管前方直接汇入左肝管,左肝管汇合部四分叉状;5. 胆道解剖变异:右后支直接汇入肝总管(4%);6. 胆道解剖变异:右前支肝管也可以汇入左肝管(1%);7. 胆道解剖变异:右肝管缺如,右后支肝管、右前支肝管、左肝管三支同时汇合形成肝总管(12%);8. 胆道解剖变异:肝总管汇合处四分叉状解剖变异(1%);9. 胆道解剖变异:右后支肝管直接汇入胆囊管(2%)

　　还有一些患者存在迷走胆管和副肝管解剖变异。迷走胆管是指胆囊肝床与胆囊之间的交通小胆管,尸检报告发生率占人群的 25%~30%。狭义副肝管是指肝脏的某一小叶或某一段的肝管低位与肝外胆管汇合,肝外部分的叶或段肝管称为副肝管。广义的副肝管除包括上述副肝管外,还包括迷走胆管(accessory bile duct)和 Luschka 胆管。Luschka 胆管因 1863 年解剖学家 Luschka 首先加以描述而得名,亦名胆囊肝管或胆囊床迷走小胆管,是直接连接胆囊和肝内胆管的管道,其胆管开口处常位于胆囊体中下部,肝内常汇入肝右叶后段(Ⅵ段),管径 1~2mm,小的只可通过毛发,出现率为 5%~30%。此外极少数患者存在肝内胆管憩室,胆汁在其内淤积,可导致胆结石形成、胆道梗阻、败血症反复发作。

　　了解肝内胆管的解剖关系对于胆道梗阻的介入治疗至关重要。在进行胆道介入手术,从右侧穿刺胆道时要注意右侧的肝管向左肝管的异常引流。当存在右后支肝管汇入左肝管变异时,汇合部位呈锐角,此时经右后支肝管入路引入导丝导管通过左肝管进入胆总管难度极大,同时也极大地增加了出现并发症的风险,如胆道破裂出血。

　　胆囊的解剖变异包括游走胆囊、肝内胆囊、重复胆囊等。发育过程中,胆囊系膜过长致使胆囊活动度过大是形成游走胆囊的原因,位于前肠尾部的胆道胚芽不能从其头侧充分分离便会在肝实质内发育形成肝内胆囊,前肠的异常分支也可导致双胆囊或三胆囊畸形,它们有各自的胆囊管或共同的胆囊管。

　　胆囊管变异较多(图 4-4),有如下类型:①胆囊管与肝总管并行;②胆囊管低位汇入,胆囊管汇入肝总管的水平是由肝憩室的头支与尾支分离的时间早晚决定的,如过早分离,两管的汇合点则靠近十二指肠乳头,构成胆囊管低位汇入;③胆囊管汇入左肝管、右肝管、左右肝管分叉处:这与肝憩室的头支与尾支延迟分离密切相关,也有胆囊管直接进入十二指肠的报道;④胆囊管呈前、后螺旋型汇入肝总管的左侧;⑤副肝管汇入胆囊管;⑥胆囊管缺如(<5mm);⑦胆囊管肥大(直径大于 5mm);⑧双胆囊管;⑨右肝管汇入胆囊管;⑩肝胆囊管(肝总管缺如)是极其罕见的解剖变异,胆汁从肝管、胆囊、经胆囊管流入十二指肠,其左右肝管和肝总管皆缺如。熟悉并在术前充分明确胆囊管的各类解剖变异以及其与胆总管的解剖关系,可以精确评价经胆囊途径进行胆总管顺行排石的可行性。

　　原发性胆总管扩张,又称胆总管囊肿,其病变主要是指胆总管的一部分呈囊状或梭状扩张,有时可伴有肝内胆管扩张的先天性畸形。基于临床常见的病理形态、临床特点和胰胆管合流异常的类型,目前常用一种新的、简便明了、有利于临床诊疗的分类方法:囊肿型与梭状型。①囊肿型,病程较短,发病较早,在胎儿或新生儿期胆总管壁尚未发育成熟,当管内压力增高时,则呈囊状扩张,病变局限,分界清楚,多见于婴幼儿;②梭状型,病程较长,发展缓慢,呈梭形或称为纺锤状扩张病变,分界不甚清楚。此型多见于年长儿或成年人。胆总管远端与胰管的合流为胰管-胆管型。两型肝内胆管都可见有不同程度的扩张。

　　介入术前对所有患者进行磁共振胆道造影(magnetic resonance cholangiography,MRC)用以评估肝内外胆道的解剖变异,有助于手术穿刺计划的制订。

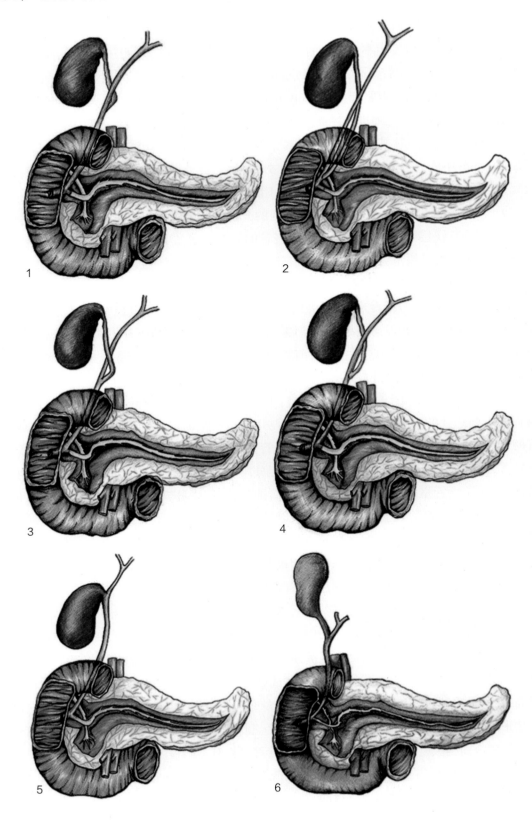

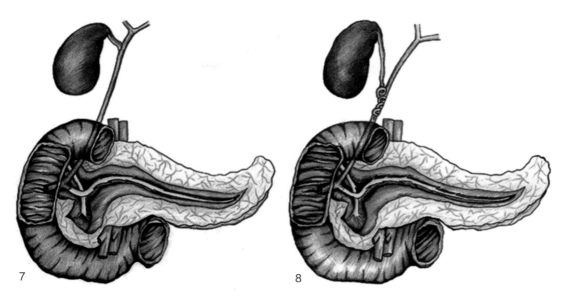

图 4-4　胆囊管变异模式图
1. 胆囊管与肝总管并行；2. 胆囊管低位汇入肝总管；3. 胆囊管呈前螺旋型汇入肝总管的左侧；4. 胆囊管呈后螺旋型汇入肝总管的左侧；5. 胆囊管缺如；6. 胆囊管肥大；7. 胆囊管高位汇入肝总管；8. 胆囊管与肝总管共同走行于同一鞘内并低位汇合

四、胆管的血管、淋巴和神经

　　胆管有丰富的血液供应,主要来自胃十二指肠动脉、肝固有动脉和肝右动脉,这些动脉的分支在胆总管周围相互吻合成丛状,但胆道系统血液供应同时存在大量的解剖变异。绝大多数情况下,肝总管的血液供应来自肝右动脉,胆囊和胆囊管由肝右动脉发出胆囊动脉供血;胆总管上部的血供来自肝右动脉、肝固有动脉或胃十二指肠动脉,胆总管下部的血供来自于胰十二指肠后上动脉。胆囊的回流静脉或者直接进入肝脏,或者通过胆囊静脉汇入门静脉;胆总管静脉直接汇入门静脉的起始部。

　　胆囊的淋巴引流入胆囊淋巴结和肝淋巴结,并与肝组织内的淋巴管有吻合。肝外胆管的淋巴引流入位于肝总管和胆总管后方的淋巴结。

　　胆道系统分布着丰富的神经纤维,主要来自腹腔丛发出的迷走神经和交感神经。术中过度牵拉胆囊致迷走神经受激惹,可诱发胆心反射;严重者可产生胆心综合征,甚至发生心跳骤停,需高度重视。

五、胆管壁的结构

　　胆管黏膜层由单层柱状上皮构成,含杯状细胞和其他含黏液的细胞;肌层含平滑肌和弹力纤维层,受刺激时肌纤维可痉挛性收缩引起绞痛;浆膜层由结缔组织组成,含神经纤维和血管分支。

　　胆囊黏膜层由高柱状细胞组成,具吸收作用;底部含小管泡状腺体,可分泌黏液。胆囊内的众多黏膜皱襞,能增加浓缩胆汁的能力。肌层内层呈纵形,外层呈环形,夹以弹力纤维。外膜层由结缔组织及肝包膜延续而来的浆膜形成。

—— 参 考 文 献 ——

1. 黄家驷,吴孟超,吴在德,等.外科学.7版.北京:人民卫生出版社,2008.

2. 中华医学会.临床诊疗指南-外科学分册.北京:人民卫生出版社,2006.

3. 陈孝平,汪建平.外科学.8版.北京:人民卫生出版社,2013.

4. John C. Iatrogenic injury of an aberrant right posterior sectoral bile duct. South African Journal of Radiology, 2011, 15 (3): 89-90.

5. Delmé H, Coert De V, Pierre P, et al. Accuracy of MRCP compared to ERCP in the diagnosis of bile duct disorders. South African Journal of Radiology, 2008, 12 (1): 14-22.

6. Shuhong L, Jingmin Z, Guang de Z, et al. The clinical and pathological analysis of 24 children with vanishing bile duct syndrome. Medical Journal of Chinese People's Liberation Army, 2011, 36 (1): 80-82.

7. Zhiqiang F, Hongyi Z, Hongqi L, et al. Clinical analysis of biliary stent placement combined with gamma-knife for the treatment of complex hilar cholangiocarcinoma. Medical Journal of Chinese People's Liberation Army, 2011, 36 (5): 515-517.

8. Atkinson Christopher J, Lisanti Christopher J, Schwope Ryan B, et al. Mild asymptomatic intrahepatic biliary dilation after cholecystectomy, a common incidental variant. Abdominal radiology (New York), 2017, 42 (5): 1408-1414.

9. Takao I, Atsushi S, Fuminori M. Role of peroral cholangioscopy in the preoperative diagnosis of malignant middle and lower bile duct cancers: a preliminary study using 10 fr plastic stent. Digestive Endoscopy, 2005, 17: 57-59.

10. Liqing L, Yong G, Wenzheng L, et al. Overweight, obesity and the risk of gallbladder and extrahepatic bile duct cancers: A meta-analysis of observational studies. Obesity, 2016, 24 (8): 1786-1802.

11. Guidi M, Curvale C, Viscardi J, et al. Hilar bile duct tumors: Endoscopic or percutaneous drainage？A prospective analysis. Revista española de enfermedades digestivas: organo oficial de la Sociedad Española de Patología Digestiva, 2015, 107 (8): 488-494.

12. Layfield Lester J, Schmidt Robert L, Chadwick Barbara E, et al. Interobserver reproducibility and agreement with original diagnosis in the categories "atypical" and "suspicious for malignancy" for bile and pancreatic duct brushings. Diagnostic cytopathology, 2015, 43 (10): 797-801.

13. Adrián S G, de Castro E Martínez, Olmos V Pachóns, et al. PO-05-Incidence of venous thromboembolism (VTE) in bile duct tumors (BDT) treated with chemotherapy in ambulatory setting. Thrombosis research, 2016, 140: S178.

14. Riechelmann R, Coutinho Anelisa K, Weschenfelder Rui F, et al. Guideline for the management of

bile duct cancers by the brazilian gastrointestinal tumor group. Arquivos de gastroenterologia, 2016, 53 (1): 5-9.

15. Hee Keun G, Woo Chul K, Hun Jung K, et al. Extrahepatic Bile Duct Cancers: Surgery Alone Versus Surgery Plus Postoperative Radiation Therapy. International Journal of Radiation Oncology, Biology, Physics, 2009, 78 (1): 195-198.

第五章

胆道系统的生理功能

胆道系统具有分泌、贮存、浓缩与输送胆汁的功能，对胆汁排放入十二指肠起着重要的调节作用。

一、胆汁的性质和成分

胆汁是一种较浓的具有苦味的有色液汁。人的胆汁（由肝直接分泌的胆汁）呈金黄色或橘棕色；而胆囊胆汁（在胆囊中贮存过的胆汁）则因浓缩而颜色变深。肝胆汁呈弱碱性（pH 为 7.4），胆囊胆汁则因碳酸氢盐在胆囊中被吸收而呈弱酸性（pH 6.8）。

胆汁的成分很复杂，胆汁中 97% 是水，除水分和钠、钾、钙、碳酸氢盐等无机成分外，其有机成分有胆盐、胆色素、脂肪酸、胆固醇、卵磷脂和黏蛋白等，胆汁中没有消化酶。

胆盐是肝细胞分泌的胆汁酸与甘氨酸或牛磺酸结合形成的钠盐或钾盐，它是胆汁参与消化和吸收的主要成分。胆汁中的胆色素是血红蛋白的分解产物，包括胆红素的氧化物——胆绿质。胆色素的种类和浓度决定了胆汁的颜色，肝能合成胆固醇，其中约一半转化成胆汁酸，其余的一半则随胆汁进入胆囊或排入小肠。

胆汁中的胆盐（或胆汁酸）、胆固醇和卵磷脂的适当比例是维持胆固醇呈溶解状态的必要条件。当胆固醇分泌过多或胆盐、卵磷脂合成减少时，胆固醇就容易沉积下来，这是形成胆石的一种原因。

二、胆汁的主要生理功能

1. 胆汁中的胆盐和磷脂酰胆碱等都可作为乳化剂，降低脂肪的表面张力，使脂肪乳化成微粒，分散在肠腔内，这样便增加了胰脂肪酶的作用面积，使脂肪分解加速。

2. 胆盐可聚合成微胶粒，肠腔中脂肪的分解产物，如脂肪酸、单酰甘油等均可渗入到微胶粒中，形成水溶性复合物（混合微胶粒）。因此，胆盐便成了不溶于水的脂肪分解产物到达肠黏膜表面所必须的运载工具,对于脂肪消化产物的吸收具有重要意义。

3. 脂溶性维生素(维生素 A、D、E、K)和胆固醇也可溶于微胶粒中而被吸收。

4. 胆盐有抑制肠内致病菌生长繁殖和内毒素形成以及刺激肠道蠕动的作用,是促进胆汁分泌的一个体液因素。

此外,胃黏膜具有很强的对抗酸侵蚀的能力,但可因反流胆汁抑制黏液分泌使胃黏液凝胶层变薄而抗酸能力减弱,十二指肠黏膜则因胆汁可以中和部分胃酸而与之相反。因此,若胃排空长期太快,易导致十二指肠溃疡;而十二指肠内容物经常发生反流,则易导致胃溃疡。

三、胆汁的分泌与排出

成年人每日分泌胆汁约 800~1 200ml,胆汁主要由肝细胞分泌,约占胆汁分泌量的 3/4,胆管细胞分泌的胆汁约占 1/4。胆汁的生成量和蛋白质的摄入量有关,摄入高蛋白食物可生成较多的胆汁。

在非消化期间,肝胆汁都流入胆囊内贮存。胆囊可以吸收胆汁中的水分和无机盐,使肝胆汁浓缩 4~10 倍,从而增加了贮存的效能。

在消化期,胆汁可直接由肝以及由胆囊中大量排出至十二指肠。因此,食物在消化道内是引起胆汁分泌和排出的自然刺激物。高蛋白食物(蛋黄、肉、肝)引起胆汁流出最多,高脂肪或混合食物的刺激作用次之,糖类食物的刺激作用最小。在胆汁排出过程中,胆囊和 Oddi 括约肌的活动通常表现出协调的关系,即胆囊收缩时,Oddi 括约肌舒张;相反,胆囊舒张时,Oddi 括约肌则收缩。

四、胆汁分泌的调节

1. **神经因素的作用**　神经对胆汁分泌和胆囊收缩的作用均较弱。进食动作或食物对胃、小肠的刺激可通过神经反射引起肝胆汁分泌的少量增加,胆囊收缩也轻度加强。反射的传出途径是迷走神经,切断两侧迷走神经,或应用胆碱能受体阻断剂,均可阻断这种反应。

迷走神经除了直接作用于肝细胞和胆囊外,它还可通过引起胃泌素释放而间接引起肝胆汁的分泌和胆囊收缩。

2. **体液因素的作用**　有多种体液因素参与调节胆汁的分泌和排出。

(1)胃泌素:胃泌素对肝胆的分泌及胆囊平滑肌的收缩均有一定的刺激作用,它可通过血液循环作用于肝细胞和胆囊;也可先引起胃酸分泌,后者再作用于十二指肠黏膜,引起促胰液素释放而促进肝胆汁分泌。

(2)促胰液素:促胰液素主要的作用是刺激胰液分泌,但它还有一定的刺激肝胆分泌的作用。促胰液素主要作用于胆管系统而非作用于肝细胞,它引起的胆汁分泌主要是量和

HCO_3^- 含量的增加,胆盐的分泌并不增加。

(3)胆囊收缩素(cholecystokinin,CCK):在蛋白质分解产物、盐酸和脂肪等物质作用下,小肠上部黏膜内的 I 细胞可释放胆囊收缩素,它通过兴奋胆囊平滑肌,引起胆囊的强烈收缩。胆囊收缩素对 Oddi 括约肌则有降低其紧张性的作用,因此可促使胆囊胆汁的大量排放。

胆囊收缩素也能刺激胆管上皮细胞,使胆汁流量和碳酸氢盐的分泌增加,但其作用较弱。

(4)胆盐:胆汁中的胆盐或胆汁酸排至小肠后,绝大部分(约 90% 以上)仍可由小肠(主要为回肠末端)黏膜吸收入血,通过门静静脉回到肝,再组成胆汁分泌入肠,这一过程称为胆盐的肠肝循环。胆盐每循环一次约损失 5%,每次进餐后约 6~8g 胆盐排出。每次进餐后可进行 2~3 次肠肝循环。返回到肝的胆盐有刺激肝胆汁分泌的作用,实验证明,当胆盐通过胆瘘流失至体外后,胆汁的分泌将比正常时减少数倍。

五、胆汁的代谢

胆固醇不溶于水而溶于胆汁,胆汁中的胆盐和磷脂形成的微胶粒将胆固醇包裹于其中,而使其溶解。当胆盐与磷脂的比例为(2~3):1 时,胆固醇的溶解度最大。再者,胆汁中的 Zeta 电位越高,微胶粒的稳定性越大。在胆汁中还存在着一种由磷脂酰胆碱和胆固醇按同等比例组成的球泡,亦称胆固醇磷脂泡,其中无胆盐。球泡溶解胆固醇的能力比微胶粒大 10~20 倍,可溶解 80% 以上的肝胆汁内的胆固醇。但球泡的数量随胆盐浓度的增加而减少,当胆汁中胆盐浓度超过 40mmol/L 时,球泡消失。胆汁中球泡愈少,胆固醇愈不稳定,易于析出形成结石。

胆汁酸(盐)由胆固醇在肝内合成后随胆汁分泌至胆囊内储存并浓缩。进食时胆盐随胆汁排至肠道,其中 95% 的胆盐能被肠道(主要在回肠)吸收入肝,以保持胆盐池的稳定,称为肠肝循环。当胆盐的肠肝循环被破坏,胆汁中胆盐减少,或胆固醇增加,则胆固醇易于析出形成结石。

胆红素在肝内与葡萄糖醛酸结合,随胆汁排入肠道后不被重吸收,在回肠下段及结肠内经细菌作用转变为尿胆素原,后者小部分被肠吸收,由肝细胞摄取、处理后再从胆汁排入肠腔,形成胆色素的肠肝循环。如胆色素在肝内未与葡萄糖醛酸相结合,或当胆道感染时,大肠杆菌所产生的 β- 葡萄糖醛酸酶将结合性胆红素水解成为非结合性胆红素,易聚结析出与钙结合形成胆红素钙,促发胆色素结石形成。

六、胆管的生理功能

胆管的生理功能包括输送胆汁至胆囊和十二指肠,以及分泌胆汁。胆管输送胆汁至十二指肠由胆囊和 Oddi 括约肌协调完成。由于空腹时或餐间 Oddi 括约肌的压力高于胆总管和胆囊管的压力，从而迫使胆汁流入胆囊。进餐后，胆囊收缩，Oddi 括约肌松弛，胆汁排入十二指肠。

胆管内压力超过胆汁分泌压时即可抑制胆汁分泌和发生胆血反流。近来认为，1.96kPa（20cmH₂O）的压力即有可能导致胆血反流，因为毛细胆管直接与肝窦相通。因此，在行 T 管造影或胆道冲洗时，注入压力不宜过高，以免胆汁入血导致菌血症或败血症。

七、胆囊的生理功能

胆囊通过吸收、分泌和运动而发挥浓缩、储存和排出胆汁的作用。其主要功能有：

1. **浓缩储存胆汁**　胆囊容积仅为 40~60ml，但 24 小时内能接纳约 500ml 由肝分泌的胆汁，胆囊黏膜有很强的吸收水和电解质的功能，胆汁可浓缩 4~10 倍而储存于胆囊内。

2. **排出胆汁**　胆汁的分泌是持续的，而胆汁的排放则随进食而断续进行，通过胆囊平滑肌收缩和 Oddi 括约肌松弛来实现，受神经系统和体液因素（胃肠道激素、代谢产物、药物等）的调节。每次排胆时相长短与食物的种类和量有关。每个排胆时相完成后仍约有 15% 的胆汁留在胆囊内。CCK 是餐后胆囊收缩的主要生理性刺激因子。

3. **分泌功能**　胆囊黏膜每天分泌约 20ml 黏液性物质，主要是黏蛋白，有润滑和保护胆囊黏膜的作用。胆囊管梗阻，胆汁中胆红素被吸收，胆囊黏膜分泌黏液增加，胆囊内积存的液体呈无色透明，称为白胆汁。胆囊切除后，胆总管可稍有代偿性扩大，管壁增厚，黏膜腺体肥厚增多，从而使肝胆汁在通过胆管系统时可得到一定的浓缩。

八、胆道系统动力学

胆道系统动力学包括胆囊、胆管和 Oddi 括约肌 3 个部分。其运动的发生根据刺激原部位分为 4 相：头相、胃相、肠相及回肠结肠相，且受神经、激素以及部分交互作用的旁分泌因子所控制。肝内静水压（肝内胆汁分泌压）为 2.64~2.94kPa，肝外胆管内压为 0.98~1.37kPa，而 Oddi 括约肌压力为 1.07~1.47kPa。当胆囊排空后其内压下降至 0.98kPa 以下，最低至 0.49kPa 左右，使胆汁流入胆囊，在胆囊收缩前，胆囊颈管括约肌和 Oddi 括约肌先暂时性收缩，使胆囊压上升至 1.77~2.16kPa，以便在胆囊颈管括约肌和 Oddi 括约肌松弛时使胆汁能较快地排入胆总管和十二指肠。肝胆汁的正常分泌压是胆汁流动的驱动力，而胆道系统动力学的调节，依靠胆管、胆囊和 Oddi 括约肌三个部分的正常运动功能。

1. **胆管运动功能调节**　肝内胆管均无平滑肌细胞，肝外胆管平滑肌细胞发现率：肝总管 24%，胆总管十二指肠上段 53%，胰腺段 87%，胆总管上段仅有少量环行或纵行的平滑肌束,而在壶腹部形成胆总管括约肌,胆管壁内神经细胞较多,但未形成境界清楚的壁内神经丛,胆总管有主动的伸长和缩短运动,这种运动在胆汁的转送中起着重要作用。自主神经使胆道张力维持正常状态,胆汁流动依靠胆道内压力梯度差。胆总管压力 0.98~1.37kPa,若压力超过 2.15kPa,胆汁可向静脉反流,压力超过 2.94kPa 使胆管内胆汁反流致阻塞性黄疸,若为感染胆汁可发生菌血症。正常胆管内径为 6~8mm,内径大于 9mm 为胆总管扩张,当胆总管下段有梗阻致扩张但压力尚未超过 2.94kPa 时,在临床可不出现阻塞性黄疸的征象。

2. **胆囊运动功能调节**　胆囊有纵行肌、斜行肌和少许松散排列的环形肌组成的平滑肌层,胆囊壁平滑肌收缩可排空胆汁,胆囊充盈主要与肝细胞分泌胆汁量和 Oddi 括约肌收缩有关,胆囊管近胆囊颈有螺旋状黏膜皱襞称海斯特氏瓣,由平滑肌构成,可防止胆囊管的过度膨胀和塌陷,有胆囊泵作用,有助于胆囊充盈。

胆囊运动功能调节分神经调节、体液调节两部分。神经调节包括交感神经、副交感神经及肽能神经。胆囊平滑肌有肾上腺素 α 和 β 受体,分别介导兴奋及抑制效应,胆囊平滑肌 α 受体较少而 β 受体占优势,刺激交感神经的静效应是胆囊舒张有利胆囊充盈。胆囊壁平滑肌有乙酰胆碱受体,介导收缩,迷走神经和肠神经系统兴奋引起胆囊收缩。肽能神经能分泌血管活性肠肽等肽类胃肠道激素及介质使胆囊舒张。体液调节较为复杂,与神经调节协调正常,具有兴奋作用的激素主要有胆囊收缩素、P 物质、促胃液素、胃动素、蛙皮素、促胰液素。抑制作用的介质包括胰高糖素、血管活性肠肽、胰多肽、生长抑素、神经降压素、氧化氮。胆囊运动功能调节以体液调节为主。

胆囊收缩能力过强,胆汁迅速排空,使胆总管在短时间内骤然扩张可致右上腹疼痛。反之,胆囊收缩功能低下致使胆汁淤积,则容易发生胆囊炎症及结石形成。部分胆囊切除患者存在肝管、胆总管及肠显像时间延长,说明胆道术后综合征与胆道和 Oddi 括约肌功能紊乱有关。胆囊颈管综合征是功能性胆流障碍的一种类型,胆囊管及颈部张力过高,临床上可呈现一过性胆区钝痛甚至绞痛。

3. **Oddi 括约肌运动功能与调节**　Oddi 括约肌由 4 部分构成:胆总管括约肌、胰管括约肌、壶腹括约肌、中间纤维。胆总管括约肌和中间纤维可见于所有人,而仅 1/3 和 1/6 的人有胰管和壶腹括约肌。Oddi 括约肌可调节胆汁和胰液的排出,防止胆汁进入胰管。正常人胆总管压力约 0.66kPa,胰管压 1.26kPa,Oddi 括约肌压力基础压 1.33kPa,波频率 2.6 次 /min,波幅 13.73kPa,持续时间 4.8 秒,前向波平均 59%,自发波 28%,逆行波 14%,胆囊壁肌收缩,驱动胆汁流向十二指肠,而 Oddi 括约肌收缩,阻止胆液流向十二指肠。

Oddi 括约肌运动调节十分复杂,刺激迷走神经可松弛 Oddi 括约肌,并使胆囊排空增加。交感 α 肾上腺素能受体激活可使 Oddi 括约肌收缩,而 β 肾上腺素受体激活可使其舒张。兴奋 Oddi 括约肌的体液有 P 物质、神经肽、促胃液素、神经加压素、促胰液素、胃动素。抑制作用的有促胰液素(生理剂量)、雌激素、胰多肽、胰高糖素、生长抑素。

　　Oddi 括约肌痉挛使基础压升高,使胆液流入十二指肠受阻,当 Oddi 括约肌基础压大于 1.42kPa 时,可造成胆汁瘀滞,胆道扩张。Oddi 括约肌周期性收缩过频,波幅增大,胆道压力上升使人感到上腹部不适或者诱发胆绞痛。Oddi 括约肌收缩传导顺行方向减少而逆行收缩增加,可阻滞胆液流向十二指肠,使胆汁瘀滞,同时也可影响胰液排出和胰管压力升高。

　　4. 胆道系统运动与进餐、消化周期关系　进餐后 Oddi 括约肌基础压下降,收缩幅减少,持续时间短,但频率不变;此时十二指肠迁移运动复合波(MMC)消失,因进食后胆囊收缩素的分泌,使胆囊收缩,Oddi 括约肌舒张,有利于胆汁流入十二指肠,胆囊收缩时间的长短和力量取决于进餐的种类,如大量脂肪饮食则胆囊加倍收缩并持续较长时间,一般以 3ml/min 流向十二指肠,这种排空在餐后 1 小时左右达到高峰。胃肠道每 100~200min 出现一次 MMC,在 MMC Ⅰ 相胆囊处于松弛静止状态,胆囊内张力性压力较低,最大值 0.3kPa,此时肝脏分泌胆汁以 0.5~1ml/min 不断流向胆囊,仅 20% 胆汁流向十二指肠,当 MMC Ⅱ 相时,胆囊逐渐开始收缩,与胆囊排空密切相关。此期与胃动素水平升高有关,于 MMC Ⅲ 相,血浆胃动素水平达高峰。Oddi 括约肌于 MMC Ⅰ 相几乎无蠕动性收缩,此时括约肌起阀门作用,使胆液易流入胆囊,较少进入十二指肠,于 MMC Ⅱ 相胆囊开始收缩,Oddi 括约肌紧随松弛,胆汁以 1ml/min 流向十二指肠,于 MMC Ⅲ 相 Oddi 括约肌以 6~8 次/分频率规则地正向蠕动,使胆汁以脉冲式排入十二指肠。胃窦收缩可以增加胆汁的排出,不受促胃液素影响,由迷走神经旁路参与调节。

─────── **参 考 文 献** ───────

1. Daniel Andreas G, Maria H, Reetta K, et al. Biliary Atresia Associated Cholangitis-The Central Role and Effective Management of Bile Lakes. Journal of Pediatric Gastroenterology and Nutrition, 2019: 488-494.

2. Asako N, Kosuke S, Natsumi M, et al. Theaflavin-3-gallate specifically interacts with phosphatidylcholine, forming a precipitate resistant against the detergent action of bile salt. Bioscience, Biotechnology, and Biochemistry, 2018, 82 (3): 466-475.

3. Giomar R, Kim O. Biochemical basis for activation of virulence genes by bile salts in Vibrio parahaemolyticus. Gut Microbes, 2017, 8 (4): 366-373.

4. Robin E. Ferner, Jeffrey K. Aronson. The toxicological significance of post-mortem drug concentrations in bile. Clinical Toxicology, 2018, 56 (1): 7-14.

5. Kerem K, Ali B, Mehmet A, et al. Which Suture Material is Optimal for Pancreaticojejunostomy Anastomosis？An In Vitro Study. Journal of Investigative Surgery, 2017, 30 (4): 277-284.

6. W Pheiffer, N Bortey-Sam, Y Ikenaka, et al. First report on OH-PAHs in South African Clarias gariepinus bile from an urban impacted system. African Journal of Aquatic Science, 2018, 43 (3): 305-312.

7. Kinugasa, Nouso, Ako, et al. Liquid biopsy of bile for the molecular diagnosis of gallbladder cancer. Cancer Biology & Therapy, 2018, 19 (10): 934-938.

8. Castorena-Alba, Vázquez-Rodríguez, López-Cabanillas Lomelí, et al. Cholesterol assimilation, acid and bile

survival of probiotic bacteria isolated from food and reference strains. CyTA-Journal of Food, 2018, 16 (1): 36-41.

9. Abdul A, Mohammad R, Ajaz A, et al. Development and biological evaluation of vesicles containing bile salt of telmisartan for the treatment of diabetic nephropathy. Artificial Cells, Nanomedicine, and Biotechnology, 2018, 46 (sup1): 532-539.

10. Tomasz K, Krzysztof K, Jerzy K, et al. "Primary bacterial culture of bile and pancreatic juice in tumor related jaundice (TROJ)-is ascending cholangitis always our fault？". Scandinavian Journal of Gastroenterology, 2018, 53 (12): 1569-1574.

11. Pekka J. V, Kari S, T Ⅱ na L, et al. Baseline concentrations of biliary PAH metabolites in perch (Perca fluviatilis) in the open Gulf of Finland and in two coastal areas. Journal of Marine Systems, 2017, 171: 134-140.

12. Jyotirmay M, Vrashali K, Suman B, et al. Slow solvation dynamics in supramolecular systems based on bile salts: Role of structural rigidity of bile salt aggregates. Journal of Photochemistry & Photobiology, A: Chemistry, 2017, 346: 17-23.

13. K. Sattler, J. Stindt, C. Dröge, et al. THU-409-Functional analysis of previously uncharacterised disease-causing mutations of the bile salt export pump. Journal of Hepatology, 2017, 66 (1): S177.

14. A. Herber, C. Engelmann, S. Krohn, et al. FRI-484-Novel PCR-based method to detect fungal colonization of ascites, bile and duodenal fluid in patients with acute on chronic liver failure (ACLF) or after orthotope liver transplantation (OLT). Journal of Hepatology, 2017, 66 (1): S435-S436.

15. T. Voigtländer, J. Metzger, M. Jäger, et al. SAT-089-A combined bile and urine proteomic test for cholangiocarcinoma diagnosis in patients with biliary strictures of unknown origin. Journal of Hepatology, 2017, 66 (1): 668-676.

16. Mustafa K, Tasneem G, Hassan I, et al. Variation of calcium, copper and iron levels in serum, bile and stone samples of patients having different types of gallstone: A comparative study. Clinica Chimica Acta, 2017, 471: 254.

17. Rubén Cueto-Ramos, Marco Hernández-Guedea, Edelmiro Pérez-Rodríguez, et al. Incidence of bacteria from cultures of bile and gallbladder wall of laparoscopic cholecystectomy patients in the University Hospital "Dr. José Eleuterio González". Cirugía y Cirujanos (English Edition), 2017, 85 (6): 515-521.

18. Khalid A, Fritz K, Thomas M, et al. Impact of intraoperative microbiological smear analysis of bacterial bile and pancreatic juice colonization on postoperative outcome in patients undergoing pancreaticoduodenectomy for periampullary malignancy. Pancreatology, 2018, 18 (4): S63.

19. Shih-Hung H, Matthias B. Lipid components of bile increase the protective effect of conjugated bile salts against antifungal drugs. Fungal Biology, 2017, 121 (11): 929-938.

20. Runkuan Y, Shengtao Z, Soeren Erik P, et al. Bile and circulating HMGB1 contributes to systemic inflammation in obstructive jaundice. Journal of Surgical Research, 2018, 228: 14-19.

第六章

胆石症的临床特点

胆石症的临床表现有多种,其自然病程无法预测。60%~80% 胆囊结石患者可在结石形成之后的一段时间内无症状,称为无症状性胆石症。根据国外对胆石自然病程的长期随访观察证实:无症状性结石患者若随访 15 年后仍不出现症状时,可能将继续保持无症状;其余有症状的患者则一旦出现症状便将继续存在,通常表现为上腹胀满等"消化不良"症状。当患者的结石移动至胆囊颈部(约 30%)引起局部胆汁引流受阻并继发感染时,便可出现急性胆绞痛、胆囊炎等临床表现。直径小于 0.3cm 的小结石可以自行排入十二指肠而不引起任何症状,或在排出过程中诱发急性胰腺炎,也可在胆总管中存留相当长的时间而无任何症状,直至突然出现黄疸和 / 或胆管炎。因此,胆管结石在临床上可表现为:无症状性、胆绞痛、黄疸、胆管炎或胰腺炎,后 4 种表现也可同时发生。如果结石阻塞胆总管后胆汁感染,则可引起胆管炎,出现典型 Charcot 三联征:发热伴寒战、黄疸和腹痛,若炎症继续发展,胆管压力便由正常 0.98~1.47kPa(10~15cmH$_2$O)的范围升高,当压力升高超出肝脏的分泌压 2.94kPa(30cmH$_2$O)时,肝脏便停止分泌。滋生了细菌的胆汁在胆道压力 1.47~1.96kPa(15~20cmH$_2$O)时便从毛细胆管逆流至窦状隙,进入血流。随着梗阻时间的延长和炎症加重,患者在三联征的基础上,因内毒素血症的加剧而出现休克和意识障碍,又称作 Reynold 五联征,即证明出现了急性梗阻性化脓性胆管炎或称急性重症胆管炎(acute cholangitis of severe type,ACST),此病的死亡率较高。如果结石阻塞胆总管不伴有胆汁感染,临床上可表现为无症状性黄疸,黄疸可呈波动性,也可因胆总管扩张远端水肿消退或结石排入十二指肠而自然缓解,则患者的症状也随之消失,各项化验指标可有短暂血胆红素、转氨酶、碱性磷酸酶升高或者不明显。有时不完全性结石胆道梗阻可持续多年,严重者可出现继发性胆汁性肝硬化。

一、胆囊结石的临床表现

1. **胆绞痛或上腹痛** 胆囊结石最常见的症状是胆绞痛,多数是因胆囊管被结石暂时性梗阻所致,而胆囊炎并不会导致胆囊管梗阻。胆绞痛是一种内脏痛,因此其疼痛部位并不固定。典型的胆绞痛表现为突发的上腹部或右上腹部阵发性剧烈绞痛,常发生于饱餐、进食油腻的食物后睡眠时,常放射到右肩部、肩胛部。疼痛通常持续 15 分钟到 2~3 小时。疼痛发作的间歇期可为数天、数周、数月甚至数年,在发作的时间上无法预测是胆绞痛的一个特点。只有 1%~2% 的胆囊结石患者在超过 20 年的时间里会出现与结石相关的轻度症状,仅 1% 的患者在超过 20 年的时间里会出现明显症状并需要诊治。由于无症状胆囊结石患者的并发症及死亡率极低,因此各种胆囊结石的治疗方法主要针对严重的胆囊绞痛及相关并发症如胆囊炎、胰腺炎以及胆道的梗阻与狭窄。

2. **恶心与呕吐**　多数患者在胆绞痛发作的同时伴有恶心与呕吐,重者伴出冷汗。呕吐后胆绞痛常有一定程度的减轻。呕吐的持续时间一般不会很长。

3. **消化不良**　消化不良表现为对脂肪和其他食物的不能耐受,常表现为过度嗳气或腹部膨胀,餐后饱胀及早饱、胃灼热等症状。

4. **畏寒、发热**　当并发急性胆囊炎时,患者可有畏寒、发热;当胆囊积液继发细菌感染形成胆囊积脓或坏疽、穿孔时,则寒战、发热更为显著。

5. **黄疸**　单纯胆囊结石并不引起黄疸。如果嵌于胆囊管或 Hartmann 囊的结石引起胆囊炎,同时压迫胆总管堵塞(type Ⅰ型);或者胆结石嵌入肝总管,产生胆囊胆管瘘,引起胆管炎或黄疸(type Ⅱ型),称为 Mirizzi 综合征。另外,当伴有胆总管结石或炎症(胆管炎),或胆囊结石排入胆总管引起梗阻时,也可以出现黄疸,部分患者伴有皮肤瘙痒。

6. **右上腹压痛**　部分单纯胆囊结石患者在体检时右上腹可有压痛。如并发急性胆囊炎时则右上腹明显压痛,腹肌紧张,有时可扪及肿大的胆囊,Murphy 征阳性(检查者将左手放在患者的右肋部,拇指放置于右腹直肌外缘与肋弓交界处,嘱患者缓慢深吸气,使肝脏下移。若患者因拇指触到肿大的胆囊引起疼痛而突然屏气,称为 Murphy 征阳性)。

7. **胆心综合征**　因胆囊结石等胆道疾病反射性引起心脏功能失调或心律的改变,而导致的一组临床症候群;而患者的冠状动脉或心脏并无器质性病变。胆石症引起冠心病样症状的机制是由于胆石症胆道梗阻,胆管内压增高时,可通过脊髓神经反射,引起冠状血管收缩血流量减少,重者可导致心肌缺氧而发生心绞痛、心律失常或心电图改变等。

8. **并发症**　胆囊结石常见的并发症是慢性结石性胆囊炎,胆囊黏膜破坏,胆囊壁纤维化增厚,造成胆囊浓缩和收缩功能受损。几乎每个胆囊结石患者都合并有慢性胆囊炎,除此之外,大约 20% 的胆囊结石患者会发生其他并发症,并且随着年龄增长,并发症的发生率明显增加。

胆囊结石最严重的并发症是不同严重程度的急性胆囊炎,胆囊壁充血水肿,炎细胞浸润,黏膜溃疡形成,胆囊增大积脓,严重的胆囊壁坏死穿孔,形成胆囊周围脓肿。另外,胆囊结石的并发症还有胰腺炎、肝脓肿、胆管炎、上行性肝炎、门静脉炎、Mirizzi 综合征和胆囊癌等。

Mirizz 综合征是胆囊结石的一个少见的并发症。它是胆石嵌顿于胆囊颈部或胆囊管压迫肝总管并引起肝总管狭窄的一组症状。嵌顿于三管合流部的胆石称为合流结石。诊断 Mirizzi 综合征的 3 个要点为：胆囊结石嵌顿于胆囊颈部；结石压迫和结石本身刺激引起嵌顿部位的炎症纤维化导致肝总管的部分机械性梗阻；反复发作胆管炎或因阻塞引起胆管炎性肝硬化。其临床症状主要是右上腹痛、黄疸、发热等胆管炎的表现。Mirizzi 综合征和合流结石在胆囊造影上都不显影（无论口服或静脉），B 超和 CT 诊断胆囊颈结石的阳性率偏低，故常依赖经皮肝穿刺胆管造影术（percutaneous transhepatic cholangiography，PTC）和内镜逆行性胰胆管造影术（endoscopic retrograde cholangiopancreatography，ERCP）等直接胆道造影确诊。Dietrich 等认为只有存在胆囊管与肝总管平行的解剖异常时才可能发生 Mirizzi 综合征，但是多数学者认为并非如此。Mirizzi 综合征的手术治疗往往很困难，术后常留有胆管狭窄和瘘管形成等后遗症。

二、肝外胆管结石的临床表现

肝外胆管结石是指发生在肝总管及胆总管内的结石，最多见的是胆总管结石。胆总管结石大部分为继发性的，系小的胆囊结石或肝内胆管结石转移至胆总管所致，结石停留于胆总管可造成许多并发症。与胆总管的恶性梗阻不同，胆总管结石造成的梗阻往往是不完全性的。长期的梗阻可造成肝实质的损害，形成继发性的胆汁性肝硬化。当胆结石引起胆总管梗阻并继发感染时可产生典型症状与体征，即腹痛、寒战高热及黄疸，称查科三联征（Charcot triad）。若病情继续加重，合并神经系统症状、血压下降者，称为 Reynolds 五联征。

1. **腹痛**　为胆绞痛，疼痛部位多局限在剑突下和右上腹部，可放射至右肩背部，呈持续性剧痛。发生绞痛的原因是结石嵌顿于胆总管下端壶腹部后胆总管梗阻并刺激 Oddi 括约肌和胆管平滑肌痉挛收缩所致。绞痛可在进食油腻食物后诱发，或体位改变、身体受到颠簸后诱发。重者可伴有冷汗面色苍白、恶心与呕吐等症状。

2. **寒战与高热**　约 75% 的胆总管结石患者在发作胆绞痛后，因并发胆道细菌感染而引起寒战与高热，体温可达 40℃。寒战、高热的原因是感染向肝内逆行扩散，致病菌及其毒素经肝血窦、肝静脉至体循环而导致全身性感染的结果，引起菌血症或毒血症。且常为间歇性高热合并寒战，结石阻塞胆总管时出现寒战高热，胆总管梗阻解除时，寒战高热消退，又称 Charcot 间歇热。如为急性胆管梗阻同时伴严重胆管内感染而引起急性化脓性炎症时，则称为急性化脓性胆管炎或称重症急性胆管炎，可出现低血压、中毒性休克及败血症等全身中毒的临床表现。

3. **黄疸**　约 70% 的胆总管结石患者，在上腹绞痛、寒战高热后的 12~24 小时即可出现黄疸，发生黄疸的机制是因结石导致胆总管梗阻不能缓解，胆红素逆行入血所致，部分患者结石嵌顿不严重，阻塞的胆管近侧扩张，结石可上移漂浮，或者小结石通过壶腹部进入十二指肠，使黄疸等上述症状消退。这种间歇性黄疸，是肝外胆管结石的特点。但是如果梗阻性黄疸长期未能解决,将会对肝功能造成严重损害。

4. **皮肤瘙痒** 由于胆盐在血液中潴留过高,刺激皮肤神经末梢,出现瘙痒。皮肤瘙痒和黄疸一般同时出现或瘙痒出现于黄疸之后,且一般在晚间睡眠时加重。

5. **粪便颜色** 无论肝内、肝外胆汁淤积都伴有粪便色泽变淡或呈现陶土色,尿呈浓茶色。颜色变化可表示胆汁淤积的加重或减轻。

6. **无色胆汁** 是胆管长期梗阻的表现。

7. **脂肪泻** 肠内胆盐浓度低至影响微胶粒形成的危险水平 2.5mmol/L(正常值 10mmol/L)时,脂肪和脂溶性维生素 A、D、E、K 可发生吸收障碍而引起脂肪泻,患者多诉粪便浮有一层油。缺少维生素 A 有暗适应视力减退,维生素 K 缺乏易有皮肤青块、牙龈出血等凝血异常表现。

8. **胆囊增大** 胆囊管以下部位的梗阻可有胆囊增大,这取决于胆囊壁的弹性和有无炎症。当胆总管内压力增高时可有大胆囊,临床上 20% 的胆囊增大系胆总管结石引起。

9. **肝大** 胆汁淤积都伴有不同程度的肝大,一般肝外胆管梗阻的肝大程度大于肝内胆汁淤积。

10. **并发症** 胆总管结石的常见并发症为不同程度的胆管炎和胆管的细菌感染,病理表现为胆管壁增厚,梗阻以上胆管扩张积脓,胆管周围的肝细胞坏死形成脓肿。其次,为胆石性胰腺炎、肝脓肿、败血症、胆肠瘘及胆石性肠梗阻等。因胆石压迫导致胆总管黏膜溃疡,进而引起胆总管狭窄者罕见。在我国时而可见因胆石压迫引起胆管黏膜溃疡、坏死及出血,而西方国家胆总管结石患者罕见胆道出血。此外,胆总管结石引起长期反复发作胆管炎及黄疸者可进一步发展成胆汁性肝硬化。

三、肝内胆管结石的临床表现

原发于左右肝管分叉处以上部位的结石,称为肝内胆管结石。由于肝内胆管结石存在的部位不同,其临床表现也因人而异。肝内胆管结石病的病程长而复杂,可出现多种严重并发症,故其临床表现复杂多样,其复杂程度主要取决于主要肝管和肝外胆管结石梗阻是否完全、合并胆道感染的严重程度、肝脏的病变范围、肝功能损害程度以及并发症类型等。肝内胆管结石根据临床表现不同,可分为三型:静止型、梗阻型和胆管炎型。静止型通常无特征性临床表现,仅有上腹部隐痛不适,常在体检时发现;梗阻型表现为机械性梗阻型黄疸、肝区及胸腹部持续性疼痛不适、消化功能减退等胆道梗阻症状。双侧肝内胆管结石伴胆管狭窄时可表现为持续性黄疸;胆管炎型表现为反复发作的急性化脓性胆管炎。急性发作时表现畏寒、发热、持续性上腹部绞痛或胀痛不适、黄疸,右上腹压痛,肝区叩痛,肝脏肿大,严重者可伴有脓毒血症。外周血检查提示白细胞及中性粒细胞比例明显升高,转氨酶、胆红素水平明显升高。一侧肝内胆管梗阻合并急性胆管炎时,可无黄疸或轻度黄疸,血清胆红素水平处于正常水平或轻度升高,发作间歇期无症状或呈梗阻性表现。当发生各种严重并发症时可出现肝脓肿、胆汁性肝硬化、胆道出血、门静脉高压症或胆管癌等相关临床表现。

1. 肝内胆管结石常与胆总管结石并存,其临床表现常与肝外胆管结石相似。

2. 当胆道梗阻和感染仅发生在部分肝叶、段胆管时,患者可无症状或仅有轻微的肝区和患侧胸背部胀痛,一般无黄疸表现。双侧肝胆管结石伴有肝胆管狭窄时可呈持续性黄疸。

3. 若一侧肝内胆管结石合并感染而未能及时治疗并发展成叶、段胆管积脓或肝脓肿时,患者可由于长时间的发热消耗而出现消瘦、虚弱等表现。部分患者可有肝大,肝区压痛和叩痛等体征。脓肿还可能穿破至膈下、胸腔,甚至穿破肺,形成胆管气管瘘。病史时间长者,虽无明显黄疸,可出现胆汁性肝硬化,门静脉高压食管胃静脉曲张破裂出血及肝功能衰竭为其两大死因。

参 考 文 献

1. Sugiyama M, Suzuki Y, Abe N, et al. Indications for surgical treatment of gallstone diseases. Surgical indication for gastrointestinal diseases in the era of endoscopic surgery. Clin Gastroenterol, 2008, 23: 475-480.

2. Trowbridge RL, Rutkowski NK, Shojania KG. Does this patient have acute cholecystitis？JAMA, 2003, 289: 80-86.

3. Berhane T, Vetrhus M, Hausken T, et al. Pain attacks in non-complicated and complicated gallstone disease have a characteristic pattern and are accompanied by dyspepsia in most patients: the results of a prospective study. Scand J Gastroenterol, 2006, 41: 93-101.

4. Agarwal N, Sharma BC, Sarin SK. Endoscopic management of acute cholangitis in elderly patients. World J Gastroenterol, 2006, 12: 6551-6555.

5. Glasgow RE, Cho M, Hutter MM, Mulvihill SJ. The spectrum and cost of complicated gallstone disease in California. Arch Surg, 2000, 135: 1021-1027.

6. Kiewiet JJ, Leeuwenburgh MM, Bipat S, et al. A systematic review and meta-analysis of diagnostic performance of imaging in acute cholecystitis. Radiology, 2012, 264: 708-720.

7. Ayub K, Imada R, Slavin J. Endoscopic retrograde cholangiopancreatography in gallstone-associated acute pancreatitis. Cochrane Database Syst Rev, 2004, (4): CD003630.

8. Moolla Z, Anderson F, Thomson SR. Use of amylase and alanine transam-inase to predict acute gallstone pancreatitis in a population with high HIV prevalence. World J Surg, 2013, 37: 156-161.

9. Liu CL, Fan ST, Lo CM, et al. Clinico-biochemical prediction of biliary cause of acute pancreatitis in the era of endoscopic ultrasonography. Aliment Pharmacol Ther, 2005, 22: 423-431.

10. Hui CK, Liu CL, Lai KC, et al. Outcome of emergency ERCP for acute cholangitis in patients 90 years of age and older. Aliment Pharmacol Ther, 2004, 19: 1153-1158.

11. Festi D, Reggiani ML, Attili AF, et al. Natural history of gallstone disease: expectant management or active treatment？results from a population-based cohort study. J Gastroenterol Hepatol, 2010, 25: 719-724.

12. Mlinaric-Vrbica S, Vrbica Z. Correlation between cholelithiasis and gallbladder carcinoma in surgical and

autopsy specimens. Coll Antropol, 2009, 33: 533-537.

13. Meirelles-Costa AL, Bresciani CJ, Perez RO, et al. Are histological alterations observed in the gallbladder precancerous lesions？Clinics (Sao Paulo), 2010, 65: 143-150.

14. Miyazaki M, Takada T, Miyakawa S, et al. Risk factors for biliary tract and ampullary carcinomas and prophylactic surgery for these factors. J Hepatobiliary Pancreat Surg, 2008, 15: 15-24.

15. Zhong H, Gong JP. Mirizzi syndrome: experience in diagnosis and treatment of 25 cases. Am Surg, 2012, 78: 61-65.

16. Yun EJ, Choi CS, Yoon DY, et al. Combination of magnetic resonance cholangiopancreatography and computed tomography for preoperative diagnosis of the Mirizzi syndrome. J Comput Assist Tomogr, 2009, 33: 636-640.

17. Beltran MA, Csendes A, Cruces KS. The relationship of Mirizzi syndrome and cholecystoenteric fistula: validation of a modified classification. World J Surg, 2008, 32: 2237-2243.

18. Erben Y, Benavente-Chenhalls LA, Donohue JM, et al. Diagnosis and treatment of Mirizzi syndrome: 23-year Mayo Clinic experience. J Am Coll Surg, 2011, 213: 114-119.

19. Mithani R, Schwesinger WH, Bingener J, et al. The Mirizzi syndrome: multidisciplinary management promotes optimal outcomes. J Gastrointest Surg, 2008, 12: 1022-1028.

20. Antoniou SA, Antoniou GA, Makridis C. Laparoscopic treatment of Mirizzi syndrome: a systematic review. Surg Endosc, 2010, 24: 2237-2243.

21. Zheng M, Cai W, Qin M. Combined laparoscopic and endoscopic treatment for Mirizzi syndrome. Hepatogastroenterology, 2011, 58: 1099-1105.

22. Tsuyuguchi T, Sakai Y, Sugiyama H, et al. Long-term follow-up after peroral cholangioscopy-directed lithotripsy in patients with difficult bile duct stones, including Mirizzi syndrome: an analysis of risk factors predicting stone recurrence. Surg Endosc, 2011, 25: 2179-2185.

23. Thistle JL, Longstreth GF, Romero Y, et al. Factors that predict relief from upper abdominal pain after cholecystec-tomy. Clin Gastroenterol Hepatol, 2011, 9: 891-896.

24. Tsui WM, Lam PW, Lee WK, et al. Primary hepatolithiasis, recurrent pyogenic cholangitis, and oriental cholangiohepatitis: a tale of 3 countries. Adv Anat Pathol, 2011, 18: 318-328.

25. Mori T, Sugiyama M, Atomi Y. Gallstone disease: management of intrahepatic stones. Best Pract Res Clin Gastroenterol, 2006, 20: 1117-1137.

26. 李鹏, 王拥军, 王文海. 中国经内镜逆行胰胆管造影术指南 (2018 版). 临床肝胆病杂志, 2018, 34 (12): 2537-2554.

27. 蒋继昌, 赵礼金, 涂奎, 等. IgG4 相关硬化性胆管炎 1 例报告. 临床肝胆病杂志, 2018, 34 (12): 2659-2661.

28. Oscar M. P. Jolobe. Congestive Heart Failure as a Differential Diagnosis of Cholangitis. Journal of Emergency Medicine, 2018, 54 (6): 878.

29. Dóra Illés, Andrea Lázár, Emese Ivány, et al. Increased resistance against ciprofloxacine-metronidazole in cholangitis. Pancreatology, 2018, 18 (4): 1437-1442.

第七章

胆石症的诊断性检查

在临床上胆石症的诊断有多种方法,主要包括实验室检查及影像学检查。

一、实验室检查

1. **血常规**　急性发作期白细胞增高、中性粒细胞增高,多数患者白细胞增高的程度与合并感染的轻重相平行。若重度感染,可同时出现血小板计数下降,下降原因包括致病菌对骨髓和血小板的直接抑制作用,以及血小板参与炎症反应消耗增加。

2. **降钙素原(procalcitonin,PCT)**　PCT 反映了全身炎症反应的活跃程度。PCT 是一种蛋白质,当严重细菌、真菌、寄生虫感染以及脓毒症和多脏器功能衰竭时它在血浆中的水平升高。自身免疫、过敏和病毒感染时 PCT 不会升高。局部有限的细菌感染、轻微的感染和慢性炎症不会导致其升高。细菌内毒素在诱导其升高过程中担任了至关重要的作用。

影响 PCT 水平的因素包括被感染器官的大小和类型、细菌的种类、炎症的程度和免疫反应的状况。另外,PCT 在少数患者的大型外科术后 1~4 天可以测到。

PCT 水平的升高出现在严重休克、全身性炎症反应综合征(systemic inflammatory response syndrome,SIRS)和多器官功能紊乱综合征(multiple organ dysfunction syndrome,MODS),即使没有细菌感染或细菌性病灶。但是,在这些病例中 PCT 水平通常低于有细菌性病灶的患者。从肠道释放细胞因子或细菌移位可能诱导 PCT 升高。其临床意义包括:

(1)细菌感染与病毒感染的鉴别诊断:病毒性疾病时 PCT 不增高或仅轻度增高,一般不会超过 1~2ng/ml,PCT 鉴别病毒性疾病的敏感度和特异性均高于传统标记物(如 C 反应蛋白、白细胞、红细胞沉降率等)。

(2)用于脓毒症的诊断和鉴别诊断:2012 年 9 月发表的《降钙素原 PCT 急诊临床应用的专家共识》(以下简称为"《共识》")指出:脓毒症患者的 PCT 水平明显高于非脓毒症患者。且 PCT 升高对细菌感染导致的脓毒症特异性很高,可作为诊断脓毒症和鉴别严重细菌感染的生物标志物。同时,与单纯的临床检测标准相比,PCT 检测可显著提高 SIRS/ 脓毒症诊断的敏感性(97%)和特异性(78%)。把 PCT 加入诊断标准后,诊断准确率从 0.77 提高到 0.94。

《共识》指出:PCT 在 SIRS/ 脓毒症、严重脓毒症和脓毒症休克患者的质量浓度依次增高,与病情的严重度呈正相关,目前 PCT 诊断脓毒症的界值水平 >0.5ng/ml。PCT<0.05ng/ml 的患者患高风险细菌性感染的可能性非常小,PCT 浓度从 0.5ng/ml 上升超过 2ng/ml 时,严重细菌感染或脓毒症的发生率增高,如果 PCT 值大于 2ng/ml 甚至大于 10ng/ml 时,脓毒症、严重脓毒症或者脓毒症休克的可能性非常大(超过 90%),高水平 PCT 表明全身炎症反应非常严重,死亡风险很高,应立即开始抗生素及针对性治疗。

(3)抗生素治疗效果的评估:监测 PCT 的变化趋势可以作为抗生素治疗效果的评估手段,PCT 持续升高或者不降是治疗无效的表现。初始 PCT 水平高并且在治疗过程中持续升高或不降是预后不良的标志。

(4)大手术和严重创伤患者细菌感染并发症监测:与细胞因子和其他炎性指标不同的是,在创伤和手术时血浆 PCT 浓度通常不升高或轻微的升高。没有细菌污染或内毒素释放的轻度创伤和小手术患者血浆 PCT 多处于正常范围之内,心胸外科手术出现轻微的升高,胃肠道手术及严重多发伤和烧伤患者血浆 PCT 通常在术后或伤后两天内出现暂时升高,但一般不超过 2~3ng/ml,推测这可能是肠道内毒素移位所致。若不并发细菌感染、脓毒症和 MODS 则很快下降。术后或伤后并发细菌感染,血浆 PCT 则一直保持高水平或持续升高,若感染和脓毒症得到根除和控制则很快下降至正常水平。

3. 转氨酶　血清氨基酸转移酶简称转氨酶,是一组催化氨基酸与 α- 酮酸之间的氨基转移反应的酶类,主要有丙氨酸氨基转移酶(alanine aminotransferase,ALT)和天冬氨酸氨基转移酶(aspartate transaminase,AST)。肝富含这两种酶,肝内 ALT 含量为血清中的 100 倍,浓度比血清中高 1 000~5 000 倍,肝细胞变性坏死时,肝内酶释放入血,引起血清中转氨酶活力升高。只要有 1% 的肝细胞破坏,其所释放的 ALT 即足以使血清中水平升高 1 倍,一般所称的转氨酶主要指 ALT。ALT、AST 测定被认为是反映肝细胞损害的标准试验。胆系疾病时,ALT 也升高,一般不超过正常的 8 倍。少数胆道梗阻如胆石患者,ALT 可高达正常的 10~20 倍以上,但不论梗阻解除与否,24~48 小时即大幅度下降或降至正常范围。原因可能为正常肝细胞内的 ALT 一部分可透过肝细胞膜到肝窦而进入血液,一部分通过溶酶体带入毛细胆管,经胆道排泄入小肠,胆道梗阻时排泄受阻。

4. 血清总胆红素　各种黄疸时,血清胆红素均增高,但由于肝脏处理胆红素的能力较大,在溶血状态时,即使红细胞破坏超过正常的 6 倍,血清胆红素浓度一般不超过 85μmol/L,若超过此值,常表示合并肝细胞损害或胆道阻塞。胆总管结石病的血清总胆红素水平增高,通常介于 30~200μmol/L 之间。在肝细胞性或胆汁淤积性黄疸时,血清胆红素可达很高的数值,其中尤以胆总管恶性梗阻时为最高。然而三种黄疸之间,测定的数值重叠很大,故在具体病例,根据血清胆红素鉴别黄疸类型价值不大。

慢性肝病,特别是原发性胆汁性肝硬化和其他胆汁淤积性肝病以及肝功能衰竭时,持久而显著的高胆红素血症提示预后严重。

血清胆红素测定在胆道梗阻时有助于了解手术治疗的效果,梗阻解除后胆红素降低。若术后持续升高,则提示有肝细胞损害。

5. **血清直接胆红素**　胆汁淤积性黄疸时,由于直接胆红素排出障碍,血清胆红素明显升高;肝细胞性黄疸时,由于肝细胞摄取、结合、排泄障碍,血清直接胆红素也可升高,但升高幅度不如胆汁淤积性黄疸时明显。一般溶血性黄疸时直接胆红素/间接胆红素<20%,肝细胞黄疸时比值>40%,而胆汁淤积性黄疸时常在60%以上,有一定的鉴别诊断价值,但后两类黄疸比值可有大量重叠现象。

6. **尿胆红素**　正常人尿中含有微量胆红素,大约为3.4μmol/L,通常的检验方法不能被发现,当血中的直接胆红素浓度超过肾阈(>34μmol/L)时,就可以从尿液中被排出。因此尿中出现的胆红素全为直接胆红素,并且提示血清中直接胆红素升高,表明有肝胆疾患存在。尿胆红素检测为无创性检验,在怀疑黄疸的病例,可立即得出结果,为迅速有效的筛选试验之一。

7. **碱性磷酸酶**　在肝内,碱性磷酸酶(alkaline phosphatase,ALP)为分布于肝细胞毛细胆管膜外表面的完整酶。血清ALP明显升高(高于正常的4倍)是胆汁淤积综合征的特征表现。在肝外胆道梗阻,ALP升高可先于黄疸出现;肝内占位性病变尤其在胆道梗阻完全而持久的患者,ALP几乎全部超过正常值的2.5倍以上,胆道结石或炎症所引起的梗阻,ALP升高的幅度低于恶性梗阻。肝内胆汁淤积时血清ALP也升高明显。急慢性病毒性肝炎、肝硬化不论有无黄疸,ALP大多正常或轻度增加,增高不明显的原因为ALP是一种结合酶,在肝细胞内与脂性膜紧密结合而不易释放。胆囊炎、胆石症、肝内胆管结石等疾病虽无黄疸,但常可表现为单项ALP升高。

8. **血清胆汁酸**　肝胆疾病时,血清胆汁酸能较特异地反映有关排泄器官的功能。在高胆红素血症患者,除了溶血和先天性高胆红素血症外,空腹血清胆汁酸常升高,换言之,在高胆红素血症存在的情况下,血清胆汁酸水平正常,提示黄疸并非由肝胆疾病所引起。血清胆汁酸以病毒性肝炎和肝外胆道梗阻时升高最显著。胆汁淤积性肝病,包括肝外胆管梗阻和肝内胆汁淤积,尤其是原发性胆汁性肝硬化和原发性硬化性胆管炎时,血清胆汁酸明显升高,在阻塞的不同阶段也几乎保持不变,并不像胆红素那样随着阻塞的不同阶段而变化。

9. **血清胆固醇**　血清胆固醇是游离和总胆固醇酯的总和。肝细胞损害时,肝细胞合成胆固醇减少以及卵磷脂胆固醇酰基转移酶(lecithin-cholesterol,LCAT)受到抑制或生成减少,故胆固醇降低,并且损害越严重,降低越明显。如果数值持续降低,预后凶险;病情好转,胆固醇上升。在胆汁淤积性黄疸,无论肝内抑或肝外胆汁淤积,血清胆固醇往往超过7.8mmol/L。慢性病例升高尤甚,可达26mmol/L以上,由癌肿引起的胆道梗阻病例,胆固醇水平往往高于胆总管结石病例。胆汁淤积时,血清中升高的胆固醇主要是游离胆固醇,胆固醇绝对含量大致正常,但总胆固醇比例下降。如并发肝细胞损害,则胆固醇酯的绝对含量也降低。

10. **血清γ-谷氨酰转移酶**　血清γ-谷氨酰转移酶(glutamyltransferase,GGT)为一种膜结合酶,主要存在于细胞膜和微粒体上,参与谷胱甘肽的代谢。该酶存在于肝、肾、胰、肠、脾、肺、脑、骨骼肌和心肌中。GGT 在肝脏中广泛分布于肝细胞的毛细胆管一侧和整个胆管系统,血清中的 GGT 主要来自于肝胆系统。约 90% 以上的肝胆疾病患者血清 GGT 活性增高,尤以胆道梗阻和肝恶性病变时增高最明显。肝胆细胞能合成 GGT,在胆汁淤积、癌症肿瘤等刺激下,肝合成 GGT 增加,可达参考上限的 10 倍以上。此时,GGT、ALP、血清胆红素呈平行增加。GGT 在肝外淤胆的升高幅度大于肝内淤积。

11. **凝血酶原时间(prothrombin time,PT)**　凝血酶原由肝脏生成,胆汁淤积时脂溶性维生素吸收障碍,以致维生素 K 缺乏凝血酶原生成减少,引起 PT 延长。注射维生素 K_1 10mg 后 24 小时复查 PT,如有明显缩短,黄疸可能为胆汁淤积性,如无改变,表示肝功能受损,黄疸可能为肝细胞性。

12. **血清铁与铜含量测定**　正常血清铁浓度为 14.3~23.3μmmol/L,血清铜为 15.1~22μmmol/L,两者的比值为 0.8~1.0。胆汁淤积性黄疸时,血清铜含量增加,使铁铜比值小于0.5 ;肝细胞性黄疸急性期的血清铁增高,铁铜比值大于 1。

13. **肿瘤标记物 CA19-9**　部分合并黄疸的胆石症患者可出现轻中度 CA19-9 升高,隐性结石患者容易误诊为恶性胆道梗阻。

14. **淀粉酶**　胆总管结石导致间歇性的胰管梗阻时,可造成血清淀粉酶的升高。

15. **血细菌培养**　急性胆系感染出现寒战高热时,进行血细菌培养可阳性,以大肠埃希菌多见,厌氧菌感染也较常见。

二、影像学检查

胆石症的影像学检查手段包括 X 线、超声、CT、MRI 等,是重要的临床诊断方法。影像医学自身是一个整体系统,虽然各种成像技术的成像原理不同,但都是使人体内部结构和器官形成影像,其中每一种成像手段均以其独特的成像原理从不同的角度直接或间接地反映人体疾病的本质。利用影像检查诊断疾病时,应避免主观片面的思维方式,养成客观分析的习惯。在确定分析图像上是否有异常前,要熟悉基本解剖知识,熟悉器官之间或器官内不同组织的密度或信号,了解部分容积效应对影像检查的影响,熟悉各种图像上的常见伪影类型。一般应掌握 16 字原则,即全面观察、具体分析、结合临床、综合诊断。

通过全面细致的观察,达到发现病变的目的。观察中,应用解剖、生理和各种影像方法成像基础知识辩认出异常,并防止遗漏微小病变。阅片时切忌无顺序的乱观察或只注意醒目病变,应养成系统观察的习惯,按一定的顺序进行。如 CT 图像是断层图像,要了解某一器官的全部情况,则需一组连续系列多幅图像,常为 10 幅乃至几十幅。这就需要仔细观察每一幅图像,然后通过思维而构成某一器官或结构的立体图像。阅片时原则上应先阅平扫片,再阅增强扫描片。在平扫片上可对病灶是等密度、低密度、高密度或钙化灶作出判断;在增强扫描片上可根据病变有无强化,来判断病灶血供是否丰富。同时也要按扫描层次的顺序阅片,既可以从上到下,也可以从下到上有顺序地逐层阅片,这有助于识别部分容积效应,也不至于把某些管道性正常解剖结构误认为病变或肿瘤。阅读不同窗宽和窗位技术条件下的CT片,"窗宽"和"窗位"是根据检查的目的要求和部位确定的,合适的"窗宽"、"窗位"的CT图像才不会遗漏病灶。同一片内采用对比观察易于发现病变,两次以上照片采用前后对比观察,不仅利于发现病变,还能动态观察确定病变性质、判断治疗效果等。

进一步运用病理学等方面的知识分析异常表现所代表的病理意义。分析时应注意病变的位置及分布,病变的边缘及形态,病变的数目及大小,病变的密度信号和结构,病变的周围情况和发展情况。在观察X线片时应注意投照位置的正确性、黑白对比的鲜明性和器官组织轮廓的清晰度等。在分析CT图像前需了解层厚、是平扫还是增强扫描、窗技术情况以及兴趣区大小及CT值等。在具体观察MRI图像征象前,应首先明确各图像的成像参数加权,亦即该图像是用何种射频脉冲序列扫描成像。这是因为不同组织器官在不同参数射频脉冲序列(加权)扫描时,它们的MR特征和信号强度是不尽相同的。

具体分析:弄清异常影像代表的病理性质后,必须结合临床症状、体征、实验室检查和其他辅助检查进行分析,明确该病理性质的影像代表何种疾病。

经过观察、分析和结合临床后,需结合各种影像检查的结果,做出影像诊断。鉴于各种影像学方法间的互补性,在很多情况下常需要利用不同检查方法提供的信息互相补充、互相参照、互相对比,从多方位、多角度反映疾病的本质,从而得出正确的结论。同时应注意,疾病的产生和发展是相互联系的,而任何一种图像信息都是机体病变的瞬间记录,且各种检查手段显示病变的能力及显示病变的内容也不完全一样,某些早期病变或隐匿病变在某一影像检查时可能表现为阴性,此时可根据病情建议复查或进行某种治疗后复查,亦可建议患者行其他实验或影像学检查。

胆石症的影像学检查主要是用于判断结石有无及其部位、大小、形态、数目,同时确定胆道梗阻的情况,有无合并各种胆道变异,有无合并肝胆肿瘤,有无合并肝脓肿、胆囊炎、胰腺炎等继发感染性疾病,肝胆系统与相邻脏器的解剖关系等,从而指导治疗方案的确定。

1. X线检查 传统的X线平片、口服胆囊造影和静脉胆道造影检查方法近年来已较少采用。

(1) X线平片:腹部立位平片对胆石症的诊断价值有限,含钙的混合性结石在X线平片上可能显影,腹部平片可见肝胆区不透光结石影;而单纯胆固醇性结石和胆色素性结石在X线平片上不能显影。胆囊结石中10%~20%为含钙阳性结石可在腹部平片上显示,80%~90%为阴性结石,平片上不能见到,需造影才能显示。

(2) 口服胆囊造影:口服胆囊造影的胆囊显影率很高,可达80%以上,故可发现胆囊内,甚至肝外胆管内有无结石存在。但由于显影受到较多因素的影响,故诊断胆囊结石的准确率仅为 50%~60%。

（3）静脉胆道造影：静脉胆道造影可了解肝胆管胆总管有无结石及梗阻存在，各级胆管有无扩张等。由于静脉胆道造影受较多因素的影响故其诊断的准确率并非很高，仅达 50% 左右。

2. 超声诊断　超声是一种优良无创的检查技术，可作为首选辅助检查手段，适合于静止期与发作期患者，既能发现结石，又能了解胆总管扩张、胆囊大小与炎症状态等情况。一般认为，B 超诊断胆囊结石的正确率可达 95%~97%，诊断胆总管结石的正确率为 53%~84%，肝内胆管结石的正确率为 80%~90%，特别是对于可透 X 线结石及在胆囊造影不显影时，B 超可作出正确的诊断。在超声表现不典型时，仍应与 X 线检查和 CT 扫描互相验证，做出诊断。

超声检查同时能够显示狭窄或闭塞段以上的胆道扩张情况，可以获得病变水平的大体情况，另外超声在诊断腹腔积液或肝损害方面也有重要价值。

但不足的是，在大多数病例中，需要更详细地显示胆道解剖。在存在胆道梗阻的肝病患者，如硬化性胆管炎或早期肝硬化患者，肝内胆管可能不扩张。同时超声检查受诸多因素影响，可出现假阳性或假阴性结果，如受检者自身因素（肥胖、气体干扰、准备欠佳、配合差、病变位置特殊、疾病所处不同阶段等）、设备因素（仪器型号及性能不同其图像质量有差异）、检查者因素（超声结论依据国内外公认的影像特征，对图像的判读不同检查者之间可能存在差异）等，所以说超声检查"未见异常"不等于"无疾病"。

无论是胆囊结石、肝外胆管结石还是肝内胆管结石，在 B 超声像图上，结石表现为回声增强的光团或光斑其后方常伴有声影（图 7-1）。

胆囊结石典型表现如下：

（1）胆囊内一个或多个强回声光团；

（2）回声光团可随患者体位的改变而移动；

（3）在强回声光团的后方有清晰的声影。

由于胆囊结石结构、成分和位置不同，可出现一些不典型表现：

（1）充满型结石：由浅至深分别可见到高回声的胆囊壁、与胆囊壁走行一致的强回声带（此即为充满胆囊腔内的结石）、边界清晰的宽大声影区，遮掩了胆囊轮廓和胆囊腔。这种颇具特征的声像图称为"囊壁 - 结石 - 声影三合征，WES 征"。

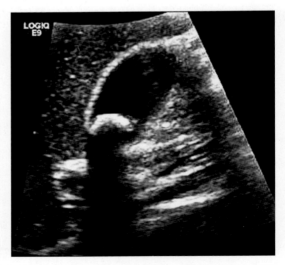

图 7-1　胆囊内可见强回声光团，后方伴清晰的声影，强回声光团随体位移动

（2）泥沙型结石：多直径较小，宛如泥沙大量堆积在胆囊体底部，呈匀质的高 - 等回声，内

可见斑点状强回声,后方声影较淡甚至不明显。

(3)胆囊颈部结石:位于胆囊颈管内,容易漏诊,多合并胆囊肿大和胆泥形成,因此在发现胆囊肿大和胆泥形成时,应重点观察颈部有无结石。

(4)Mirizzi综合征:多发生于胆囊管和肝总管并行的情况下,结石嵌顿在胆囊管或胆囊颈部引起胆囊炎,并压迫肝总管造成部分梗阻,梗阻以上的胆管扩张。超声表现为胆囊颈部、管部可见强回声结石伴后方声影。肝内胆管及上段肝外胆管(肝总管)扩张,中、下段肝外胆管(胆总管)的管径正常。合并急性胆囊炎声像图表现胆囊肿大,轮廓线不光滑,胆囊壁弥漫性增厚,超过3mm,呈强回声带,其间为连续或间断的低回声带,即"双边影",胆囊腔内出现稀疏或密集的光点回声,后方无声影,脂肪餐试验胆囊收缩功能差或丧失。合并慢性胆囊炎反复发作而表现为胆囊体积缩小,胆囊壁明显增厚,回声增强,边缘毛糙,胆囊内见密集的点状回声或沉积性光团,随体位改变缓慢移动,胆囊萎缩时胆囊内无回声区消失,仅在胆囊区见较强回声的弧形光带,脂肪餐试验胆囊收缩功能不良。

胆囊颈部及底部的结石容易漏诊,应注意变换体位及不同角度进行扫查。附壁结石可能于体位改变时移动不明显而遗漏,有时后方声影是唯一的诊断线索。部分结石后方声影不明显,难以和胆泥鉴别,需要随诊。胆囊结石可与胆囊癌合并存在。如合并胆囊内实性回声或胆囊壁不规则增厚,应注意排除胆囊癌,结合临床症状,肝胆系统超声其他的异常表现、其他影像学检查和实验室检查综合判断,必要时经皮穿刺或组织活检。另外,胆囊周围消化管内气体及其声影,在声束厚度效应下似位于胆囊内而易误诊为结石,好发部位多在胆囊颈部体部交界附近。可通过超声探头压迫右上腹、改变体位或改变扫查方向进行鉴别。诊断泥沙型胆囊结石首先须排除旁瓣伪像,变换扫查部位和切面方向即能识别。

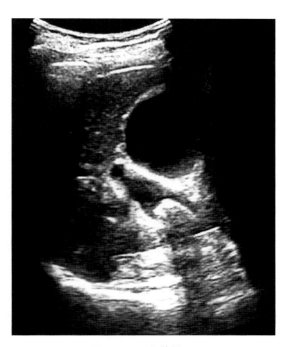

图7-2　胆总管结石

胆总管内可见强回声光团,与胆总管壁之间有明确的分界,后方伴声影,其上方胆总管明显扩张

胆管结石的超声检查表现为胆管内强回声团伴后方声影,与胆管壁分界清楚(图7-2)。结石的回声强度与结石成分有关,胆管结石多属胆色素钙结石,为高回声,声影不明显,少数甚至呈中等或较弱回声。肝内结石一般沿胆管走向分布,位于肝外胆管或左右肝管者,其远端胆管多扩张。合并长期肝内胆汁淤积或反复发作胆管炎者,可出现肝脏增大、肝实质回声粗糙杂乱、小脓肿形成、肝叶萎缩、胆汁性肝硬化等。肝内胆管结石易被超声检出,但由于腹腔肠管气体干扰及胆汁对

比条件差,超声检查对肝外胆管结石的诊断准确率较差。胆管结石需与肝内钙化灶、胆管积气、胆管肿瘤或肝肿瘤、胆管内凝血块或胆泥、胆囊颈部或胆囊管结石、肝门部肿大淋巴结钙化、腹腔镜胆囊切除术后钛夹、肝圆韧带及肝镰状韧带等鉴别。

3. CT 检查 正常肝内胆管在 CT 图像上一般不能显示,如有扩张,则表现为与门静脉平行的双套管状阴影,从肝门向肝的外周延伸。CT 横断面上,肝总管表现为肝门处环形影而胆总管的环影则出现在胰头或钩突,胆总管直径超过 1cm 为胆总管扩张。胆囊位于肝脏下面,肝右叶和方叶之间的胆囊窝内,横断面呈圆形或卵圆形,横径 2.5~3.5cm,大于 4.5cm 为增大,密度均匀,CT 值 0~20HU,胆囊壁光滑,厚薄均匀为 1~2mm,超过了 3mm 为增厚。

按 CT 密度可将胆石分成高密度结石、等密度结石、低密度结石和混合密度结石。含钙和胆色素成分多者密度高,含胆固醇多者密度低。CT 平扫可以发现 74%~82% 的结石。CT 可推测结石的化学成分,有利于选择治疗方案,如胆固醇结石用超声体外碎石或化学药物溶石效果较好。

CT 检查对含钙的结石敏感性很高,常可显示直径为 2mm 的小结石,CT 诊断含钙胆石的准确率可达 80%~90%。平扫即可显示肝内胆管、总肝管、胆总管及胆囊内的含钙量高的结石;经口服或静脉注射造影剂后,CT 可显示胆色素性结石和混合性结石,亦能显示胆囊内的泥沙样结石。CT 能提供胆道扩张、肝脏情况、积液及血管解剖的大体信息。CT 能显示胆管梗阻所造成的胆管扩张,但对胆管结石的诊断图像要求较高。在行经皮肝胆道造影或内镜胆道造影后,CT 检查对于发现肝脏是否有孤立的不显影的胆道有一定帮助。同时 CT 检查可以用于排除或证实肝内外有无占位性病变,有无肝内脓肿、血肿、胆汁瘤的形成。

胆囊结石可单发或多发,小的如泥沙,大者可占据整个胆囊,形状和结构多种多样(图 7-3)。泥沙样结石常沉积在下部,密度较高呈石灰样,与上部的低密度胆汁形成液平。CT 对单纯胆固醇性结石有时易发生漏诊,因为胆固醇结石比胆汁密度低,平扫难以发现,口服碘番酸造影 CT 扫描时呈低密度充盈缺损影。脂肪餐后或变换体位结石位置可有移动,少数由于粘连而不能移动。结石常合并慢性胆囊炎(图 7-4),CT 表现胆囊缩小,胆囊壁增厚,有时胆囊壁可见钙化,增强扫描可见增厚的胆囊壁均匀强化,囊腔胆汁无强化。结石阻塞胆囊管可引起胆囊积液增大,3%~14% 的胆囊结石可并发胆囊癌,当胆囊壁显影不清楚和不规则增厚时,应想到同时合并胆囊癌的可能,而不能仅仅满足于胆囊结石和慢性胆囊炎的诊断。合并急性胆囊炎患者,CT 检查可显示胆囊壁增厚超过 3mm,边缘毛糙模糊、周围因水肿呈环状低密度影,胆囊体积增大,横径大于 4.5cm,因积脓密度增高。增强扫描显示胆囊壁黏膜层及浆膜层明显强化,肌层强化相对较低。正常胆囊周围的脂肪间隙消失,胆囊周围积液、胆囊腔内膈膜形成或出现气体影,则提示胆囊坏疽或胆囊穿孔(图 7-5)。

胆管结石是梗阻性黄疸的重要原因,约占 20%~40%。CT 发现胆管结石的准确率是45%~90%。胆管结石的 CT 表现:①胆管内环形或圆形致密影(图 7-6);②靶征,结石位于中心呈致密或软组织影,周围被低密度胆汁环绕(图 7-7);③新月征,胆总管结石嵌顿在下端,水样密度的胆汁位于上方呈新月状(图 7-8);④扩张的胆总管逐渐变细突然中断,因结石呈等密度不能发现结石影,但也无肿块影;⑤梗阻以上胆管扩张(图 7-9);⑥同时有肝内外胆管结石和胆囊结石。胆总管下端小结石需做 1.5~3mm 薄层扫描,8.8% 的肝内胆管结石伴发肝癌。值得注意的是超声检查发现 24%~36% 胆总管结石并不合并胆管扩张。合并急性胆管炎 CT 表现为胆管扩张,管壁增厚,增强扫描显示更清楚,胆管积气,病变严重者可形成肝脓肿。合并硬化性胆管炎时,CT 检查表现为肝内胆管梗阻,肝内分散的低密度扩张的胆管不与中央胆管相通,较长段胆管无分支呈修剪样征象。肝门区多囊多管征和肝门区扩张的胆管壁增厚以及肝门区各结构之间的脂肪间隙显示模糊,肝外胆管壁结节状增厚超过 2mm,管壁明显增强,增厚的管壁可以是局灶性的,也可以是弥漫性的,同心圆样或偏心性管腔狭窄。

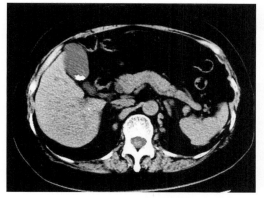

图 7-3 胆囊结石

胆囊体积略增大,胆囊壁略增厚,胆囊内可见高密度团块影

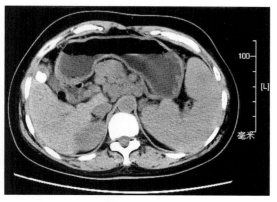

图 7-4 胆囊结石合并慢性胆囊炎平扫 CT 表现

胆囊底可见高密度团块,胆囊体积缩小,胆囊壁增厚

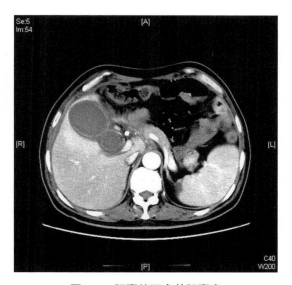

图 7-5 胆囊结石合并胆囊炎

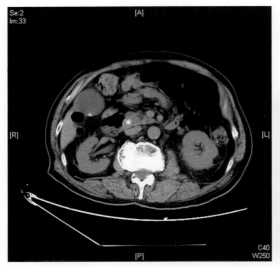

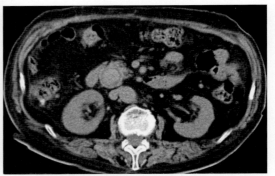

图 7-6　胆总管结石平扫 CT 显示圆形致密影　　　　图 7-7　胆总管结石平扫 CT 表现

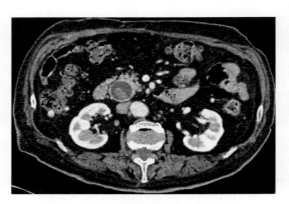

图 7-8　胆总管结石强化 CT 表现

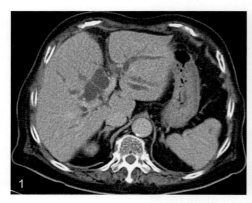

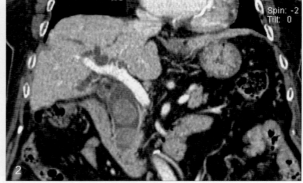

图 7-9　强化 CT 横断面显示

1. 结石导致胆管梗阻，左右肝管、肝内胆管明显扩张；2. 冠状位重建显示胆总管
结石及横阻以上胆管扩张，胆管壁轻度强化

4. 胆道造影　现在的多数外科医生非常熟悉、习惯并依赖于既能描述解剖又能允许胆道插管和引流的创伤性胆管造影。胆道闭塞及病灶以上、以下部位胆道的完全的精确的描述是治疗胆道狭窄和闭塞的关键因素。这就需要通过经皮肝穿刺胆管造影术（percutaneous transhepatic cholangiography，PTC）或留置的导管，如 T 管，注射对比剂以行胆道造影。

PTC 是使用带塑料管外鞘的穿刺针或 Chiba 细穿刺针，自右腋中线或前侧径路，在 X 线电视或 B 型超声仪监视引导下，穿刺入肝内胆管，再注入造影剂即可清晰显示肝内外胆管，可了解胆管内病变部位、程度和范围，有助于黄疸的鉴别。主要用于梗阻性黄疸患者，以了解胆道梗阻部位、范围和原因。对严重梗阻性黄疸患者施行 PTC 后，再置管于肝胆管内引流减压，即经皮穿肝胆道引流术（PTCD），既可防止 PTC 后胆汁瘘导致腹膜炎的危险，又可暂时缓解梗阻性黄疸，改善肝功能，为择期性手术做好术前准备。经皮经肝胆道造影术（PTC）自 20 世纪 70 年代末 80 年代初问世以来，广受青睐。但随着治疗性经内镜逆行胆胰管造影术的开展和普及，PTC 的应用逐渐呈下降趋势。然而作为介入医学的重要组成部分，许多医疗机构仍将 PTC 和经皮经肝球囊扩张（percutaneous transhepatic balloon dilation，PTBD）作为常规的基础技术进行开展。尽管其临床适应证有所减少，但仍为广大医生所接受，尤其是作为介入治疗胆结石的首要步骤，更为临床医生所熟悉。

创伤最小的胆道造影路径是通过已存在的 T 管或其他外科引流管。

胆道的所有分支都应该显影，特别是在肝门处肝左和肝右胆管的汇合处，还有梗阻损伤的水平、程度和性质以及胆道狭窄以下肝外胆管的情况。应该显示肝内所有区域的胆管引流情况。注意胆管内的充盈缺损如结石以及肝内或肝外的狭窄或扩张。还应该识别胆汁瘘的存在。

注入大量的造影剂可以导致胆道的过度充盈。如果这些梗阻的胆道被不流动的感染胆汁充填，过度的充盈会使细菌或毒素入血而出现脓毒血症。衡量多少造影剂能造成胆道的过度充盈是很困难的，用最少量的造影剂获得令人满意的胆管造影效果是最安全的。引流一段时间后，有必要的话可以行全方位的胆道造影。倾斜手术台、托架及 C 型臂有助于获得好的胆道显影而不至于造成造影剂的过度充盈；让患者转到适合的斜位或俯卧位，同样能得到相同的效果。

5. 内镜逆行胰胆管造影　自从 1968 年内镜下逆行性胰胆管造影术（endoscopic retrograde cholangiopancreatography，ERCP）问世以来，尤其是 1974 年内镜下括约肌切开的临床应用，ERCP 已成为临床诊断和治疗胆胰疾病的重要手段。我国 ERCP 技术起步于 20 世纪 70 年代，经过几代内镜工作者的不懈努力，目前已日益成熟和普及。经内镜逆行性胰胆管造影术是应用纤维十二指肠镜通过乳头部插管至胆管或胰管内，进行逆行直接造影以显示胰胆管的技术，可了解十二指肠乳头情况，清晰显示胆胰管系统，鉴别肝内外胆管梗阻的部位和病变范围。ERCP 是胆石症理想的检查方法，能判断结石位置、大小、数目、形态、胆管扩张情况、胆道梗阻部位与原因等。目前很多医疗机构已经通过十二指肠镜切开乳头和

Oddi 括约肌,或插管至胆管内行取石和引流术。ERCP 诊断胆管结石敏感性在 79%~100%,特异性 87%~100%。由于 ERCP 具有一定的创伤性和风险,患者往往需要住院,费用较高,还需承担操作失败及并发症的风险,因而原则上不建议实施单纯诊断性 ERCP。ERCP 不能作为一线的诊断手段,应尽量避免行单纯诊断性 ERCP;临床怀疑胆管结石、但无任何影像学证据者,应慎行 ERCP;建议 ERCP 只用于治疗已经确诊的胆总管结石病例,实施结石的清除或胆管引流。怀疑胆管结石的病例建议采用创伤小且诊断率较高的影像检查,如磁共振胰胆管造影(magnetic resonance cholangiopancreatography,MRCP)或内镜超声(endoscopic ultrasonography,EUS),不建议实施诊断性 ERCP;如条件许可,建议 ERCP 前常规接受 MRCP 检查。

但在下面 3 种情况,ERCP 的作用是很有限的。

(1)如果胆道完全性梗阻,经 ERCP 逆行注入造影剂仅能显示远侧的胆道。梗阻段以上的肝内胆道情况将需要通过其他检查显示。

(2)复杂的肝门病变有时候难以通过 ERCP 充分评估。

(3)外科术后,如 Roux-en-Y 吻合术后或毕 Ⅱ 式部分胃切除术后,想通过 ERCP 进入胆道是不可能的。

6. MRI 检查　目前 MR 及 MRCP 诊断胆系疾病的价值已超过 CT 及超声。分析胆系 MR 图像时应从 MR 平扫上和 MRCP 上胆道系统(胆囊、胆囊管、胆总管及肝内胆管)的大小、形态、位置、边缘及其与邻近器官的解剖关系。当发现病变时要分析病变的位置、大小、数目等。特别要从 T_1WI 及 T_2WI 图像上仔细观察病变的信号强度变化,以便对病变性质做出判断,同时应在 MRCP 上观察胆树有无狭窄、梗阻、扩张及压迫等。

正常肝内胆管及胆囊管在 MR 平扫上不易显示。在 T_1WI 上胆囊及胆总管呈均匀的低信号,在 T_2WI 上呈明显高信号,正常胆管树只能在 MRCP 上显示其全貌,呈均匀的高信号。其中肝外胆管的显示率为 100%,胆总管直径 ≤ 8mm,肝总管直径约 4mm。MRCP 对无扩张的肝内胆管的显示率达 82%;对判断梗阻性胆管扩张的准确率为 91%~100%,判断梗阻部位的准确率为 84%~100%。胆道异常表现主要包括大小、形态、数目异常和信号强度异常。胆系的梗阻性病变可使胆囊体积明显增大以及肝内外胆管扩张。梗阻程度越严重,胆囊及胆管的扩张越明显。数目异常多见于先天性异常如双胆囊、三胆囊、胆囊缺如、胆囊分隔、胆管囊肿等。信号异常多见于病理性改变,如胆囊结石和肝内外胆管结石。

胆囊内结石在 T_1WI 与胆汁信号相似,为无信号或低信号灶,少数结石信号明显高于胆汁(图 7-10)。在 T_2WI 上,胆汁一概显示为高信号,而结石在高信号的胆汁的衬托下可清楚显示低信号的充盈缺损(图 7-11)。并发急性胆囊炎时表现胆囊增大,胆囊壁增厚,增厚的胆囊壁因水肿而出现 T_1WI 低信号,T_2WI 高信号。并发慢性胆囊炎,MR 表现为胆囊腔缩小、胆囊壁均匀性增厚。

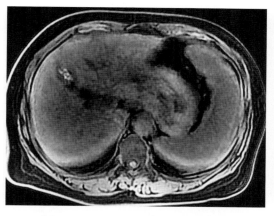 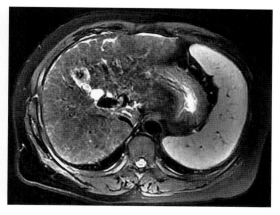

图7-10　MRI T$_1$WI 像显示胆囊内结
石信号高于胆汁,呈高信号

图7-11　MRI T$_2$WI 像胆囊结石在高信号的胆汁
的衬托下显示为低信号的充盈缺损,呈低信号

胆管结石 MR 图像上可见肝内外胆管走行区域的异常信号,T$_1$WI 上结石表现为低于胆汁或高于胆汁信号,T$_2$WI 上结石在高信号的胆汁的衬托下表现为低信号的充盈缺损(图7-12)。MRCP 是诊断胆系结石的有效方法,可观察到低信号的结石及其部位、大小、形态、数目等,对 ≥ 3mm 的结石具有较高的诊断率,较大结石梗阻端呈杯口状,对泥沙样结石,MR 无特异征象。MRCP 还能精确显示胆管扩张的范围及其程度、肝内外胆管的解剖变异,已逐渐替代 ERCP 检查,成为制订胆道介入手术计划的最适术前检查手段(图7-13)。

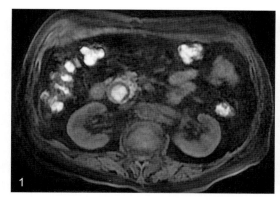 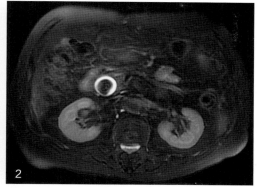

图7-12　胆总管结石 MRI 表现

1. T$_1$WI 像显示胆总管结石表现为高于胆汁的信号影,呈高信号,呈靶征;
2. T$_2$WI 像胆总管结石在高信号的胆汁的衬托下表现为低信号的充盈缺损

尽管 MRCP 是完全无创的精确检查,但体内装有起搏器患者以及因颅内动脉瘤行钛夹夹闭手术的患者禁忌行此类检查。

7. 内镜超声检查　内镜超声(endoscopic ultrasonography,EUS)是指将微型超声探头安装在内镜顶端,借助内镜直接观察消化道黏膜表面及其病变,借助超声扫描获得消化道管壁各层次的组织学特征、腔内病变及周围相邻重要器官的超声影像的检查方法。主要用于空腔器官疾病的诊断,可以显著提高超声的分辨率,并能清晰地显示位于腹腔深部的胆总管末端和胰头部的病变,提高了内镜和超声诊断的准确率。

用超声内镜对胆总管下段结石进行近距离观察,不受气体干扰,准确率高。较之MRCP,EUS 具有更佳的空间分辨率,其分辨率范围在 0.1mm 至 1~1.5mm 之间,由此嵌顿于十二指肠乳头部位直径小于 10mm 结石容易被 EUS 发现,而不易被 MRCP 诊断。EUS诊断胆总管结石的敏感性为 84%~100%,特异性为 96%~100%,有与 ERCP 类似的诊断率,

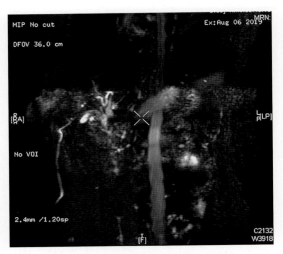

图 7-13　胆总管结石 MRCP 表现

可观察到低信号的结石及其部位、大小、形态、数目,还能精确显示胆管扩张的范围及其程度、肝内外胆管的解剖变异

其对胆管内微小结石诊断准确率较高,且相对安全,适合于尚未明确诊断的患者。针对直径正常的胆总管探查其有无结石,EUS 较 ERCP 风险更小。将 EUS 作为胆总管结石的筛查工具可使 75% 的患者避免进行诊断性的 ERCP 检查以及因此而产生的并发症。

但超声内镜无法诊断肝内胆管结石,同时若存在外科术后的解剖改变,如 Roux-en-Y 吻合术或毕Ⅱ部分胃切除术,进行 EUS 操作是非常困难的。

8. **核素扫描**　使用肝亚氨基乙酰乙酸(hepatic imino diacetic acid,HIDA)的核素扫描能够提供胆道不全狭窄患者的一些功能评价和胆道吻合的术后评价。对于胆道损伤所致的胆汁瘘核素扫描是一项敏感且特异的检查。如果注药 4 小时后,胆囊内无核素显示,则提示胆囊管梗阻及急性胆囊炎。

在 B 超、CT、MRCP 等非侵入性诊断技术日臻完善的条件下,胆结石的诊断应以联合应用 B 超、CT 和 / 或 MRI 为主;ERCP 和 / 或 PTC 等侵入性直接胆道显像检查已非必须。

正常情况下,各种断层影像学检查手段一般不能显示肝内胆管,近肝门处的肝内胆管直径一般不超过 3mm,肝总管直径一般不超过 8mm,胆总管直径一般不超过 10mm。有症状胆石症患者多合并胆道梗阻,须与恶性胆道梗阻进行鉴别。胆道梗阻分肝门、胰上、胰头及壶腹四个平面,可根据扩张胆管与正常胆管的交界点确定梗阻部位,胆管扩张越明显,与正常胆管交界点表现越突出,超声、CT、MRI 的多方位图像及 MRCP 可直接显示扩张的胆管。无痛性的进行性加重的胆道梗阻多为恶性梗阻;梗阻程度严重的多为恶性梗阻;肝内胆管“软藤状”扩张多为恶性梗阻;肝内胆管“残根状”扩张多为良性梗阻;梗阻平面在肝门区的多为恶性梗阻;出现“双管征”(胆总管、胰管同时扩张)的多为恶性梗阻;梗阻端突然截断的多为恶性梗阻;梗阻端呈杯口状的多为结石梗阻;梗阻端逐渐变细变窄的多为良性梗阻;梗

阻端呈偏心性不规则增厚的多为恶性梗阻。

参 考 文 献

1. Ahmed M, Diggory R. The correlation between ultrasonography and histology in the search for gallstones. Ann R Coll Surg Engl, 2011, 93: 81-83.

2. Miura F, Takada T, Strasberg SM, et al. TG13 flowchart for the management of acute cholangitis and cholecystitis. J Hepatobiliary Pancreat Sci, 2013, 20: 47-54.

3. Jungst C, Kullak-Ublick GA, Jungst D. Gallstone disease: microlithiasis and sludge. Best Pract Res Clin Gastroenterol, 2006, 20: 1053-1062.

4. Pickuth D. Radiologic diagnosis of common bile duct stones. Abdom Imaging, 2000, 25: 618-621.

5. Tornqvist B, Stromberg C, Persson G, et al. Effect of intended intraoperative cholangiography and early detection of bile duct injury on survival after cholecystectomy: population based cohort study. BMJ, 2012, 345: e6457.

6. Ford JA, Soop M, Du J, et al. Systematic review of intraoperative cholangiography in cholecystectomy. Br J Surg, 2012, 99: 160-167.

7. Itoi T, Ishii K, Itokawa F, et al. Large balloon papillary dilation for removal of bile duct stones in patients who have undergone a Billroth Ⅱ gastrectomy. Dig Endosc, 2010, 22 (Suppl): S98-S102.

8. Lin CH, Tang JH, Cheng CL, et al. Double balloon endoscopy increases the ERCP success rate in patients with a history of Billroth Ⅱ gastrectomy. World J Gastroenterol, 2010, 16: 4594-4598.

9. cYarmish GM, Smith MP, Rosen MP, et al. ACR appropriateness criteria right upper quadrant pain. J Am Coll Radiol, 2014, 11: 316-322.

10. Makary MA, Duncan MD, Harmon JW, et al. The role of magnetic resonance cholangiography in the management of patients with gallstone pancreatitis. Ann Surg, 2005, 241: 119-124.

11. Ainsworth AP, Rafaelsen SR, Wamberg PA, et al. Is there a difference in diagnostic accuracy and clinical impact between endoscopic ultrasonography and magnetic resonance cholan-giopancreatography? Endoscopy, 2003, 35: 1029-1032.

12. Buscarini E, Tansini P, Vallisa D, et al. EUS for suspected choledocholithiasis: do benefits outweigh costs? A prospective, controlled study. Gastrointest Endosc, 2003, 57: 510-518.

13. Coyle WJ, Pineau BC, Tarnasky PR, et al. Evaluation of unexplained acute and acute recurrent pancreatitis using endoscopic retrograde cholangiopancreatography, sphincter of Oddi manometry and endoscopic ultrasound. Endoscopy, 2002, 34: 617-623.

14. Thorboll J, Vilmann P, Jacobsen B, et al. Endoscopic ultrasonography in detection of cholelithiasis in patients with biliary pain and negative transabdominal ultrasonography. Scand J Gastroenterol, 2004, 39: 267-269.

15. Thorboll J, Vilmann P, Jacobsen B, et al. Endoscopic ultrasonography in detection of cholelithiasis in patients with biliary pain and negative transabdominal ultrasonography. Scand J Gastroenterol, 2004, 39: 267-269.

16. Kondo S, Isayama H, Akahane M, et al. Detection of common bile duct stones: comparison between endoscopic ultrasonography, magnetic resonance cholangiography, and helical-com-puted-tomographic cholangiography. Eur J Radiol, 2005, 54: 271-275.

17. Venneman NG, Buskens E, Besselink MG, et al. Small gallstones are associated with increased risk of acute pancreatitis: potential benefits of prophylactic cholecystectomy？ Am J Gastroenterol, 2005, 100: 2540-2550.

18. Kondo S, Isayama H, Akahane M, et al. Detection of common bile duct stones: comparison between endoscopic ultrasonography, magnetic resonance cholangiography, and helical-com-puted-tomographic cholangiography. Eur J Radiol, 2005, 54: 271-275.

19. Morris-Stiff G, Al-Allak A, Frost B, et al. Does endoscopic ultrasound have anything to offer in the diagnosis of idiopathic acute pancreatitis？ JOP, 2009, 10: 143-146.

20. Aronson N, Flamm CR, Mark D, et al. Endoscopic retrograde cholangiopancreatography. Evid Rep Technol Assess, 2002, 50: 1-369.

21. Materne R, van Beers BE, Gigot JF, et al. Extrahepatic biliary obstruction: magnetic resonance imaging compared with endoscopic ultrasonography. Endoscopy, 2000, 32: 3-9.

22. Aubé C, Delorme B, Yzet T, et al. MR cholangiopancreatography versus endoscopic sonography in suspected common bile duct lithiasis: a prospective, comparative study. Am J Roentgenol, 2005, 184: 55-62.

23. cJendresen MB, Thorboll JE, Adamsen S, et al. Preoperative routine magnetic resonance cholangiopancreatography before laparoscopic cholecystectomy: a prospective study. Eur J Surg, 2002, 168: 690-694.

24. Kim TK, Kim BS, Kim JH, et al. Diagnosis of intrahepatic stones: superiority of MR cholangiopancreatography over endoscopic retrograde cholangiopancreatography. Am J Roentgenol, 2002, 179: 429-434.

25. De Lisi S, Leandro G, Buscarini E. Endoscopic ultrasonography versus endoscopic retrograde cholangiopancreatography in acute biliary pancre-atitis: a systematic review. Eur J Gastroenterol Hepatol, 2011, 23: 367-374.

26. Kiewiet JJ, Leeuwenburgh MM, Bipat S, et al. A systematic review and meta-analysis of diagnostic performance of imaging in acute cholecystitis. Radiology, 2012, 264: 708-720.

27. okoe M, Takada T, Strasberg SM, et al. TG13 diagnostic criteria and severity grading of acute cholecystitis. J Hepatobiliary Pancreat Sci, 2013, 20: 35-46.

28. Yarmish GM, Smith MP, Rosen MP, et al. ACR appropriateness criteria right upper quadrant pain. J Am Coll Radiol, 2014, 11: 316-322.

第八章

胆石症的鉴别诊断

胆石症的诊断有赖于临床表现和影像学检查。胆道疾患的临床症状和体征并非高度特异,应仔细分析患者的病史、体检和实验室检查结果,典型的胆绞痛也应通过影像学的检查进一步证实。

肝功能正常的患者中,97% 不合并胆管结石。异常肝功能预测胆管结石的阳性率仅为15%。胆汁淤积时肝功能检测结果通常与胆道梗阻的严重程度以及持续时间相关。超声检查被推荐为胆石症的一线检查,但由于十二指肠气体的干扰,对胆总管结石诊断并非特别敏感。超声检查可以发现胆管的扩张,这是胆道结石的一个特征性表现。一些临床特征和生化结果可以提示进一步检查发现胆管结石的可能性。例如有学者应用年龄、血浆肝功能试验结果以及超声检查可将症状性胆囊结石合并发生胆管结石的风险分为低、中、高 3 型。低度风险型(0~5%):肝功能正常,超声检查提示胆总管直径正常;中度风险型(5%~50%):年龄 >55 岁,合并胆囊炎,超声检查胆总管直径 >6mm,胆红素水平 1.8~4mg/dl,除外胆红素同时合并其他肝脏生化指标异常,合并胰腺炎;高度风险型(>50%):合并胆管炎,超声检查胆总管直径 >6mm,同时发现胆总管结石,胆红素水平 >4mg/dl。低风险型患者可不必进一步检查以排除胆管结石;高风险型患者则需行术前 ERCP 或术中胆道探查;中度风险型患者在初步评估后则需进一步检查以明确是否合并胆管结石,这些检查包括 EUS、MRCP、ERCP。

胆结石很常见,并可与其他疾患共存,发现胆结石并不能排除其他能引起相似临床表现的疾病,应当通过适当的诊断性检查手段排除其他内脏的疾病。

一、与胆石症并发胆绞痛相鉴别的疾病

1. **胆道蛔虫症**　单纯的胆道蛔虫症多见于青少年,常表现为突然发作的剑突下绞痛或呈钻顶样痛,疼痛可放射至右肩及背部,少数患者采取膝胸卧位时疼痛可有所减轻,疼痛常阵发性发作,缓解期与常人一样可毫无症状。多数患者伴有呕吐,甚至有呕吐出胆汁者,也有呕吐出蛔虫者。疼痛发作期症状虽很重,但腹部常缺乏体征这是胆道蛔虫症的特点。行

B 超检查有时在胆管内可发现虫体影像。一般而言,根据疼痛特点及 B 超检查,本病的确诊率可达 90% 以上。

2. **急性胰腺炎**　胰腺炎患者几乎都有程度不同的腹痛,多数患者常在饱食或酗酒后 1~2 小时突然发病。疼痛剧烈而持续并可伴阵发性加剧,可呈胀痛、钻痛、绞痛或刀割样痛,有时疼痛向左腰部放射,呈束带状牵引痛。一般止痛剂无效,疼痛大多在中上腹,也可在左上腹或脐部。腹痛多持续 3~5 天或更久,伴恶心呕吐、发热。患者血、尿淀粉酶常明显升高;B 型超声波检查可见胰腺呈弥漫性或局限性肿大,为均匀低回声,轮廓线呈弧状膨出,出现粗大的强回声提示有出血、坏死的可能,也可发现胰周液体积聚和腹水。强化 CT 是最具有诊断价值的影像学检查,是目前诊断胰腺坏死及胰外侵犯的首选及主要手段。主要表现为胰腺肿大、胰腺部分区域密度减低、胰周边缘模糊严重者出现胰外侵犯,主要区域包括小网膜囊区、肾周区、结肠后区和肠系膜血管根部区等。在增强的情况下,可以判断密度减低的坏死区。MRI 可提供与 CT 类似的诊断信息,在评估胰腺坏死、炎症范围及有无游离气体等方面有价值。如患者出现休克、腹腔穿刺抽出血性腹水,其中淀粉酶含量显著升高时,则可诊断为急性出血坏死性胰腺炎。必须指出,有时胆总管结石可诱发急性胰腺炎(称胆源性胰腺炎),此时两者的症状可发生混淆故应加以警惕。胆源性胰腺炎 CT 检查同时可以看到胆囊结石、胆总管结石影,肝内胆管扩张征象。MRCP 是小结石(<4mm)、壶腹病灶和导管狭窄等较好的检查方法,有利于患者疾病的诊断。

3. **消化性溃疡**　本病以长期呈周期性节律性发作的上腹部疼痛为主要表现。疼痛的范围约数厘米直径大小,疼痛一般较轻且能忍受,多呈钝痛、灼痛或饥饿样疼痛,常因精神刺激、过度疲劳、饮食不振、气候变化等因素诱发或加重,可因休息、进食、服止痛药、以手按压疼痛部位,呕吐而减轻和缓解。

若并发穿孔则表现为上腹部剧痛并迅速遍及全腹,体检发现腹肌板样强直,全腹有压痛与反跳痛,肝浊音界缩小或消失。X 线透视或平片、腹部 CT 检查可发现膈下游离气体。结合既往有溃疡病史等不难确定诊断。

4. **心绞痛或急性心肌梗死**　典型的心绞痛发作表现是突然发生的位于胸骨体上段或中段之后的压榨性、闷胀性或窒息性疼痛,亦可能波及大部分心前区可放射至左肩、左上肢内侧,达无名指和小指,半濒死的恐惧感,一般持续 1~5 分钟。常在体力劳累、情绪激动、受寒、饱食、吸烟时发生,贫血、心动过速或休克亦可诱发。休息和含服硝酸甘油后在 1~2 分钟内即缓解。

少数心绞痛或急性心肌梗死患者可表现为上腹剑突下剧痛,且疼痛可向左上腹和右上腹放射,严重时常有烦躁不安、出冷汗,有恐惧感或濒死感。心电图检查可发现深而宽的 Q 波、ST 段抬高及 T 波倒置等改变。血清肌酸磷酸激酶(CPK)、谷草转氨酶(AST)、乳酸脱氢酶(LDH)及肌钙蛋白、肌红蛋白升高等对诊断极有帮助。

5. **食管裂孔疝**　本病好发于中年以上的患者,尤其体形肥胖者多见,常诉胸骨下段或上腹部灼烧感、反胃等症状，多在饱餐后半小时至一小时后发生，疼痛时可伴嗳气、呃逆。上消化道造影或消化内镜检查可确诊该病。

6. **急性或慢性胃炎**　急性或慢性胃炎可表现为由轻到重的各种不典型上腹部不适或疼痛的症状。很多胆囊结石引起的疼痛部位不在右上腹，而在上腹部正中部位，因此很容易被误诊为胃炎。消化道内镜检查可用于明确急性或慢性胃炎的诊断。

7. **其他疾病**　胆石症还需与急性肠梗阻、急性肠扭转、肠穿孔、急性阑尾炎并发穿孔、肠系膜血管栓塞或血栓形成、女性宫外孕及卵巢囊肿蒂扭转等疼痛性疾病相鉴别。

二、与胆石症并发黄疸相鉴别的疾病

1. **急、慢性病毒性肝炎**　多有食欲减退、乏力及低热等前驱症状。黄疸出现快，逐渐加深，1~2周达到高峰，多伴有肝脏肿大和压痛。B超检查可排除梗阻性黄疸的声像图表现，仅见肝脏稍增大，肝实质回声增强密集等一般征象。血清酶学检查常有ALT、AST显著升高。多数患者可检查出肝炎的病毒标志物。

2. **胰头癌**　胰头癌以男性多见，发病年龄一般较大。黄疸常呈进行性加深，上腹部疼痛多与体位有关，平卧位时疼痛加重，而身体前倾时疼痛可减轻或缓解。十二指肠低张造影可发现十二指肠曲扩大、移位及胃肠受压等征象。B超、胰胆管造影（ERCP）及CT或MRI等检查均可发现胰头部的肿块影。

3. **壶腹癌**　黄疸常为首发症状，多呈进行性加深。胃肠钡餐低张造影、胃镜或十二指肠镜检查、B超、CT或MRI等检查均可发现壶腹部的肿块对诊断极有帮助。内镜下结合活组织检查可做出病理诊断。

4. **原发性胆囊癌**　多继发于慢性胆囊炎与胆石症，女性发病多于男性，平均发病年龄约50岁。此病早期往往与慢性胆囊炎症状混淆，故早期诊断颇为困难。

5. **其他疾病**　胆石症还需与胆总管癌以及原发性肝癌、胃癌、肺癌等淋巴结转移压迫胆总管而致胆管梗阻等黄疸性疾病相鉴别。

参 考 文 献

1. JianDong Zhang, HuaLei Wu, Tong Meng, et al. A high-throughput microtiter plate assay for the discovery of active and enantioselective amino alcohol-specific transaminases. Analytical Biochemistry, 2017, 518: 94-101.

2. Kamila Rząd, Sławomir Milewski, Iwona Gabriel. Versatility of putative aromatic aminotransferases from Candida albicans. Fungal Genetics and Biology, 2018, 110: 26-37.

3. Ahmed M, Diggory R. The correlation between ultrasonography and histology in the search for gallstones. Ann R Coll Surg Engl, 2011, 93: 81-83.

4. Pickuth D. Radiologic diagnosis of common bile duct stones. Abdom Imaging, 2000, 25: 618-621.

5. Makary MA, Duncan MD, Harmon JW, et al. The role of magnetic resonance cholangiography in the management of patients with gallstone pancreatitis. Ann Surg, 2005, 241: 119-124.

6. Ainsworth AP, Rafaelsen SR, Wamberg PA, et al. Is there a difference in diagnostic accuracy and clinical impact between endoscopic ultrasonography and magnetic resonance cholan-giopancreatography？Endoscopy, 2003, 35: 1029-1032.

7. Thorboll J, Vilmann P, Jacobsen B, et al. Endoscopic ultrasonography in detection of cholelithiasis in patients with biliary pain and negative transabdominal ultrasonography. Scand J Gastroenterol, 2004, 39: 267-269.

8. Kondo S, Isayama H, Akahane M, et al. Detection of common bile duct stones: comparison between endoscopic ultrasonography, magnetic resonance cholangiography, and helical-com-puted-tomographic cholangiography. Eur J Radiol, 2005, 54: 271-275.

9. Kim TK, Kim BS, Kim JH, et al. Diagnosis of intrahepatic stones: superiority of MR cholangiopancreatography over endoscopic retrograde cholangiopancreatography. Am J Roentgenol, 2002, 179: 429-434.

10. Coyle WJ, Pineau BC, Tarnasky PR, et al. Evaluation of unexplained acute and acute recurrent pancreatitis using endoscopic retrograde cholangiopancreatography, sphincter of Oddi manometry and endoscopic ultrasound. Endoscopy, 2002, 34: 617-623.

11. 蒋继昌, 赵礼金, 涂奎, 等. IgG4 相关硬化性胆管炎 1 例报告. 临床肝胆病杂志, 2018, 34 (12): 2659-2661.

12. Sotoudehmanesh R, Nejati N, Farsinejad M, et al. Efficacy of Endoscopic Ultrasonography in Evaluation of Undetermined Etiology of Common Bile Duct Dilatation on Abdominal Ultrasonography. Middle East J Dig Dis, 2016, 8 (4): 267-272.

13. Bruno M, Brizzi RF, Mezzabotta L, et al. Unexplained common bile duct dilatation with normal serum liver enzymes: diagnostic yield of endoscopic ultrasound and follow-up of this condition. J Clin Gastroenterol, 2014, 48 (8): e67-e70.

14. Kim HK, Moon JH, Choi HJ, et al. Early bile duct cancer detected by direct peroral cholangioscopy with narrow-band imaging after bile duct stone removal. Gut Liver, 2011, 5 (3): 377-379.

15. Tsai TJ, Lai KH, Hsu PI, et al. Gallbladder cancer manifesting as recurrent common bile duct stone and duodenal ulcer bleeding. J Chin Med Assoc, 2009, 72 (8): 434-437.

16. Cochrane J, Schlepp G. Metastatic Breast Cancer to the Common Bile Duct Presenting as Obstructive Jaundice. Case Rep Gastroenterol, 2015, 9: 278-284.

17. Mesci A, Gurer S, Guzel G, et al. Obstructive jaundice caused by hepatocellular carcinoma with bile duct tumor thrombi: a case report. Eurasian J Med, 2008, 40: 45-47.

18. Lee DH, Ahn YJ, Shin R, et al. Metastatic mucinous adenocarcinoma of the distal common bile duct, from transverse colon cancer prese nting as obstructive jaundice. Korean J Hepatobiliary Pancreat Surg, 2015, 19: 125-128.

19. Sindhu RS, Natesh B, Rajan R. MRCP Helps in Chronic Pancreatitis Complicated with Obstructive Jaundice. Indian J Surg, 2015, 77: 1405-1406.

第九章

胆石症的治疗现状

症状性胆石症是最常见的需要外科处理的疾病之一。一般认为,大部分胆总管结石继发于胆囊结石。在无症状性胆管结石的患者中,有 35% 的患者最终会出现症状而需要外科治疗。在过去的 20 多年中,尽管开腹胆总管探查取石术治疗胆总管结石已有成功的经验,但随着腹腔镜胆总管探查取石术、内镜下十二指肠乳头括约肌切开取石术(endoscopic sphincterotomy,EST)以及经皮经肝取石术的开展,传统的手术方式受到了挑战,也使得肝胆外科医师、内镜医师和介入放射科医师在面对不同的患者状况选择治疗方法时,感到不同程度的困惑。如何评价目前的诊断和治疗方法一直是大家探讨的热点问题。

胆石症的治疗目的在于缓解症状,减少复发,消除结石,避免并发症的发生。急性发作期宜先行非手术治疗,待症状控制后,进一步检查,明确诊断;如病情严重、非手术治疗无效,应在初步诊断的基础上及时进行手术治疗。但外科手术会给患者带来较大的痛苦,并可能出现并发症和结石复发,如胆囊尚有功能被摘除还会影响患者的消化功能,如患者高龄或伴有重要脏器功能不全可能使外科手术成为禁忌。

随着腹腔镜胆总管探查取石术、内镜下十二指肠乳头括约肌切开取石术的开展,介入治疗目前亦应用于临床,使传统手术方式受到了挑战。而且,相关研究发现,胆囊切除术后结肠癌发病的危险性会显著增加。随着时间的延长,传统开放手术存在出现更多并发症的可能。近年来国内对胆石症非手术疗法的研究和临床实践不断深入,并积累了一些经验,使一些患者避免了外科手术。

一、一般及对症治疗

主要适应证为:初次发作的青年患者;经非手术治疗症状迅速缓解者;临床症状不典型者;发病已逾 3 天,无紧急手术指征且在非手术治疗下症状有消退者。

常用的非手术疗法:主要包括卧床休息、禁饮食或低脂饮食、输液、纠正水电解质和酸碱平衡紊乱、抗感染、解痉止痛和支持对症处理。有休克应加强抗休克的治疗,如吸氧、维持血容量、及时使用升压药物等。经上述治疗，多能缓解，待渡过急性期后 4~6 周再行确定性胆道手术，则可使患者免受再次手术的痛苦。

1. 控制饮食　脂肪类食物可促进缩胆囊素（cholecystokinin）的释放而引起胆囊的收缩，促进胆汁的排泌，因此，为了能够使胆囊及胆道得到适当的休息，在急性发作期应禁食脂肪类食物，而采用高糖流质饮食。富含胆固醇的食物，如脑、肝、肾、鱼卵、蛋黄等，不论在胆石症的发作期还是静止期均以少食为宜。无胆总管梗阻或在胆石静止期，因植物油脂有利胆作用可不必限制。

2. 缓解疼痛　轻度疼痛可通过控制饮食、休息、肛门排气等治疗而缓解症状。严重疼痛病例除禁食外，应插鼻胃管进行胃肠减压，以吸出胃及十二指肠内容物、气体，减少胃十二指肠内容物对胆汁分泌的刺激，有利于胆汁的引流及排出，亦可以消除或减少因缩胆囊素引起的胆囊收缩作用，从而减少胆绞痛的发作频率和减轻疼痛的程度。此外还可以应用解痉止痛药与镇静药。

（1）硝酸甘油：每次 0.3~0.6mg，每 3~4 小时于舌下含服 1 次；亦可应用长效硝酸酯类控释剂如硝酸异山梨酯口服：1 日 2~3 次，1 次 5~10mg，含服：每次 2.5~5mg。这些药物直接松弛平滑肌，解除胆道括约肌痉挛。

（2）阿托品：每次 0.5mg 皮下或肌内注射，每 3~4 小时肌内注射 1 次；或山莨菪碱（654-2）20mg 加入 10% 葡萄糖 250ml 中静脉点滴，1~2 次 /d。

（3）镇痛药：哌替啶或布桂嗪 50~100mg 肌内注射，效果较好，镇痛药与解痉药合用，可以加强止痛效果。但吗啡能引起 Oddi 括约肌痉挛，故属禁忌。有人认为胆绞痛与局部前列腺素释放有关，可予以吲哚美辛治疗。

3. 利胆治疗　硫酸镁口服有松弛 Oddi 括约肌的作用，使滞留的胆汁易于排出，口服 50% 硫酸镁 10~15ml/ 次，3 次 /d，于餐后口服（有严重腹泻者不宜采用）；胆盐能刺激肝脏分泌大量稀薄的胆汁，有利于冲洗胆道，用于症状缓解期并持续数周，可减少症状复发；去氢胆酸片 0.25g 或胆酸片 0.2g，3 次 /d，餐后服用。后 2 种药物在胆道梗阻时不易采用，以免增加胆道压力。

4. 抗感染治疗　在急性发作期，胆石症患者多伴有细菌感染，适当应用抗生素是必要的。抗生素的选择应考虑其抗菌药谱、药物在胆汁中的浓度及其不良反应，常选用广谱抗生素，尤其对革兰氏阴性杆菌敏感的抗生素和抗厌氧菌的药物（如甲硝唑等）。最好按照细菌培养结果来选择，若细菌感染的种类不明时，则应优先选择在胆汁中浓度最高的抗生素，必要时在加强抗生素的情况下，使用激素治疗，以减轻炎症反应、增强机体应激能力。

二、药物治疗

1. 口服溶石药物治疗　形成胆结石的主要机制是胆汁理化成分的改变，胆汁酸池的缩小和胆固醇浓度的升高。通过实验发现给予口服鹅去氧胆酸后,胆汁酸池便能扩大,肝脏分泌胆固醇减少,从而可使胆囊内胆汁中胆固醇转为非饱和状态,胆道内胆固醇结石有可能得到溶解消失。口服溶石药物治疗胆石症,是以摄入的胆酸能在小肠内充分吸收且该胆酸又能增加胆固醇的溶解为基础的,所以仅对胆固醇性结石有效,对胆色素性结石和含钙的结石基本无效。胆固醇在水中的最大溶度是200μg/L,在胆酸和卵磷脂最佳存在状态下,胆固醇的溶解度为20~40g/L,50分子的胆酸可溶解1分子的胆固醇。

鹅去氧胆酸(chenodesoxycholic acid,CDCA)和熊去氧胆酸(ursodeoxycholic acid,UDCA)均能增加胆汁中的胆酸的浓度,同时继发性减少肝脏内胆固醇的分泌;CDCA可减少胆固醇的合成,而UDCA可减少胆固醇的吸收,还可诱导在胆石表面形成胆固醇 - 卵磷脂微胶粒,加速结石溶解。CDCA单独使用的溶石率较低,20%~40%,需服药6~9个月,停药后复发率达50%。长期服药约1/4的患者出现肝炎、腹泻和高脂血症等不良反应,建议治疗剂量为非肥胖者12~15mg/(kg·d),而肥胖者因胆道内胆固醇含量增加至18~20mg/(kg·d)。UDCA的溶石作用较CDCA快,且毒副作用小,但价格较昂贵,其治疗建议剂量为8~10mg/(kg·d);肥胖者需加大剂量。由于CDCA和UDCA溶胆石的作用有所差异,有人发现联合用药的溶石作用较两者单独用药效率可提高50%,不良反应明显减少,患者容易接受。联合治疗的建议剂量CDCA 6~8mg/(kg·d),UDCA 5mg/(kg·d),疗程1~2年,有效率达50%~90%。如连续治疗9个月,仍未见明显溶石效果,常提示结石不易溶解。

药物治疗疗程长,对于依从性较差的患者治疗效果欠佳,且由于摄入了大量的胆酸,抑制了胆酸合成,同时也影响到胆固醇的代谢池,影响了人体的新陈代谢,服药过程中亦可能出现药物不良反应,如腹泻、肝功异常等,同时药物对胆色素型结石、含钙结石无治疗效果。对于胆囊结石,不推荐胆汁酸溶石。对含钙阳性结石患者合并较重肠炎、以往患有肝病或糖尿病时则不宜应用。

2. 针刺中医中药治疗 有报道针刺中医中药治疗对急性胆道疾病治愈率达88.2%。主要取穴为胆囊穴、阳陵泉、足三里,辅以肝俞、胆俞;重者加用中药,通过辨证施治采用疏肝理气、利胆止痛或清热利湿、通里攻下(常用药有柴胡、黄芩、半夏、木香、玉金、木通、栀子、茵陈、大黄等),通过治疗多数病例症状可得到缓解。

慢性患者用中药治疗尤为适宜,但胆道排石汤或猪蹄加耳针等排石疗法对结石性胆囊炎效果差,且可引起急性化脓性胆管炎、缩窄性十二指肠乳头炎等,故不宜推广使用。中药治疗对胆管结石者排石治疗效果肯定,常用胆道排石汤。主药为金钱草30g、广木香9g、枳壳9g、黄芩9g、大黄6g,随症加减:高热、黄疸、中毒症状重者加茵陈、柴胡双花、栀子、地丁等;胸闷、腹痛、腹胀严重者加芍药、川楝、元胡、厚朴等;纳差者选用陈皮砂仁、鸡内金、焦山楂、神曲、炒麦芽等;如恶心呕吐加生姜半夏、竹茹;腹痛剧烈加芒硝等。一般1剂/d,分2次服。如施"总攻"疗法可隔天1次,2~3次/周,4~6次为1个疗程,酌情进行4~6个疗程。其原理是:先服胆道排石汤,使胆汁分泌增加再注射吗啡或新斯的明,使Oddi括约肌收缩(即所谓关门),造成胆汁贮留、胆道内压力升高,40 分钟后给予硝酸异戊酯、硫酸镁,加针刺电针电极板等治疗,使 Oddi 括约肌开放(即所谓开门),胆囊收缩,大量胆汁排出,同时胆管内结石亦随之排出。此法适用于:①胆总管内直径小于 1cm 的结石;②肝胆管"泥沙"样结石;③肝内广泛小结石,手术无法清除或经清除部分梗阻结石后仍有残余结石者;④症状轻,无严重并发症的较大结石;⑤手术前后排出小块结石减轻胆道炎症以利手术和防止结石复发;⑥有其他严重疾病不适于手术治疗者。但对主要胆管狭窄或狭窄近端结石,则不宜采用。非手术治疗中应严密观察病情,如出现病情恶化、中毒休克者,应及时手术治疗。

3. 其他治疗　胆石症的急性发作期伴胆道梗阻时,可出现黄疸及皮肤瘙痒,控制黄疸所致的瘙痒可用炉甘石洗剂洗擦,或应用去双氢麦角碱(氢麦角胺)0.3~0.6mg 静推或肌注、皮下注射。还可考虑使用能与胆酸结合的阳离子交换树脂考来烯胺和肝酶诱导剂如利福平、苯巴比妥等。抗组胺药也可止痒,但疗效不理想。值得一提的是,考来烯胺对完全性梗阻性黄疸的瘙痒无治疗效果;另外,对长期服用考来烯胺者应注意补充维生素 A、D、K 等脂溶性维生素及钙盐。新近报道应用阿片受体拮抗药 - 纳络酮和 5-HT3 受体拮抗药 - 恩丹西酮等有止痒效果,但经验不多。

三、微创治疗

1. 局部注射溶石药治疗　经皮经肝胆囊置管及经十二指肠镜置入鼻胆导管,将导管与胆石接触,注入溶石剂进行溶石治疗。对于外科术后残余结石或经皮穿肝胆道引流术(percutaneous transhepatic cholangial drainage,PTCD)后的患者,可选择自 T 管或 PTCD 引流管内注入溶石药物,降低患者再次手术的风险。

(1)溶解胆固醇结石的药物

1)辛酸甘油单脂(monooctanoin,MO):是一种半合成植物油,是现今唯一被美国 FDA 批准用于临床的溶石剂。因本药有黏稠度,故需灌注泵使灌注入胆囊内的药物与结石充分接触,在 3~10 天的时间里,MO 通过 T 管或者经 PTCD 引流管以 3~5ml/h 的速度持续给药。在给药的同时需要有第二条引流管排出药物并防止机体对药物的吸收。大多数的胆固醇结石在用药后会变软、体积变小从而更容易被网篮所粉碎,约 30% 的胆固醇结石难以被溶解。只有当其他方法无效时方可使用该药,从而方便粉碎质硬的大结石。该药的副作用包括腹泻、头晕、恶心、呕吐等;如果给药的速度过快时,患者会出现胆绞痛、寒战、高血压甚至肺水肿。

2)甲基叔丁醚(methyl tert-butyl ether,MTBE):溶石效果要好于 MO,但是由于潜在的毒性及服用上的困难,MTBE 并未得到广泛的使用。MTBE 在人的体温环境下是液体,并且其效果超过 M0 的 50 倍,它能溶解成分单一的胆固醇结石,无论大小和数量通常能在一天完成。适用于胆固醇性胆囊结石的治疗,尤其适合不适宜开腹手术或腹腔镜下胆囊摘除术的患者,大的且成分不定的结石需要 2~3 天的时间方能完全溶解或部分溶解。当确定 MTBE 位于胆囊腔内时,使用是很安全的。MTBE 沿窦道壁的局部渗漏会导致腹膜炎及肝坏死的发生;如果进入十二指肠达到了一定量就会腐蚀胃肠道引起出血,吸收进入血流后会导致镇静和溶血。对于未能溶解的结石需要采取进一步的治疗方法。MTBE 目前并没有获得美国 FDA 的批准,其使用仍需要斟酌。

(2)溶解胆色素结石的药物:包括二甲基亚砜胺(DM50)、依他酸钠(Na-EDTA)、六甲基磷酸钠(Na-HMP)、苎烯、乙硫基乙酸等,体外实验证实这些药物均有一定的溶石作用,但因接触溶石效果并不理想且有一定的毒副作用而限制了其临床应用。

2. 内镜下十二指肠乳头括约肌切开取石术　经内镜逆行性胰胆管造影术(endoscopic retrograde cholangiopancreatography,ERCP)诞生于 20 世纪 60 年代后期,是将十二指肠镜插至十二指肠降部,找到十二指肠乳头,由活检管道内插入造影导管至乳头开口部,注入造影剂后 X 线摄片,以显示胰胆管的技术。1968 年首次报道了经内镜逆行胰胆管造影术,可以显示胰胆管结构来诊断胆总管结石、胆道良恶性梗阻、胰腺占位等胰胆系统疾病。1974 年,Kawai、Classen 等相继报道了 ERCP 下十二指肠乳头括约肌切开术,开辟了治疗性 ERCP 时代。通过 ERCP 可以在内镜下放置鼻胆引流管(endoscopic nasobiliary drainage,ENBD)治疗急性化脓性梗阻性胆管炎、行胆管支架引流术、胆总管结石取石术等微创治疗。随着影像技术的进步,磁共振胰胆管成像(magnetic resonance cholangiopancreatography,MRCP)因其无创、无 X 线照射、不需造影剂等优点已逐步取代诊断性 ERCP,成为胰胆疾病首选的诊断方法,ERCP 逐渐转向胰胆疾病的治疗。ERCP 不能作为一线的诊断手段,应尽量避免行单纯诊断性 ERCP;临床怀疑胆管结石、但无任何影像学证据者,应慎行 ERCP;建议 ERCP 只用于治疗已经确诊的胆总管结石病例,实施结石的清除或胆管引流。

近年来治疗内镜迅速发展,如内镜下十二指肠乳头切开取石(用气囊或网篮取石)、碎石网篮碎石、经口胆道镜直视下激光、液电及高频电流碎石等对胆管结石的治疗都取得了良好的效果,使须做手术治疗的患者免除了手术痛苦,尤其对不宜做手术或不能耐受手术的患者,提供了新的治疗措施。

(1)内镜下十二指肠乳头括约肌切开术:1974 年 EST 的临床应用是 ERCP 从诊断走向治疗的重大发展,先后开展了 EST 治疗胆道残留和复发结石,成功地为胆道疾病的非手术治疗开辟了一条新途径。

1)EST 的适应证

A. 胆总管结石:包括原发性、复发性胆总管结石或胆总管残余结石。

B. 胆囊结石合并胆总管结石:可先行 EST 清除胆总管结石后,再行胆囊结石治疗。

C. 胆总管狭窄:EST 可解除胆总管下端的狭窄而缓解症状,并有利于胆囊结石的排出。

D. 反复发作的胆石性胰腺炎(或伴有胆囊结石):EST 可排出胆总管结石而阻止胰腺炎再发。

E. 其他胆系疾病:包括胆道蛔虫症、急性梗阻性化脓性胆管炎、壶腹部恶性肿瘤性梗阻及 Oddi 括约肌功能障碍等。

2)EST 的禁忌证

A. 上消化道狭窄致十二指肠镜不能通过狭窄部到达十二指肠乳头部者。

B. 胆总管下端狭窄的长度经 ERCP 证实超出十二指肠壁段 EST 达不到治疗目的者。

C. 凝血机制障碍者。

D. 严重的全身性疾病,如心、脑、肝及肾脏功能严重受损或功能衰竭不能耐受 EST 者。

E. 不能配合检查治疗者,如精神病患者。

3)EST 的并发症

A. 出血:多因切开时电凝不够、切开过快过猛所致,一般出血可采用局部喷洒止血药物或全身应用止血药物治疗。大出血多由十二指肠后动脉损伤引起,局部止血效果极差,应输血并及时外科手术治疗以降低病死率。

B. 胆管炎:多因结石嵌顿后引起,近年来碎石网篮应用于临床,结石嵌顿的发生率有所减少。

C. 十二指肠穿孔:发生穿孔多是切口超过胆管十二指肠壁段后所致,如发生穿孔应采用禁食、胃肠减压,全身应用抗生素及营养治疗。如发生严重的胆汁性或细菌性腹膜炎时,应及时外科治疗。

远期并发症有平滑肌破坏、乳头肌结构改变、乳头肌功能永久性丧失等导致胆管中细菌丛生、胆汁中存在细胞毒性物质、胆管黏膜发生慢性炎症等。

(2)EST 后取石方法

1)气囊取石法:对胆总管内较小的结石 EST 后,可插入气囊管到结石上方,再向气囊内注气使其充盈,在 X 线监视下拉出气囊管,结石亦随之拉出。此方法可反复进行。

2)网篮取石法:将网篮收拢至导管内,在 X 线监视下将导管插至结石上方送出网篮,将结石网入篮内再收紧网篮,将导管退至十二指肠腔内。网篮取石能立即解除胆汁淤滞性梗阻,防止结石嵌顿,操作切忌用力过大,以免造成切口部位损伤、撕裂。

3)机械碎石法:先用网篮套住大结石,将其收入金属套管内,再经手柄加压使结石破碎,破碎后的结石可随网篮导管退至十二指肠内。如果破碎结石过小,网篮不能网住,可改用气囊导管法取石。该法主要适用于胆总管内 2.0cm 以上的结石。如果胆管内充满结石或结石过大,导管不能通过或网篮不能张开时,先行鼻胆管引流,从鼻胆管内注入溶石药物,待结石变小后再行网篮取石或网篮碎石取石。

4)经口胆道镜取石:胆管内先插入鼻胆管引流,然后先插入母镜至十二指肠乳头切开处,再将子镜(胆道镜)通过母镜的工作通道插入胆管内。根据结石的位置、大小与数量,可采取不同的碎石方法。

A. 液电碎石法:在该技术中,高电压发电机产生瞬间高压电流通过较柔韧的 2 个电极,从而产生有足够能量的冲击波粉碎大多数结石。柔韧的电极目前有 1.6~9F 的各种型号。1.6F和 3F 的电极能够通过小于 4mm 的内镜器械通路或者网篮的中空主干,这使它们可用于小的肝内胆管。将液电碎石探头由胆道镜工作通道插至结石表面,并且电极末端应位于结石正前方 1~2mm。经鼻胆管灌注生理盐水过程中进行放电碎石,每次放电 1~2 秒,破碎后的小结石可自行排出,或再用网篮取石法取石。此法碎石成功率达 90% 以上,并发症少,是一种有效安全的方法。操作时应注意:探头与胆管镜镜面保持一定的距离,以免探头放电时损伤内镜。电极距离胆管壁过近,或者与胆管壁相接触时,就会出现持续出血和胆道穿孔,因此在内镜下观察和控制电极末端的位置是相对安全的。在成角过大、严重狭窄或者大结石堵塞导致电极无法进入胆结石所在的胆管时,可使用 Segura 网篮捕获和粉碎结石,电极可以通过这种网篮进入胆道,有的大结石即使使用 9F 的液电碎石器也难以被粉碎,对于这些少见的情况,可以通过激光碎石术碎石。当巨大结石难以被粉碎时,患者需要长期带管引流,有时如果患者能够耐受手术时甚至需要部分肝切除或者行肝移植。

B. 激光碎石法:先将光导纤维经胆道镜工作通道插入至结石前 5mm(光导纤维头端也必须与胆道镜端有一定的距离),Nd:YAG 激光的输出功率根据结石的成分而定。

C. 高频电流碎石法:EST 后插入鼻胆引流管碎石前先用 5% 葡萄糖溶液冲洗胆道(不能用生理盐水和含电解质的溶液),继而插入碎石电极,距结石 5~6mm 处时,伸出钢丝电极,边通电边推进电极直至结石破碎为止。

(3)气囊扩张术后取石:由于已知的危险和长期去除括约肌功能后可能产生不利后果,故有些学者建议对胆总管内的小结石应该采取气囊扩张术后取石。不切开括约肌在理论上的主要优点是近期并发症少、保留括约肌的功能,并可避免远期并发症(如乳头部分纤维化、平滑肌破坏,或者乳头括约肌结构改变、乳头肌功能永久性消失,导致胆管中细菌丛生、胆汁中存在细胞毒性物质、胆管黏膜发生慢性炎症等)。气囊扩张术后胆管结石一次取净率为89%(其中 9% 需同时进行乳头切开)。但气囊扩张术后取石操作时间较 EST 取石长,胰腺炎和胆管炎等并发症较 EST 高,所以气囊扩张不作为常规治疗,只用于 EST 可能出现严重并发症的患者,如患者有凝血机制异常。

(4)胆管结石未取出的支架治疗:对未取出结石的患者短时内放置胆管支架的作用在于缓解症状和方便再次取石(通过缩小结石大小)。适用于怀孕妇女或有症状的高危结石患者(年龄 >70 岁或疾病造成机体极度衰弱的患者)。

3. 经肝胆道取石术　虽然大多数胆总管结石来源于胆囊,但是当胆汁淤积或者胆道感染时胆道内也容易发生结石。在临床工作中,良性或者恶性胆道狭窄、硬化性胆管炎、反复发作的化脓性胆管炎患者容易出现以上问题。这类患者由于结石对胆道的间歇梗阻会出现腹痛、发热、肝功能异常,如血 ALP、胆红素的升高等表现,通过 ERCP 确诊后可行壶腹括约肌切开术从而取出结石。但是如果患者存在解剖畸形、狭窄或曾行胆道空肠吻合术,行 ERCP时导管很难进入胆总管,此时需要经肝途径取出结石。术前肝脏的超声、CT、MRI 检查可以确认胆道梗阻及梗阻位置,从而为术中选择手术径路提供参考。在有些病例中,肝内胆管并不扩张,此时要行诊断性胆道造影是很困难的。确定结石的存在后,使用 21G 或 22G 的穿刺针穿刺胆管后经穿刺针置入 0.018 英寸(1 英寸 =2.54cm)的导丝进入胆总管,经过扩张管的交换,0.035 英寸的导丝可置入胆总管内,之后可置入合适的鞘管和导丝。在取体积较大的结石时容易导致肝内窦道的损伤,因此必须将大的结石或者结石碎块经胆总管推入十二指肠。就如以前曾介绍过的,通过对十二指肠乳头的扩张完成壶腹括约肌成形术,使结石在扩张球囊的推动下能够较容易地进入十二指肠内。如果结石体积过大时,可以使用 Soehendra 碎石器、液电碎石器或激光碎石器将结石粉碎,这些操作可以在 X 线下或内镜下完成。使用合适的导管或球囊可以将肝内胆管的小结石冲刷入或者推入胆总管,然后再进入十二指肠内。在取石术完成后,可以在胆总管内置入一根 10F 的外引流管,直到患者肝功能正常并且菌血症得到控制后方可拔出。在外引流管拔出后,可以置入内引流管保证胆汁经胆总管顺利进入十二指肠。如果患者在 3~6 周后没有任何症状且胆道造影显示没有胆道梗阻及结石的存在,内引流管即可拔出。如果患者最初引流时出现感染,那么在经持续胆汁引流和抗生素治疗感染得到治愈后方可行取石术,否则容易导致患者出现脓毒血症甚至死亡。

4. 经 T 管通路网篮取石　最早通过术后留置的 T 管取石,要么风险较大(使用乙醚或者氯仿溶解胆固醇结石),要么就是效果无法预测(使用等渗盐水或者肝素化的等渗盐水冲洗),也有用大的红橡胶管扩张乳头使小的结石排出等。最初成熟的取石术是由 Mazzariello 使用专门设计的弯曲的取石钳通过扩张的 T 管窦道粉碎及取出胆道内结石。现在,这种创伤较大的技术已经被更有效且痛苦更小的网篮取石术所替代。4~6 周时间足够使腹腔窦道成熟,通过 T 管放置导丝,撤出 T 管,用 5F 导管和导丝通过 T 管窦道进入结石所在的胆管。位于胆总管末端的结石容易处理并且不易逆向移动,因此肝内、外胆管结石都应设法使其移动到胆总管末端。常常通过较细的同轴导管采用生理盐水冲洗胆道结石或者将位于胆道结石上方的球囊膨胀至与胆道相适应的直径后推动结石,将结石移动到胆总管末端。直径在 15~25mm 的各式网篮可以捕获、取出结石或者将大的结石粉碎至直径 12~15mm 大小。6mm 直径的结石可以通过 T 管窦道取出。当 T 管窦道得到预扩张至相应直径后,8~10mm 的质硬结石也可以被取出,但是需要插入长鞘以避免窦道的破坏。为了能够捕获结石,网篮必须能够顺时针及逆时针移动,并且其直径要大于结石。在取石时,需要将开放的网篮收起使结石位于其末端的圆锥形网篮中。但是,如果网篮收得过紧,结石可能被挤入胆管内或者被粉碎成多个小的结石。对于巨大胆管结石的取出,T 管窦道经过数天逐渐扩张后置入 24F 的导管,随后结石被网篮粉碎,结石碎片通过网篮取出。

网篮取石的缺点在于结石常被粉碎成许多小结石,这些小结石容易进入肝内胆管且难以被发现和取出。

5. 经空肠胆道取石术　对于因肿瘤、胆道狭窄、外伤、硬化性胆管炎或者反复发作的化脓性胆管炎曾行胆道空肠吻合术的患者来说,吻合口的狭窄容易继发结石的产生。虽然通过经肝取石术经常能够取出结石,但是通过空肠胆道取石术更有效,特别是复发结石及胆道狭窄影响到了左右肝叶。经空肠途径用一个鞘管就可以方便地到达每一个肝管,同时能够观察和治疗反复复发的结石,并可以避免反复经肝穿刺进出置管所造成的损伤。即使空肠吻合术后的引流在前腹壁没有开口或者行 Hutson 造瘘术时,通过穿刺及置入导管也很容易获得经空肠通路。在行经皮肝穿刺胆道造影术或者上消化道造影术后可以使用皮肤穿刺针进行穿刺。导管也可以在超声或者 CT 引导下完成置入,为了防止结肠被意外穿刺,可以让患者在手术前口服造影剂从而使得结肠肝曲获得显影。在确定小肠肠腔后,在导管插入前先使用一个金属固定器(胃肠道固定器),这样做有两个目的:首先,如果在经腹窦道完全成熟前引流管不慎脱落后方便再次插入导管;其次,如果胆道空肠吻合口狭窄需要扩张或者再发结石需要治疗时,它将为以后 X 线下再次插管提供标记。由于造口位置距离肝内胆管较近,导管进入空肠后很容易进入肝内胆管。吻合口狭窄经球囊扩张后,在或不在内镜下通过包括冲洗、网篮捕获、球囊推入等多种方法可以使结石进入小肠内。良好 Huston 的造瘘可以为反复发生狭窄或者结石的患者在门诊进行内镜或者 X 线下各种操作提供一个长期且方便的通路,但是,其并发症的发病率达到了 15%。

6. 经皮胆道镜取石　使用小口径内镜(现在可以获得 3~5mm 的直径)通过经皮或外科引流通路进行胆道镜检查变得越来越普遍。由于胆道镜具有器械通道、容易弯曲的末端、匹配的光源并可以记录所见,使得其成为经皮观察胆道系统及残留结石的理想选择。虽然外科医生通过 T 管或者腹腔镜使用内镜也能够取出结石,但是许多患者仍然更希望放射介入医生使用胆道造影术或胆道镜取出小的残留结石。

当越来越多的介入放射科医生能够使用胆道镜时,对于仅在 X 线下难以有效治疗的情况,通过胆道镜观察、活检和治疗胆道疾病是很有价值的。经皮胆道镜能够有效地将结石与肿瘤、凝血块、胆泥相鉴别;能够发现不显影的肝内胆道开口;能够对胆道可疑部位进行活检,并且能够在直视下使用球囊、取石网篮、激光、液电碎石器等取出或粉碎结石。Harris 等报道了96% 的结石清除率。3~5mm 的胆道镜能经扩张后的 T 管窦道治疗胆总管和肝内胆管结石。在各种内镜下操作前患者均应接受广谱抗生素的治疗。为了获得清晰的视野,可手推或者将输液袋挂于距胆总管 15~20cm 的水平将生理盐水通过冲洗通道冲刷胆道并使之略微扩张。大的凝血块可通过导管进行冲洗或者负压吸引。在整个过程中必须通过胆总管或经肝导管保持液体流出道的通畅以避免胆道内压力的增高,否则会导致菌血症或者胆汁瘘的发生。

胆道镜的前端需要在直视下前进并要适当弯曲以使其面对胆道的长轴。胆道镜可沿原先置入的导丝直接进入可疑结石所在胆管,必要时需要透视下进行。

上述过程所采用的小口径胆道镜是很精细和昂贵的。在临床使用、清洗或者消毒时如果过度弯曲,其内部用于观察和照明的光纤很容易折断,应当小心留意。

7. 复杂胆道结石取出术　当胆道结石可移动、数量小、体积小于胆总管且容易进入胆总管时,通过常用的网篮或球囊取石技术可以较简单且安全的取出结石。但是当存在数量较多的大结石、反复出现脓毒血症或者合并胆管狭窄时,往往需要在数天或数月的时间里多次取石。当疾病进展时,介入科医生与外科医生需要多联系并相互交流,从而为患者寻找一个较好的介入通路或者适当的部分行肝切除术。要想成功治疗胆石症需要较好的控制感染并尽量消除严重的胆道狭窄。当胆道感染引起脓毒血症及肝脓肿时,必须首先采用抗生素及经皮引流治疗。一旦胆道感染得到控制后,必须扩张胆道主要的狭窄,防止胆汁淤积 - 感染 - 结石形成 - 胆道狭窄这一恶性循环的继续。这些良性的胆道狭窄可以通过球囊扩张术或者硅胶导管支架置入术得到治疗。总之,良性胆道狭窄处理后通畅率与外科手术相当。对因胆石症、慢性胰腺炎、胆肠吻合术、硬化性胆管炎、反复发作的肝胆化脓性感染所引起的狭窄要持续警惕、反复扩张甚至需要终身引流。

8. 体外冲击波碎石术　有时取出和粉碎大于 15~20mm 的结石是十分困难的,特别是位于肝内的结石。由于结石生长至一定大小是需要数年时间,因此其所在的胆管也会膨胀并形成囊状。由于该囊的远端胆管直径正常或者会因管腔狭窄而直径变小,因此对于大结石来说是不可能自行通过的。由于结石所在囊与肝内胆管的直径有明显差异,因此引入并打开网篮是很困难的。与之相似,大的胆管成角、胆道狭窄及在结石周围缺乏操作空间都会限制液电碎石术及激光碎石术的应用。当这些经皮碎石术无效且患者因疾病或处于高危状态不能耐受手术时,体外冲击波碎石术(extracorporeal shock wave lithotrity,ESWL)就会显示出其有效性及安全性。利用液电、压电或磁电产生冲击波碎石,其疗效取决于结石的性质、大小、数量、钙化程度及其冲击波的能量、碎石次数、胆囊功能等因素,胆石经击碎后可自行排出。同时配合口服溶石药物(CDCA、UDCA)及 ERCP 网篮取石乳头肌切开或放置胆道支架效果更好。

由于 ESWL 大多数是在 X 线下使冲击波正对目标完成的,因此胆总管内的导管应放置于良好的位置以通过造影显示胆结石的位置。这需要通过内镜下鼻胆引流管、经皮肝穿刺胆汁引流管或者 T 管完成。在碎石前需要首先行括约肌成形术以方便结石碎块的通过。在碎石过程中,患者需要通过全麻或硬膜外麻醉以保持不动,这样患者就可一直处于最有利的位置使得碎石更加有效和安全。在取石完成之前需要持续给予抗生素。自从 1986 年ESWL 第一次被用于治疗胆道结石以来,ESWL 已经成为治疗体积巨大、难以被捕获结石的重要方法,经过 1~2 次治疗后超过 90% 的结石会被粉碎。即使成功的粉碎了结石,超过6mm 的结石碎块仍然难以自行移动。实际上,大约 96% 的患者需要再次经皮或内镜下取石术方可完全取净结石。ESWL 治疗后约有 1/3 的患者出现胆绞痛,8%~14% 的患者局部皮肤出现紫癜或淤点,其他少见并发症包括胆道出血、肠梗阻、胰腺炎、脓毒血症、血尿及腹痛,其30 天死亡率为 0.9%。ESWL 的禁忌证包括动脉瘤、血管钙化、不能纠正的凝血功能异常、安装有心脏起搏器及不能安全耐受冲击波。

(1)ESWL 的适应证:①症状性胆囊结石;②口服胆囊造影提示胆囊功能正常;③胆囊阴

性结石;④直径 5~25mm 单颗结石及直径 5~15mm 的 2~5 颗结石。

(2) ESWL 的禁忌证:①口服胆囊造影不显影或显影的胆囊位置过高或有畸形因素致结石定位困难者;②胆囊阳性结石;③胆囊急性炎症期;④凝血机制障碍;⑤有严重心、肝、肺、肾疾病及胃、十二指肠溃疡患者;⑥ B 超显示胆囊萎缩或胆囊壁增厚达 5mm 以上者;⑦妊娠期妇女。

胆石症的非手术治疗方法较多,各有特点且有自身的局限性,需根据患者的病情、身体状况、经济条件加以选择,合理应用。

四、手术治疗

手术治疗是治疗胆结石的重要措施,根据不同病情选用不同的手术疗法。但手术治疗不一定可以起到治愈的作用,一次手术或有时多次手术仍不能达到治愈的目的。一些老年患者,由于体质差,手术风险大。

无症状的胆囊结石患者,不推荐行胆囊切除治疗。对于症状反复发作或者 B 超显示胆囊壁增厚者,以及合并胆囊息肉的胆囊结石、瓷化胆囊的患者,均建议行胆囊切除治疗。传统的胆囊切除术后不仅消除了症状,而且可发生如下生理性改变:胆酸池减少;增加了胆酸的再循环频率;延迟了餐后血清胆酸的升高;增加了胆酸的分泌率;增加了卵磷脂的分泌率;增加了胆酸的利用;减少了石胆酸的生成。上述生理改变均减少了结石在胆道中的发生率。其缺点有切口长、组织创伤大、患者承受的痛苦大、术后恢复慢等。

对于有症状的胆管结石的患者,目前主要治疗手段为外科手术。手术治疗的原则为去除病灶,取净结石,矫正狭窄,通畅引流和防止复发。应根据肝内胆管结石数量及分布范围、肝管狭窄的部位和程度、肝脏的病理改变、肝脏功能状态及患者的全身状况,制订针对具体病例的个体化治疗方案并选择合适的手术方法。对于有经验的医学中心,可开展腹腔镜肝切除术、腹腔镜胆管切开 + 胆道镜探查和 / 或取石术以及腹腔镜胆管成形和 / 或胆肠吻合术,多数肝胆管结石病患者需要实施以腹腔镜肝切除术为主导的联合手术方式。

1. 适应证　急性期如出现明显全身中毒症状、腹膜刺激征、黄疸加深者应紧急手术。对病史长、反复发作、胆道已有明显的器质性病变者,如结石性胆囊炎、较大的胆总管结石及原发性胆管结石、有较重症状的肝内结石复发性胆管结石伴有胆(肝)总管明显扩张者及胆道感染合并有 Oddi 括约肌狭窄等,在急性症状控制后行择期手术。

2. 手术时机　①急性胆囊炎,无论非手术治疗与否,具备急症手术指征者,在短期术前准备后,宜在发病 48 小时以内施行急症手术,已逾 48 小时者宜非手术治疗,但有不同见解;②慢性胆囊炎胆石症者,若无明显禁忌证,胆道影像学证实有结石存在或胆囊不显示者,均应择期施行手术;③胆道结石与胆管炎者,在非发作期间应在良好的术前准备后,择期进行胆道确定性手术。在急性发作期一开始仍应积极非手术治疗,以此作为术前准备、随时手术,如在 12~24 小时内症状没有明显改善,甚至出现低血压、意识障碍、急性重症胆管炎休克不能纠正者应立即手术,实施胆道减压、取出关键性结石、T 管引流,以挽救患者生命,日后再行胆道确定性手术。

3. 术前准备　①胆道疾病的诊断与手术方案确定后,除做好患者的思想工作、消除顾虑、配合手术治疗外,应了解患者药物过敏史、激素应用情况以防止严重过敏反应的发生及皮质功能不足造成术中、术后低血压或严重意外;②应充分了解患者有无严重的内科性疾病存在,尤其老年患者常有各器官、各系统的退行性改变,如心血管疾病、老年性慢性支气管炎与肺气肿、肺功能不全、糖尿病、肝硬化、肾功能不全等,均增加了手术的危险性和并发症。术前应与内科合作,改善有关疾病的状况以增加安全性,也可有针对性地减少这些器官的负荷,达到术后顺利康复。胆囊炎胆石症患者,有的因长时间的胆道感染,屡次发生胆道梗阻、肝实质损害,全身状况较差,常有营养不良、消瘦纳差、低蛋白血症、贫血、黄疸等,术前需要有一段时间恢复,改善营养状况,纠正水电解质及酸碱失衡,必要时输血或血浆、人血白蛋白等,并以中西医结合治疗,改善患者全身状况,增进食欲,增强手术的耐受力;③测定凝血酶原时间,黄疸患者多有凝血酶原时间延长,术前 3 天应注射维生素 K(结合静脉输液,每天给予维生素 K_1 20~30mg),如仍不能纠正,非急症宜暂缓手术;④对新近有胆系感染者,术前 2 天应予抗生素治疗;对术前有肺部感染者,应在充分治疗后,术前术后亦应使用抗生素治疗;对较大、时间较长的胆道手术者,术前宜用抗生素来预防感染;⑤对有蛔虫感染者,术前应做驱蛔治疗;⑥完善相关辅助检查。应全面地了解肝功能,对病毒系列也应测定,测定肾功能,做胸腹强化 CT、心电图,必要时作 MRI、胃肠钡餐等检查,以便了解其他疾病存在与否,以便及时处理。⑦应做过敏试验,如碘、青霉素以及有关麻醉药物等的过敏试验。⑧手术清晨应禁食,必要时可插管进行胃肠减压。⑨急症手术要求在 4~6 小时内做好各种准备,以保证急症手术的施行。

4. 手术方法

(1)胆囊切除术:胆囊切除术是胆囊结石、急慢性胆囊炎的主要外科治疗方法,可彻底消除病灶,手术效果满意。但非结石性胆囊炎胆囊切除效果不及合并结石者,故宜持慎重态度。胆囊切除后,胆管可代偿性扩大,对生理影响不大,仅对胆汁不能充分浓缩使脂肪消化稍减弱,所以正确的胆囊切除对患者无害。

手术方法有两种:由胆囊底开始的所谓逆行法和自胆囊颈开始的顺行法胆囊切除术,多采用前者。此法可避免胆管误伤,而后者出血少,但如胆囊周围炎症水肿严重时,手术常有困难。

手术方式根据病情选择开腹手术、小切口胆囊切除术或者腹腔镜胆囊切除术。

对于有经验的治疗中心,推荐腹腔镜胆囊切除术(laparoscopic cholecystectomy,LC)作为标准一线治疗方式,特别是对有症状胆囊结石的 Child-Pugh A 或 B 级肝硬化的患者更适合行 LC。小切口胆囊切除术可以作为 LC 的代替术式。对于不能除外胆囊癌或者炎症较重的胆囊结石患者,应首先考虑开腹手术。三种手术方式在死亡率、并发症发生率方面并无统计学差异,但腹腔镜和小切口胆囊切除术术后恢复更快,其中,小切口胆囊切除术手术时间更短,花费更少。

对于高龄患者、麻醉高风险以及合并胆源性并发症(如急性胆囊炎、胆石性胰腺炎或梗阻性黄疸)的患者应于一般状态允许手术时尽快行胆囊切除。不能因为年龄因素而拒绝行胆囊切除治疗。

(2)胆囊造瘘术:近年已不常用,仅适用于胆囊周围炎性粘连严重、切除胆囊困难很大,可能误伤胆(肝)总管等重要组织者;胆囊周围脓肿,胆囊坏疽、穿孔腹膜炎病情危重者;或年老全身情况衰竭、不能耐受胆囊切除术者。本手术目的是切开减压引流,取出结石,渡过危险期,以后再酌情行胆囊切除术,因此,患者可能蒙受再次手术之苦,故不可滥用。

(3)胆总管探查引流术:胆总管探查引流术是治疗胆管结石的基本方法。目的为探查胆道通畅的情况,取出其中结石,冲洗胆道,T 管引流,消除胆道感染。胆总管探查的指征是:有梗阻性黄疸病史;慢性胆管炎,胆总管扩张 1.0cm 以上或胆管壁增厚者;胆(肝)总管内有结石、蛔虫、肿瘤等;胆道感染、胆管穿刺抽出的胆汁混浊或呈脓性或有絮状物或有残渣等;胆囊内有多数细小结石,有可能下降至胆总管者;肝胆管结石;胆囊与胆总管内虽无结石,但肝脏表面有炎性粘连,有扩张的小胆管,肝纤维组织增多,肝叶(段)有萎缩或肿大者;慢性复发性胰腺炎,或全胰腺肿大、变硬者;静脉胆道造影有"滞留密度增加征"者等。探查应仔细防止遗漏病变,必要时,配合术中胆道造影或使用胆道镜。一般应切除胆囊,T 管内径宜大些有利于小结石排出或术后非手术治疗。对于并发急性梗阻性化脓性胆管炎的患者,应首先通过经皮穿肝胆道引流术行胆管减压,降低外科手术并发症的发生率。

(4)胆肠内引流术:

A. 胆总管十二指肠吻合术:胆总管十二指肠吻合术分侧侧吻合与端侧吻合,可使胆汁经短路流入肠道,约 86% 的病例获得较好的效果。手术指征为:缩窄性十二指肠乳头炎,胆总管明显增粗,直径在 1.5~2.0cm 以上者;慢性胰腺炎所致的胆总管下端较长范围的管状狭窄与梗阻;原发性胆管结石、慢性胆管炎、复发性胆管结石等行此手术要求吻合口近端不能有梗阻因素存在,如肝内胆管狭窄与结石、胆总管扩张不明显等,否则将发生难以控制的上行感染。吻合口应 >2.0cm,并应尽量低位,应切除胆囊。

B. Oddi 括约肌切开成形术:本手术实质上是一种低位胆总管十二指肠吻合术,其手术指征、注意事项同胆总管十二指肠吻合术。当胆总管直径在 1.5~2.0cm 以内时,胆总管下端结石嵌顿,其下端狭窄范围不长者,同时合并有胰管开口狭窄者,应选用本手术。但此术略复杂有一定并发症。

C. 胆管空肠 Roux-Y 吻合术:本手术是治疗胆管结石、胆管炎常用的手术方法。它能将食糜转流,减少了上行感染机会,手术机动性大,吻合口无张力、吻合口大,能有效避免再狭窄。从长远效果和并发症的发生率上观察,较胆总管十二指肠吻合术吻合更优越。其适应证为:

慢性化脓性胆管炎、胆（肝）总管明显扩大者；复发性胆管结石胆管明显扩张者；胆道残余结石合并复发性胆管炎者；肝内胆管结石、无法清除干净的结石或肝内广泛结石者。由于本手术操作复杂，故一般在良好的术前准备后择期进行。其吻合方式以端 - 侧、侧 - 侧和端侧 - 侧吻合较为常用。要求吻合口内放置引流管，防止术后早期胆汁瘘，促进吻合口愈合，常规放置腹腔引流管，以避免膈下胆汁积聚和感染。

（5）肝叶切除术：适用于肝内胆管结石局限于一侧肝叶（段）内不能采用其他手术取净结石者，或肝组织有萎缩者。应切除病变肝叶（段），以根除病灶。胆管结石伴发下列情况时，应行肝部分切除和 / 或胆管重建手术：①结石伴发肝段或肝叶萎缩；②结石伴胆管癌；③结石伴外周肝内胆管多发性狭窄或囊性扩张，不能采取内镜或放射介入方法处理时。

参 考 文 献

1. Alexakis N, Connor S. Meta-analysis of one-vs. two-stage laparoscopic/endoscopic management of common bile duct stones. HPB, 2012, 14: 254-259.

2. Gurusamy K, Sahay SJ, Burroughs AK, et al. Systematic review and meta-analysis of intraoperative versus preoperative endoscopic sphincterotomy in patients with gallbladder and suspected common bile duct stones. Br J Surg, 2011, 98: 908-916.

3. Phillips EH, Toouli J, Pitt HA, et al. Treatment of common bile duct stones discovered during cholecystectomy. J Gastrointest Surg, 2008, 12: 624-628.

4. Tzovaras G, Baloyiannis I, Zachari E, et al. Laparoendoscopic rendezvous versus preoperative ERCP and laparoscopic cholecystectomy for the management of cholecysto-choledocholithiasis: interim analysis of a controlled randomized trial. Ann Surg, 2012, 255: 435-439.

5. Boerma D, Rauws EA, Keulemans YC, et al. Wait-and-see policy or laparoscopic cholecystectomy after endoscopic sphincterotomy for bile-duct stones: a randomised trial. Lancet, 2002, 360: 761-765.

6. Yasui T, Takahata S, Kono H, et al. Is cholecystectomy necessary after endoscopic treatment of bile duct stones in patients older than 80 years of age？ J Gastroenterol, 2012, 47: 65-70.

7. McAlister VC, Davenport E, Renouf E. Cholecystectomy deferral in patients with endoscopic sphincterotomy. Cochrane Database Syst Rev, 2007, 4: CD006233.

8. Fujimoto T, Tsuyuguchi T, Sakai Y, et al. Long-term outcome of endoscopic papillotomy for choledocholithiasis with cholecystolithiasis. Dig Endosc, 2010, 22: 95-100.

9. Kageoka M, Watanabe F, Maruyama Y, et al. Long-term prognosis of patients after endoscopic sphincterotomy for choledocholithiasis. Dig Endosc, 2009, 21: 170-175.

10. Dellinger RP, Levy MM, Rhodes A, et al. Surviving sepsis campaign: international guidelines for management of severe sepsis and septic shock: 2012. Crit Care Med, 2013, 41: 580-637.

11. Keaveny AP. Infections of the bile ducts//Gallbladder and biliary tract diseases. Basel: Marcel Dekker, 2000: 773-821.

12. Gurusamy KS, Davidson BR. Gallstones. BMJ, 2014, 348: g2669.

13. Janssen J, Johanns W, Weickert U, et al. Long-term results after successful extracorporeal gallstone lithotripsy: outcome of the first 120 stone-free patients. Scand J Gastroenterol, 2001, 36: 314-317.

14. Venneman NG, Besselink MG, Keulemans YC, et al. Ursodeoxycholic acid exerts no beneficial effect in patients with symptomatic gallstones awaiting chole-cystectomy. Hepatology, 2006, 43: 1276-1283.

15. Kanno K, Tazuma S. Nonsurgical therapeutic strategies for cholecystolithiasis. Tan To Sui, 2009, 30: 653-656.

16. Shibukawa N. Efficacy of ursodeoxycholic acid in gallstone patients. Tan To Sui, 2009, 30: 135-138.

17. Venneman NG, Besselink MG, Keulemans YC, et al. Ursodeoxycholic acid exerts no beneficial effect in patients with symptomatic gallstones awaiting chole-cystectomy. Hepatology, 2006, 43: 1276-1283.

18. Shoda J, Tanaka N, Atomi Y. Hepatolithiasis—epidemiology, pathogenesis and medical treatment. Kan Tan Sui, 2006, 52: 773-782.

19. Sharma BC, Kumar R, Agarwal N, et al. Endoscopic biliary drainage by nasobiliary drain or by stent placement in patients with acute cholangitis. Endoscopy, 2005, 37: 439-443.

20. Lee DW, Chan AC, Lam YH, et al. Biliary decompression by nasobiliary catheter or biliary stent in acute suppurative cholangitis: a prospective randomized trial. Gastrointest Endosc, 2002, 56: 361-365.

21. Shimatani M, Matsushita M, Takaoka M, et al. Effective "short" double-balloon enteroscopy for diagnostic and therapeutic ERCP in patients with altered gastrointestinal anatomy: a large case series. Endoscopy, 2009, 41: 849-854.

22. Tsujino T, Yamada A, Isayama H, et al. Experiences of biliary interventions using short double-balloon enteroscopy in patients with Roux-en-Y anastomosis or hepaticojejunostomy. Dig Endosc, 2010, 22: 211-216.

23. Dasari BV, Tan CJ, Gurusamy KS, et al. Surgical versus endoscopic treatment of bile duct stones. Cochrane Database Systn Rev, 2013, 12: CD003327.

24. Alexakis N, Connor S. Meta-analysis of one-vs. two-stage laparoscopic/endoscopic management of common bile duct stones. HPB, 2012, 14: 254-259.

25. Lee KM, Paik CN, Chung WC, et al. Risk factors for cholecystectomy in patients with gallbladder stones after endoscopic clearance of common bile duct stones. Surg Endosc, 2009, 23: 1713-1719.

26. Okugawa T, Tsuyuguchi T, Sudhamshu KC, et al. Peroral cholangioscopic treatment of hepatolithiasis: long-term results. Gastrointest Endosc, 2002, 56: 366-371.

27. Reinders JS, Goud A, Timmer R, et al. Early laparoscopic cholecystectomy improves outcomes after endoscopic sphincterotomy for choledochocystolithiasis. Gastroenterology, 2010, 138: 2315-2320.

28. Jeng KS, Sheen IS, Yang FS. Are modified procedures significantly better than conventional procedures in percutaneous transhepatic treatment for complicated right hepatolithiasis with intrahepatic biliary strictures? Scand J Gastroenterol, 2002, 37: 597-601.

29. Wu YW, Jian YP, Liang JS, et al. The treatment of intrahepatic calculosis by applying helix hydro-jet lithotripsy under video choledocho-scope: a report of 30 cases. Langenbecks Arch Surg, 2006, 391: 355-358.

30. Cheon YK, Cho YD, Moon JH, et al. Evaluation of long-term results and recurrent factors after operative and nonoperative treatment for hepatolithiasis. Surgery, 2009, 146: 843-853.

第十章

胆石症的预防

近几十年来,由于对胆石症病理生理机制研究的进一步深入和消化内镜、外科手术、介入技术以及相关器材的发展,胆石症的多学科共同诊治取得了显著的进步。但是对于胆石症这一常见疾病的基础预防目前却处于起步阶段。

胆石症是目前消化系统疾病中发病率最高的疾病之一,迫切需要对普通人群进行非药物性的初级预防。针对诱发胆石的诸多除遗传外的危险因素都可采取综合的或特殊的初级预防措施。

胆囊结石的一级预防主要有以下两方面:①在日常生活中,合理调整膳食结构,少食含胆固醇较多的脂肪类食物,多食富含高蛋白的食物、蔬菜及新鲜水果,妊娠期妇女尤其要引起足够的重视。另外平时要进行适当的体育锻炼,以防止脂肪在体内过度积存。②每年应定期体检,包括肝胆 B 超检查,便于早期发现、早期治疗。

健康的生活方式与饮食结构,规律的体育活动和理想体重的保持对胆固醇结石和有症状胆石症起到预防作用。

肥胖患者具有胆结石形成倾向,并且发生症状性胆结石的风险也会增加,相应的引起胆囊切除的风险也随之增加。因此体重指数(body mass index,BMI)的增加是胆结石形成的一个绝对危险因素,而且自身体重指数的增加是诱发症状性胆石症的原因之一,对妇女而言,尤其如此。据报道发生症状性胆石症的风险随着患者体重指数、腰围以及血浆甘油三酯的增加而增高。

除了与肥胖相关的因素以外,促使胆固醇结石形成的因素还包括胆囊内胆汁淤积、胰岛素抵抗、血脂异常(高密度脂蛋白 HDL 下降、甘油三酯升高)、久坐不动的生活方式、激素替代治疗、长期食用快餐食品等。

因此适宜的生活方式干预应集中于普通人群理想体重的保持,超重和肥胖人群体重的控制。胰岛素抵抗以及 2 型糖尿病是有别于肥胖而与胆固醇结石形成密切相关的独立因素,这两种疾病是结石预防的另外目标。

基于问卷调查的反馈结果显示体育锻炼可预防胆结石的形成,同时可降低约 30% 的症状性胆结石的发作。该研究纳入总共 25 639 名志愿者，年龄 40~70 岁，他们被随机分为 4 组，进行 14 年的随访，期间增加体育运动并检测胆石症的发作。在第 5 年和第 14 年，分别记录到 135 例单纯性胆石症发作和 290 例复杂性胆石症发作，其中女性占到 68%。研究认为，无论男性还是女性，进行高强度的体育运动（相当于久坐工作者每天运动 1 小时，站立位工作者每天运动 30 分钟，从事重体力劳动者则不需要进行额外的体育运动）会减低 70% 症状性胆结石发作的风险，尤其是从事高强度体育运动 5 年后，这一因果关系更为明显。胆石症发病机制的研究证实体育运动可影响胆结石的形成和相关并发症的发生。高胰岛素血症促进肝脏对胆固醇的摄取从而增加了胆汁内胆固醇的分泌并同时减少了胆汁酸的分泌。胆汁内胆固醇分泌增加胆汁酸分泌减少，两者共同促使胆汁内胆固醇过饱和从而形成胆固醇性胆管结石。与之相反，规律的体育运动可以降低胰岛素水平，减少胰岛素抵抗，使甘油三酯水平下降，同时也减低脂肪酸依赖性胆囊黏蛋白的高分泌。再者，体育运动增加血浆高密度脂蛋白胆固醇的水平，这是肝脏胆固醇逆向转运增加的一个标志。值得注意的是，高密度脂蛋白胆固醇是胆汁酸的前体，胆汁酸有助于降低胆汁内胆固醇的饱和，事实上血浆高密度脂蛋白胆固醇的水平与胆石症的发病率呈负相关。体育运动的另一个效应包括增加肠道动力以及促进缩胆囊素依赖性的胆囊收缩。体育运动对心血管健康的益处更是远超过预防胆结石形成的保护效应，所以要在普通人群中进一步强调保持合理体重和规律体育运动的重要性。

由于胆囊结石的形成与胆汁中胆固醇浓度过饱和有关，因此控制饮食中胆固醇的过多摄入是维持胆汁保持一定稳定性的重要手段。高热量饮食，包括过多的肉类摄入，都可能增加胆石症的发病率，反之减少高热量食物的摄入则会降低胆石症的发病率。规律饮食通过促进胆囊的排空而减轻胆囊内的胆汁淤积，高纤维饮食和高钙饮食会减少胆汁内疏水性胆汁酸的含量，两者对胆固醇结石的形成都可起到预防作用。

水果和蔬菜可能会对胆石症起到一定的预防作用，但有关素食在胆石症预防方面的资料和数据仍存在争议。但是这种预防作用也可能来自低体重指数或规律食用植物油和维生素 C。

食用多元不饱和脂肪酸和单元不饱和脂肪酸，尤其是坚果，可对胆石症起到预防作用。关于咖啡摄入对胆石症是否具有预防作用，也存在争议。据部分而非全部流行病学研究报道咖啡因（来源于咖啡、黑茶以及含咖啡因的软饮料），尤其是咖啡的摄入可以预防胆石症。地理环境因素、文化差异以及咖啡的饮用方式或许可以解释这些研究结果的差异。除了已知咖啡因或咖啡可能对肝胆系统分泌胆固醇产生潜在影响并促进胃肠道蠕动外，我们对咖啡因或咖啡其他的作用机制知之甚少。

尽管有前瞻性的研究报道食用酒精对胆结石的形成有预防作用，多因素分析也显示症状性胆结石患者较无症状性胆结石患者的酒精消耗量要低，但这些研究结果存在争议；并且酒精消耗对全身健康状况存在负面影响，所以酒精不推荐用于胆石症的预防。

规律的补充维生素 C 或规律饮食富含维生素 C 的食物或许对胆结石的形成具有预防保护作用。事实上,胆固醇转化为胆汁酸需要 7α- 羟基化反应和肝细胞内适量的维生素 C。人体中维生素 C 的缺乏有增加胆固醇结石形成的风险。在胆石症患者中,补充维生素 C(一次 500mg,每日 4 次),可以改变胆汁酸的构成成分,增加磷脂含量,同时维生素 C 可以延长胆汁内胆固醇的结晶时间从而起到预防胆结石形成的保护作用。进一步的研究证实低维生素 C 摄入与患胆石症、胆囊疾病及胆囊切除术风险相关。在德国一项基于 2 129 名 18~65 岁人群的观察研究中,超声检查显示规律服用维生素 C(n=232)人群和不服用维生素 C(n=1 897)人群胆石症的罹患率为 4.7%∶8.2%。

一、普通人群胆石症的预防

不推荐一般人群预防性地应用药物预防胆石症。同样,也没有足够的证据支持在孕期应用熊去氧胆酸或补充欧米伽 -3 脂肪酸可以预防胆石症以及胆汁淤积,因为孕期胆石症往往是暂时的。

体重迅速下降、长期应用生长抑素及其类似物、全胃肠外营养、激素治疗等是胆石症发病的高危因素,对于该类人群,可预防性应用熊去氧胆酸等药物降低结石的患病风险。

他汀类药物单独或联合应用熊去氧胆酸预防胆石症研究结果不一致。有两个以人群为基础的病例对照研究评价他汀类药物预防胆石症的效果。对应用他汀类药物超过 10 年的人群进行评估,证实常规应用他汀类药物患胆石症和胆囊切除的风险呈下降趋势。另一项对照研究也证实应用他汀类药物可降低胆囊切除的风险。尽管这些研究结果令人欢欣鼓舞,但单独应用洛伐他汀、普伐他汀或联合应用熊去氧胆酸,单独应用辛伐他汀或联合应用熊去氧胆酸、氟伐他汀对胆汁中胆固醇饱和度、胆汁中脂类成分构成、胆固醇结晶、胆结石形成以及结石溶解的作用微弱,甚至不能被证实有作用。最近对来自六个研究组(4 组病例对照研究,1 组队列研究、1 组横断面研究)共包括 622 868 名受试者的 meta 分析显示,与不应用他汀类药物的受试者相比较而言,应用他汀类药物可降低胆囊切除的风险。服用中高剂量他汀类药物受试者较服用低剂量者胆囊切除的风险降低更为明显。已经完成的一项病例对照研究按照年龄和性别严格匹配,272 名患者服用他汀类药物,另外 272 名患者不予以服用他汀类药物,用以明确他汀类药物对胆囊手术时复杂胆石症的影响。结果显示应用他汀类药物的患者胆囊切除术后预后较对照组无差别,但是应用他汀类药物的患者腹腔镜切除胆囊手术的时间较对照组更短。尽管如此,还需要更多更好的对照研究来验证他汀类药物对胆石症的预防作用,目前还不能推荐他汀类药物用于胆石症的预防。

依替米贝(ezetimibe)是一种选择性胆固醇吸收抑制剂,它通过作用于胆固醇转运蛋白(NPC1L1)抑制肠道内胆固醇的吸收。基于致结石饮食的小鼠研究显示依替米贝对胆汁脂质成分的构成、肠道胆固醇的吸收、胆汁中胆固醇的分泌和饱和、胆固醇结晶的聚集、胆结石的形成、胆汁的流动、胆囊的收缩功能以及胆囊脂肪变性产生有益的影响。针对致石饮食的仓鼠模型研究结果显示依替米贝能够预防胆汁内胆固醇的增加和胆固醇在肝脏内的蓄积。一组针对胆固醇性胆石症患者的试点研究也证实了依替米贝这些相应效用：降低胆汁内的胆固醇饱和度并减缓胆固醇的结晶。但是一项小样本的回顾性病例对照研究显示依替米贝对胆石症的患病率并无影响。最近，一项在丹麦进行的包括 67 385 名受试者大宗病例研究，模拟依替米贝单药治疗效果，显示其降低血浆低密度脂蛋白（LDL）胆固醇浓度以及降低血管缺血性风险确实与剂量相关。但是试验中症状性胆结石的累积发生率增加（3 886 名受试者），发生这种情况的可能原因在于这部分人群的胆固醇转运蛋白（NPC1L1）的基因（存在于肝脏和肠道）表达降低了胆固醇转运蛋白（NPC1L1）的活性，从而导致了肠道上皮细胞和肝脏细胞对胆固醇的低摄取率。肝脏细胞对胆固醇的摄取率降低增加了胆石症的患病风险。但是在一项随访至少 2.5 年的实验研究（IMPROVE-IT trial）中，比较了应用依替米贝联合他汀类药物治疗胆石症及单独应用他汀类药物治疗胆石症，结果显示与胆囊相关的不良反应与应用依替米贝治疗无关。总体而言，这些数据提示应用依替米贝预防胆固醇性胆石症需要进一步的调查研究。针对代谢异常和高心血管病风险的人群，是否联合应用降脂药物（他汀类 / 依替米贝）、依替米贝是否用于存在性别特异性胆石症风险的人群（女性患胆石症的风险高于男性）、依替米贝整个持续应用时间，都需要进一步做前瞻性的研究。

阿司匹林目前不推荐作为胆石症的预防药物。

二、高风险人群胆石症的预防

对存在体重迅速下降（例如极低热量饮食、肥胖外科手术）情况的患者，推荐临时服用熊去氧胆酸，每天至少 500mg，直至体重保持稳定。

体重指数增加（BMI）和女性性别是产生胆结石的绝对危险因素。体重指数增加也是与症状性胆石症存在因果关系的风险因素之一。肥胖会影响胆石形成的绝大多数致病机制，如胆汁内胆固醇的过饱和、增加胆固醇结晶形成的倾向、胆石聚集、胆囊排空障碍等。但是，当基于减肥计划使体重迅速下降（>1.5kg/ 周）时，胆石症的风险也明显增加，随后在体重保持稳定后的大约 2 年内，这种风险逐渐下降。体重的反复也是胆结石形成的一个独立的风险因素。与之相比，肥胖受试者以适当的速度（≤ 1.5kg/ 周）渐进性的减轻体重，可以减少多余胆固醇的重新生物合成以及胆固醇的胆汁分泌，从而降低胆结石形成的风险。最近的一项研究，对 171 名肥胖外科手术患者进行的多因素分析报道，减重术后与胆结石形成的相关因素包括体重迅速下降、部分患者胆囊排空功能进行性下降、持续长时间的夜间禁食以及热量和纤维摄入减少。

极低热量饮食（即每天饮食所含热量不足 800 卡）或减重手术（如 Roux-en-Y 胃旁路手

术)可以导致体重迅速下降。尽管体重下降导致的这些新发胆结石绝大多数没有症状,但是发生单纯性和复杂性胆石症以及胆囊切除术的风险都是增加的,同时极低热量饮食患者的风险是低热量饮食患者的 3 倍。最近的一些对照研究结果显示,极低热量饮食的同时摄入适量的脂肪(至少 7g/d)在增加胆囊的收缩同时减低症状性胆石症发生的风险。体重迅速下降的患者更容易发生症状性胆石症,胃旁路术后患者发病率可以达到 28%~71%。术后 3 年高达 1/3 的患者有胆囊切除的指征。减重术后体重较前下降超过 25% 的患者发生胆石症的风险增加 48%,尤其是行胃旁路手术或胃袖状切除术者。在术后进食低热量饮食肥胖患者中也观察到了相同趋势。

对通过进食极低热量饮食或减重手术而体重迅速下降且没有切除胆囊的肥胖患者,亲水性的溶石药熊去氧胆酸(UDCA)可以用于预防因体重迅速下降所引起的胆固醇结石。但是要考虑长期慢性治疗的费用以及患者的依从性。一项对 13 个随机对照研究进行的 meta 分析(这些研究探讨体重下降时服用熊去氧胆酸对胆石症预防作用,共包括 1 791 例受试者,随机分配,1 217 例受试者服用熊去氧胆酸,574 例受试者服用安慰剂)证实熊去氧胆酸(300~1 200mg/d)在节食减肥期间以及减重术后可以预防胆囊结石的形成。该研究建议每天应用 500~600mg 熊去氧胆酸(该剂量低于溶石治疗的剂量),直到体重稳定为止。事实上,在减重期间应用熊去氧胆酸疗效最佳,因为体重一旦稳定,形成胆结石的风险就明显降低了。一项决策树分析显示应用熊去氧胆酸降低了胆结石形成的预防费用。口服熊去氧胆酸已经成为针对肥胖患者进食极低热量饮食或减重术后并发胆固醇胆石症的标准预防治疗措施。一项研究将经历过垂直捆绑胃成形术或可调控式胃束带手术的患者分为两组,一组给予安慰剂,一组给予熊去氧胆酸(500mg/d)。第 12 个月和第 24 个月随访显示其胆结石的形成率分别为 22% 和 30%(安慰剂组),3% 和 5%(熊去氧胆酸组)。胆囊切除率分别为 12%(安慰剂组)和 5%(熊去氧胆酸组)。在 Wudel 等研究中,显示行胃旁路手术患者中 71% 在术后 12 个月内发生胆结石,发生胆结石的患者中有 41% 为症状性胆结石,其中 67% 的症状性胆石症患者进行了胆囊切除。相对安慰剂而言,熊去氧胆酸预防胆结石形成明显有效,但是由于患者依从性较差,导致熊去氧胆酸治疗效果不满意。在减重期间节食联合应用熊去氧胆酸是否会进一步提高对胆石症的预防,需要更多的研究加以证实。

在一项针对采用极低热量饮食(1 200cal/d)快速减重肥胖女性患者的随机双盲安慰剂对照实验研究中,对比鱼油(ω-3)中多元不饱和脂肪酸和熊去氧胆酸(1 200mg/d)对胆石症的预防作用,证实多元不饱和脂肪酸对胆汁结晶的影响效果有益于胆石症的预防。

先前的研究没有发现每天应用 300~1 200mg 剂量的熊去氧胆酸会产生严重的副作用。Sugerman 等指出一些服用熊去氧胆酸的患者因为出现呕吐和皮疹退出实验,但是他们发现对照组相同比率的类似情况。Shiffman 等报道熊去氧胆酸组和安慰剂组都出现相同的副作用(如便秘、头痛、腹泻、眩晕和上呼吸道感染等,发生率 16%~30%),且与服用熊去氧胆酸的剂量无关。

不常规推荐行减重手术时预防性地切除胆囊。通常在减重术后 7~18 个月内出现胆石相关的并发症。在中位数为 3 年的随访期间,行保留胆囊腹腔镜胃旁路手术的患者中,几乎 20% 的患者出现症状并要求行胆囊切除术。预期 5 年胆囊无病生存率 77.4%。预防性胆囊切除一项理论上的优势是在未来预防胆总管结石,因为行胃旁路手术以后,由于解剖关系的改变,经由内镜途径移除胆管结石将会非常困难。基于上述推测,也基于腹腔镜手术转换为开放手术的比率没有增加,手术时间和住院天数没有增加,此前曾推荐在行胃旁路手术同时行预防性胆囊切除。但是,进一步的研究证实了绝大部分胃旁路手术患者没有出现胆石症状,并且从不需要进一步的干预。因此,行腹腔镜胃旁路手术同时不再常规进行预防性的胆囊切除术。

事实上,同时行胆囊切除针对的是合并症状性胆囊结石或胆囊异常(如慢性胆囊炎、瘤样病变)行胃旁路手术的患者。因为,胃旁路术后因症状性胆囊结石行胆囊切除更为困难,同时由于解剖原因行 ERCP 治疗几乎没有可能。

针对行胃旁路手术后最具成本效益的胆囊管理策略不能确定的方面,在美国健康系统背景上发展了一套决策模型,对三种可能的建议进行了比较:行胃旁路手术同时预防性的行胆囊切除术,行胃旁路手术并保留胆囊(术后辅以或不辅以熊去氧胆酸治疗),行胃旁路手术同时对超声证实合并胆囊结石的患者选择性的进行胆囊切除术。最具成本效益的策略是行胃旁路手术不行胆囊切除,只要术后并发症状性胆石症的风险低并且不应用熊去氧胆酸。胃旁路术后应用熊去氧胆酸是一个费用较高的选择,胃旁路手术同时行胆囊切除花费就显得相对较低。熊去氧胆酸应用受到的限制是患者对每日处方的依从性不同。

长期应用生长抑素或类似物的患者,同时应用熊去氧胆酸被认为可以预防胆固醇结石的形成。

长期应用生长抑素或各种不同类似物的患者(如罹患神经内分泌肿瘤的患者)表现为肠道转运时间延长,胆囊排空功能严重受损(尽管保持餐后胆囊收缩素的释放),以及胆汁中多种导致结石的变化。尽管此类患者频繁产生胆囊结石,但很少出现临床症状或需要立即急症手术。建议对有关导致结石变化的患者进行仔细随访,可考虑同时应用熊去氧胆酸进行治疗。

完全胃肠外营养的患者形成胆囊沉淀物的风险增加,但不推荐预防性治疗。

胆沙经常在胆囊胆汁淤积增加和 / 或胆汁成分改变如长时间禁食(尤其全胃肠外营养)时被偶然发现。由于胆囊运动和胆汁成分变化为短暂性的,在恢复经口进食后,胆沙和小的胆囊结石会自行消失,也就是说含足够脂肪的一日三餐会促进胆囊的排空和胆沙的清除。全胃肠外营养的患者应随时尽早地转换为肠内营养。关于全胃肠外营养应用胆囊收缩素(是每天应用外源性的胆囊收缩素还是禁食同时静脉输注高剂量的晶体氨基酸)刺激胆囊收缩的资料存在争议。一项研究中,两组儿童持续应用熊去氧胆酸 15mg/(kg·d),在长期胃肠外营养时应用混合大豆油、中链甘油三酯、橄榄油、鱼油的乳剂,在 3 个月和 2 个月分别出现胆囊结石的消失和胆囊结石体积的缩小。此外,这些研究没有对出现胆沙的全胃肠外营养患者应用熊去氧胆酸预防治疗做出解释。应用富含 ω-3 脂肪酸的全胃肠外营养有可能增加胆汁卵磷脂内 ω-3 脂肪酸的含量,同时降低胆汁中胆固醇的过饱和,这一机制也包括对胆汁黏蛋白的抑制。

医师在开具激素替代治疗处方时,应注意其增加胆结石的风险,目前尚无针对激素替代治疗导致胆结石的药物和手术预防措施。

激素治疗目前广泛用于治疗绝经期症状,也用于治疗和预防老年女性的心血管疾病、骨质疏松和痴呆。最近的科克伦 meta 分析比较了单独应用雌二醇和联合持续应用或不应用黄体酮作为激素替代治疗经口途径、经皮肤途径、经皮下途径或经鼻途径与安慰剂 3~7 年疗效。23 组随机双盲研究[包括年龄 26~91 岁的 42 830 名女性,主要来自心脏和雌二醇 - 黄体酮替代研究(HERS)1 998 以及女性健康新方案 1 998 研究],结果显示单纯应用雌二醇患胆囊疾病的风险明显增加(绝对风险从 26‰ 增加到 45‰,95% 的可信区间为 36~57),联合持续治疗的风险亦明显增加(绝对风险从 27‰ 增加到 47‰,95% 的可信区间为 38~60),包括患有心血管疾病的绝经后女性。在活跃组第一年风险开始增加。因此建议谨慎开具不同类型的持续激素替代治疗药物以控制绝经期症状。激素替代治疗有导致胆囊疾患的风险已经明确,但迄今为止尚无针对激素替代治疗导致胆石症预防的随机研究。

对复发性的胆管结石进行药物预防目前尚未给出普遍的推荐建议。

行内镜奥迪括约肌切开术后的患者中约 5%~20% 再发胆管结石,通常可以再次通过内镜移除。目前尚无有效的措施预防胆管结石复发。应用药物进行二级预防并没有观察到一致的疗效,随机对照研究中关于熊去氧胆酸潜在疗效的资料也没有得到有效确认。

合并磷脂酰胆碱外翻酶 *ABCB4* 基因编码突变的患者具有低磷脂相关胆石症的单基因遗传倾向。由于胆汁中磷脂浓度低,在 40 岁以前即可出现肝内胆管和胆囊的胆固醇胆石症,或者胆囊切除后再发胆管结石症状。诊断依据病史、临床表现和影像学检查。应用 ERCP 获得的十二指肠胆汁或肝内胆汁进行显微镜检查以寻找结晶和微结石,并进行化学分析,有助于此类结石患者的治疗。尽管诊断依据一级亲属胆石症家族史和复发胆管结石,对 *ABCB4* 基因序列分析的基因检测或许能提供额外的信息,但这并不是诊断磷脂相关胆石症所必须的。大部分磷脂相关胆石症的患者在预防和长期治疗中应用熊去氧胆酸获益。从年轻患者开始应用熊去氧胆酸[15mg/(kg·d)]预防胆石症的发生或胆结石以及相关并发症的复发。

肝内胆管结石主要是针对继发性肝内胆管结石而言,肝外胆管结石及胆道蛔虫病是引起肝内胆管结石的主要原因。因此,肝内胆管结石的一级预防主要有以下两方面:①积极治疗肝外胆管结石的同时预防肝内胆管结石的发生,明确诊断后应尽早手术探查胆总管,取净结石,通畅胆汁引流同时早期应用敏感抗生素,积极有效地控制胆道感染。胆汁引流通畅和控制胆道感染是预防肝内胆管结石的重要环节。②防治胆道蛔虫病,胆道蛔虫病是肝胆管结石的重要成因,对其的防治不容忽视。

────────── 参 考 文 献 ──────────

1. Misra SP, Dwivedi M. Clinical features and Management of biliary ascariasis in a non-endemic area. Postgmd Med J, 2000, 76: 29-32.

2. Lein HH, Huang CS. Male gender: risk factor for severe symptomatic cholelithiasis. World Journal of Surgery, 2002, 26 (5): 598-601.

3. Kono S, Eguchi H, Honjo S, et al. Cigarette smoking, alcohol use, and gallstone risk in Japanese men. Digestion, 2002, 65: 177-183.

4. Gurusamy K, Sahay SJ, Burroughs AK, et al. Systematic review and meta-analysis of intraoperative versus preoperative endoscopic sphincterotomy in patients with gallbladder and suspected common bile duct stones. Br J Surg, 2011, 98: 908-916.

5. Tazuma S, Kanno K, Kubota K, et al. Report on the 2013 national cholelithiasis survey in Japan. J Hepatobiliary Pancreat Sci, 2015, 22: 392-395.

6. Lublin M, Crawford DL, Hiatt JR, et al. Symptoms before and after laparoscopic cholecystectomy for gallstones. Am Surg, 2004, 70: 863-866.

7. Lamberts MP, Den Oudsten BL, Keus F, et al. Patient-reported outcomes of symptomatic cholelithiasis patients following cholecystectomy after at least 5 years of follow-up: a long-term prospective cohort study. Surg Endosc, 2014, 28: 3443-3450.

8. Di Carlo I, Sauvanet A, Belghiti J. Intrahepatic lithiasis: a Western experience. Surg Today, 2000, 30: 319-322.

9. Ellis RD, Jenkins AP, Thompson RPH, et al. Clearance of refractory bile duct stones with extracorporeal shockwave lithotripsy. Gut, 2000, 47: 728-731.

10. Sackmann M, Holl J, Sauter GH, et al. Extracorporeal shock wave lithotripsy for clearance of bile duct stones resistant to endoscopic extraction. Gastrointest Endosc, 2001, 53: 27-32.

11. Furukawa M, Sakai T, Miyashita K, et al. Extracorporeal shock wave lithotripsy (ESWL) for treatment of hepatolithiasis report of a case. Tan To Sui, 2001, 22: 783-786.

12. Moyson J, Thill V, Simoens C, et al. Laparoscopic cholecystectomy for acute cholecystitis in the elderly: a retrospective study of 100 patients. Hepatogastroenterology, 2008, 55: 1975-1980.

13. Riciardi R, Islam S, Canete JJ, et al. Effectiveness and long-term results of laparoscopic common bile duct exploration. Surg Endosc, 2003, 17: 19-22.

14. Petelin JB. Laparoscopic common bile duct exploration. Surg Endosc, 2003, 17: 1705-1715.

15. Martin IJ, Bailey IS, Rhodes M, et al. Towards T-tube free laparoscopic bile duct exploration: a methodologic evolution during 300 consecutive procedures. Ann Surg, 1998, 228: 29-34.

16. Paganini AM, Feliciotti F, Guerrieri M, et al. Laparoscopic common bile duct exploration. J Laparoendosc Adv Surg Tech A, 2001, 11: 391-400.

17. Millat B, Atger J, Deleuze A, et al. Laparoscopic treatment for choledocholithiasis: a prospective evaluation

in 247 consecutive unselected patients. Hepatogastroenterology, 1997, 44: 28-34.

18. Thompson MH, Tranter SE. All-comers policy for laparoscopic exploration of the common bile duct. Br J Surg, 2002, 89: 1608-1612.

19. Tokumura H, Umezawa A, Cao H, et al. Laparoscopic management of common bile duct stones: transcystic approach and choledochotomy. J Hepatobiliary Pancreat Surg, 2002, 9: 206-212.

20. Ebner S, Rechner J, Beller S, et al. Laparoscopic management of common bile duct stones. Surg Endosc, 2004, 18: 762-765.

21. Waage A, Stromberg C, Leijonmarck CE, et al. Long-term results from laparoscopic common bile duct exploration. Surg Endosc, 2003, 17: 1181-1185.

22. Lezoche E, Paganini AM, Carlei F, et al. Laparoscopic treatment of gallbladder and common bile duct stones: a prospective study. World J Surg, 1996, 20: 535-541.

23. De Hert S, Imberger G, Carlisle J, et al. Preoperative evaluation of the adult patient undergoing non-cardiac surgery: guidelines from the European Society of Anaesthesiology. Eur J Anaesthesiol, 2011, 28: 684-722.

24. American Society of Anesthesiologists Task Force on Preanesthesia Eval-uation. Practice advisory for preanesthesia evaluation: a report by the American Society of Anesthesiologists Task Force on Preanesthesia Evaluation. Anesthesiology, 2002, 96: 485-496.

25. Halldestam I, Enell EL, Kullman E, et al. Development of symptoms and complications in individuals with asymptomatic gallstones. Br J Surg, 2004, 91: 734-738.

26. Wittenburg H. Hereditary liver disease: gallstones. Best Pract Res Clin Gastroenterol, 2010, 24: 747-756.

27. Ransohoff DF, Gracie W. Treatment of gallstones. Ann Intern Med, 1993, 119: 606-619.

28. Salman B, Yuksel O, Irkorucu O, et al. Urgent laparoscopic cholecystectomy is the best management for biliary colic. A prospective randomized study of 75 cases. Dig Surg, 2005, 22: 95-99.

29. Ransohoff DF, Gracie WA, Wolfenson LB, et al. Prophylactic cholecystectomy or expectant management for silent gallstones. A decision analysis to assess survival. Ann Intern Med, 1983, 99: 199-204.

30. Ouchi K, Mikuni J, Kakugawa Y. Laparoscopic cholecystectomy for gallbladder carcinoma: results of a Japanese survey of 498 patients. J Hepatobiliary Pancreat Surg, 2002, 9: 256-260.

31. Tsuchiya S, Tsuyuguchi T, Sakai Y, et al. Long-term follow-up of silent stones in the peripheral bile duct. Tan To Sui, 2007, 28: 505.

32. Yeo D, Perini MV, Muralidharan V, et al. Focal intrahepatic structures: a review of diagnosis and management. HPB (Oxford), 2012, 14: 425-434.

33. Herman P, Perini MV, Pugliese V, et al. Does bilioenteric anastomosis impair results of liver resection in primary intrahepatic lithiasis？World J Gastroenterol, 2010, 16: 3423-3426.

34. Adamek HE, Rochlitz C, von Bubnoff AC, et al. Predictions and associations of cholecystectomy in patients with cholecystolithiasis treated with extracorporeal shock wave lithotripsy. Dig Dis Sci, 2004, 49: 1938-1942.

第十一章

胆石症介入治疗的麻醉

　　介入手术种类不断增多,患者年龄跨度大,手术本身对麻醉深度的需求不同,在确保患者安全的前提下,需要对患者年龄大小、身体状况、精神紧张程度、用药史、手术风险程度、手术刺激强度、介入室条件、麻醉医生经验、术中是否应用抗凝药物等进行综合考虑,用最佳的麻醉方法,以提高麻醉质量,保障患者安全。

　　介入手术工作环境具有其特殊性,介入治疗需在 X 线下进行,X 线机为高压电装置,应禁用易燃、易爆的麻醉药。且在 X 线使用期间,麻醉医师不能远离患者,应注意防护;介入手术治疗场所的麻醉监护、急救设备及各种药品均不如手术室齐备,必须采取针对性预防措施,确保患者发生意外时急救的需要。介入手术中有时患者需长时间固定于某种姿势,有时需多次大幅度挪动患者躯体或头部,在麻醉状态下,体位的重力影响和突然改变体位,可严重干扰呼吸和循环功能的稳定,亦可发生呼吸道梗阻、气管导管扭曲或误入一侧支气管或脱出声门等,造成各种意外事故。介入手术本身的危险性,如支架、弹簧圈等的置入,心导管检查等可引起心脏和血管破裂,而致严重出血,甚至需急诊开放手术处理;蛛网膜下腔出血的患者会发生再破裂、脑积水或脑血管痉挛,麻醉医师处理这些患者时,要做好动脉瘤随时破裂的准备,同时必须严密控制术后血压,这对降低破裂或术后再破裂非常重要。对有放射治疗史和显影剂过敏史的患者,术中血压调控非常重要。因此在麻醉管理中,应密切观察机体生命体征的变化,及时发现,综合判断,采取果断有效的措施,方能保证患者生命的安全。同时与介入手术室工作人员、患者的相互沟通、配合,能够明显提高麻醉的效率和质量;借助现在先进的通讯设备、视频设备,能够实现资源共享,建立有效的外援救助体系,确保患者安全,降低麻醉风险。

一、全身麻醉

(一)静脉全身麻醉

　　静脉全身麻醉(general intravenous anesthesia)是指将药物经静脉注入,通过血液循环作用于中枢神经系统而产生全身麻醉作用。在麻醉下患者安静入睡、对外界刺激反应减弱或消失、应激反应降低。静脉麻醉有许多独特的优点,最突出的优点就是不需要经气道给药和无环境污染。国内在 20 世纪 90 年代前长达 40 多年普遍应用静脉普鲁卡因复合麻醉。80 年代末期越来越多的新兴静脉麻醉药出现,如短效静脉麻醉药(丙泊酚)、麻醉性镇痛药(瑞芬太尼)和肌肉松弛药(罗库溴铵)等;以及新的静脉麻醉给药方法和技术的诞生,如计算机辅助静脉自动给药系统(computerized drug delivery system),使静脉麻醉发生了划时代的变化。

　　静脉麻醉的给药方式包括单次给药、间断给药和连续给药,后者又包括人工设置和计算机设置给药速度。理想的静脉麻醉的给药方式应该是起效快、维持平稳、恢复迅速。本节将分别介绍气管插管和非气管插管静脉全麻。

　　1. **适应证**　适用于胆石症患者的有创检查、介入治疗以及不能配合小儿患者的术前检查等。必要时可应用声门上装置控制气道。给药方式和用药种类包括分次注入和持续输注(恒速、变速和靶控输注)。可仅用一种麻醉药,也可联合应用两种或两种以上药物。联合用药的优点是:①麻醉效果增强(协同作用);②各种药物的用量减少;③不良反应降低;④达到全麻镇静、镇痛和控制应激反应等目的。

　　2. **注意事项**

　　(1)麻醉前禁食禁饮,使用适当的术前药。

　　(2)严格掌握适应证和禁忌证,根据手术选择作用时间适宜的药物和给药方案。

　　(3)注意药物间的相互作用,选择药物以满足手术为主。

　　(4)保持呼吸、循环稳定。

　　(5)严密的监测并备有急救措施。

　　3. **常用静脉麻醉**

　　(1)丙泊酚静脉麻醉:单次静注丙泊酚 1~3mg/kg,随后以 2~6mg/(kg·h)静脉维持,剂量和速度根据患者反应确定,常需辅以麻醉性镇痛药,靶控输注浓度从 2~6μg/ml 开始以 0.5μg/ml 增减调节(表 11-1)。

表 11-1　常用静脉麻醉药物的靶控浓度

药物	切皮	大手术	小手术	自主呼吸	清醒	镇静或镇痛
阿芬太尼(ng/ml)	200~300	250~450	100~300	200~250	—	30~100
芬太尼(ng/ml)	3~6	4~8	2~5	<1~2	—	1~2
舒芬太尼(ng/ml)	1~3	2~5	1~3	<0.2	—	0.2~2
瑞芬太尼(ng/ml)	4~8	4~8	2~4	<1~3	—	1~2
丙泊酚(μg/ml)	2~6	2.5~6	1.5~4.5	—	<1.6	1~3
氯胺酮(μg/ml)	—	—	1~2	—	<0.5	0.1~1
咪达唑仑(ng/ml)	—	50~250(与阿片类合用)	50~250(与阿片类合用)	—	150~200(与阿片类合用)	40~100

注意事项和意外处理:①禁用于休克和血容量不足、肺功能不全、脂肪代谢异常及对丙泊酚过敏的患者;②剂量依赖性呼吸和循环功能抑制,也与注药速度有关;③注射痛,给丙泊酚前先静注利多卡因 20mg 可基本消除;④偶见诱导过程中癫痫样抽动;⑤罕见小便颜色变化;⑥丙泊酚几无镇痛作用,若有创检查或操作伤害性刺激较大导致患者疼痛较重,则需辅助镇痛药物,否则患者可能因镇痛不全而躁动不安。

(2)氯胺酮静脉麻醉:缓慢静注 2mg/kg,可维持麻醉效果 5~15 分钟,追加剂量为首剂 1/2 至全量,可重复 2~3 次,总量不超过 6mg/kg;小儿基础麻醉 4~6mg/kg 臀肌内注射,1~5 分钟起效,持续 15~30 分钟,追加剂量为首剂量的 1/2 左右。

注意事项及意外处理:①禁用于严重高血压、脑血管意外、颅内压增高、眼压增高、开放性眼球损伤、心功能不全、甲亢、嗜铬细胞瘤、饱胃或麻醉前未禁食者、癫痫以及精神分裂症等患者;②呼吸抑制与注药速度过快有关,常为一过性,托颌提颏、面罩吸氧即可恢复;③肌肉不自主运动一般不需要治疗,如有抽动,可静注咪达唑仑治疗;④唾液分泌物刺激咽喉部有时可以发生喉痉挛,严重者面罩给氧或气管插管,术前应常规使用足量阿托品;⑤血压增高、心率加快对高血压、冠心病等患者可能造成心脑血管意外;⑥停药 10 分钟初醒,30~60 分钟完全清醒,苏醒期延长与用药量过大、体内蓄积有关;⑦精神症状多见于青少年患者,一般持续 5~30 分钟,最长可达数小时,表现为幻觉、谵妄、兴奋、躁动或定向障碍等,静注咪达唑仑可缓解,预先使用咪达唑仑可预防精神症状的发生。

(3)依托咪酯静脉麻醉:单次静注 0.2~0.4mg/kg,静注时间 15~16 秒,年老、体弱和危重患者药量酌减。

注意事项及意外处理:①免疫抑制、脓毒血症及紫质症及器官移植患者;②重症糖尿病和高钾血症;③注射痛和局部静脉炎,预注芬太尼或利多卡因可减少疼痛;④肌震颤或肌阵挛与药物总量和速度太快有关,预注小量氟哌利多或芬太尼可减少发生率;⑤预防术后恶心、呕吐。

(4)右美托咪定静脉麻醉:右美托咪定是一种高选择性 α_2- 肾上腺受体激动剂,具有镇静、抗焦虑、催眠和镇痛效应,且对呼吸不产生抑制作用。临床应用:①区域阻滞或椎管内麻醉:在实施区域阻滞或椎管内麻醉前给予右美托咪定 0.2~0.5μg/kg,泵注 10~15 分钟,可使患者镇静满意,提高舒适度,同时可以增强局部麻醉的效果;②有创检查或介入治疗:在实施有创检查或介入治疗前给予右美托咪定 0.2~1.0μg/kg 的负荷剂量,泵注时间不短于 10 分钟,继之以 0.2~0.7μg/(kg·h)维持,可以使患者获得满意的镇静,解除焦虑,同时可以被唤醒配合检查或治疗;③全身麻醉:麻醉诱导前静脉泵注右美托咪定 0.5~1.0μg/kg,泵注持续 10 分钟以上,可以减轻插管反应。麻醉维持期间可以辅助 0.2~0.5μg/(kg·h)的右美托咪定,可以使麻醉过程更加平稳,术后苏醒质量更高。

(5)靶控输注(TCI)静脉麻醉:根据药代动力学参数(有些药代参数也考虑了患者年龄、体重、体表面积、肝肾功能等协变量)的影响编程,计算对某一特定患者获得或维持某一目标浓度所需要的药物输注速度,并控制、驱动输液泵输注,以达到并维持相应麻醉药的血浆或效应器部位浓度,最终获得满意的临床麻醉状态,称为靶控输注。

1)TCI的基本结构:根据不同药物的药代动力学特点和大量循证医学数据编制的、获得目标浓度并控制微量输注泵的计算机软件。通过相关的信息传递协议(例如 RS232 接口、连接线)等辅助装置,应用计算机控制的微量输注泵给予患者静脉药物。

2)药物 TCI 浓度:95% 患者入睡的丙泊酚浓度为 5.4μg/ml,但不使用气管插管时,建议起始浓度为 2~3μg/ml;联合用药(阿片类药、咪达唑仑等)时,丙泊酚靶控浓度显著降低。表 11-1 为临床常用静脉麻醉药物的靶控浓度。不用气管插管静脉麻醉时,药物靶控浓度建议根据小手术或自主呼吸的靶控浓度设定起始值,同时参考是否合并用药,酌情降低。

3)TCI 麻醉注意事项:①靶控浓度只是理论上的浓度,临床实测浓度与 TCI 系统预测浓度完全吻合是不可能的,可接受的实测 - 预测浓度误差是 30%~40%;②理论上,只要药代学符合线性特点(即药物剂量加倍,浓度亦加倍),均可以选择靶控输注给药,但临床应用需谨慎。根据其药代学特点,芬太尼、硫喷妥钠不适合靶控输注,恒速输注瑞芬太尼达稳态时间很短,大部分情况下不需要靶控输注;③表 11-1 仅是参考数据,实际应用根据合并用药及麻醉医生的经验设定初始浓度;④TCI 给药开始阶段,存在药物超射现象,即短时间给予较大剂量药物以使患者快速达到血药浓度,但对于危重、体弱、老年患者,建议靶控输注开始时,采用浓度逐步递增的方法给药,以减少不良反应。

(6)静脉麻醉药联合应用

1)咪达唑仑 + 芬太尼:咪达唑仑 2~5mg(0.04~0.1μg/kg)缓慢静注,患者入睡后给予芬太尼 25~75μg,有潜在呼吸抑制的危险。

2)咪达唑仑 + 瑞芬太尼:瑞芬太尼 0.05~0.1μg/(kg·min)用于不插管静脉麻醉与咪达唑仑 2~5mg 联合应用可提供有效镇静和镇痛,咪达唑仑剂量依赖性增强瑞芬太尼的呼吸抑制作用。

3)咪达唑仑 + 氯胺酮:咪达唑仑 0.1~0.5mg/kg 静注,患者入睡后给氯胺酮 0.25~0.5mg/kg。

4)咪达唑仑 + 丙泊酚 + 阿片类:咪达唑仑 1~3mg/kg + 丙泊酚 0.5~1.0mg/kg 负荷量,继以 25~50μg/(kg·min)持续输注 + 芬太尼负荷量 1~2μg/kg,具体根据患者反应、循环和呼吸功能而定。

5)丙泊酚 + 氯胺酮:1% 丙泊酚缓慢推注直至患者入睡,继之以氯胺酮 0.5~1mg/kg 静脉注射,随后缓慢静注或持续输注丙泊酚维持麻醉状态。

(7)监测

1)呼吸:密切观察胸部活动度、呼吸频率、心前区听诊及储气囊的运动情况。

2)氧合:常规使用脉搏血氧饱和度仪监测。

3)循环:监测血压、心率和心电图。

4)镇静水平:手术要求不同镇静水平。目前常用的镇静评分方法有 White 和 Ramsay 评分系统镇静/警醒评分(OAA/S)。

5)脑电图:双频指数(BIS)预测结果与 OAA/S 评分吻合相当好,可作为客观指标评价意识状态,防止镇静过度,帮助调整镇静催眠剂量。

6)急救措施:建立静脉通路、给氧、吸引器、通气道、面罩、喉罩、呼吸囊、咽喉镜、气管内导管、心肺复苏药品等。

(8)药物过量的拮抗

1)常用拮抗药物:①氟马西尼,选择性拮抗苯二氮䓬受体,剂量 0.1~0.2mg,最大 1mg,对通气和心血管系统无不影响;②纳洛酮,0.2~0.4mg(最大 400μg)静脉注射可特异性拮抗阿片类产生的嗜睡、镇静和欣快反应,不推荐常规预防性应用。

2)拮抗注意事项:①氟马西尼拮抗苯二氮䓬类药物时最常见的不良反应是头晕(2%~13%)和恶心(2%~12%),拮抗时可发生"再镇静",偶可诱发心律失常或癫痫/惊厥,有癫痫病史者避免使用;②纳洛酮的不良反应包括疼痛、高血压、肺水肿,甚至室性心动过速和室颤,因而嗜铬细胞瘤、嗜铬组织瘤或心功能受损患者应避免使用。

(二)喉罩与气管插管全身麻醉

1981 年 Archie Brian 发明喉罩(laryngeal mask airway,LMA),操作简单、迅速建立人工气道(紧急通气)、置管成功率高(未训练 87%,总成功率 99.81%),因其具有安全、微创、舒适、基本避免咽喉及气管黏膜损伤、心血管不良反应小、通气有效以及管理简便等诸多优点,现已广泛应用于临床麻醉的管理。

喉罩型号选择:目前喉罩选择以体重作为参考(表 11-2)。

表 11-2　喉罩型号选择

型号	适用对象	标准注气量 /ml
1	<5kg 婴儿	4
1.5	5~10kg 婴幼儿	7
2	10~20kg 幼儿	10
2.5	20~30kg 儿童	14
3	30kg 小体型成人	20
4	50~70kg 成人	30
5	70kg 以上大体型成人	40
6	100kg 以上成人	50

气管内插管术(endotracheal intubation)是借助各种器械将特制的气管导管经口腔或鼻腔插入到患者气管或支气管内以维持气道开放的方法,可用于全身麻醉、心肺复苏、新生儿窒息、各种原因引起的气道塌陷或梗阻,以及各种需要机械通气治疗的患者,是麻醉医师必须掌握的一项基本操作技术,气管内插管不仅为围术期呼吸管理提供安全保障,而且可为危

重患者的生命救治创造有利条件。

喉罩与气管插管全身麻醉适用于创伤大、时间长、疼痛刺激重以及气道管理困难的胆石症患者,该类患者往往需要在给予肌松药后,行气管插管或放置喉罩,并行机械通气,此类麻醉也称为全凭静脉麻醉(TIVA),和以上提及的小手术不同,由于此类手术往往刺激较大,故药物使用种类更多、剂量更大。因此需要更好地理解药物的作用原理和药物相互间的作用,以尽可能地减少药物的不良反应。

1. **麻醉诱导**　麻醉诱导是气管插管或喉罩全身麻醉的开始,通过开放的静脉通路,顺序给予静脉麻醉药物,以使患者在短时间内失去意识、肌肉松弛以及对疼痛刺激无反应。需要注意的是,无论采取单次给药、连续给药或 TCI 的给药模式,诱导都需要密切关注患者从清醒至进入麻醉状态时生命体征发生的巨大变化。

如果用药量不足,可能会产生肌松不完善,插管时有意识、应激反应强烈等不良事件;但如果用药过量,同样会引起患者生命体征的巨大波动,导致相关不良反应。另外,虽然多种静脉麻醉药物的联合使用可以减少单一用药的不良反应,但不同药物的达峰时间各不相同,这就需要根据不同药物的药代动力学正确把握给药时机,以保证药物峰浓度出现在刺激最强的插管时刻,同时保证其后至切皮应激较小的情况下,循环也不会被过度地抑制。表 11-3 给出一些静脉常用麻醉药物的峰效应分布容积和作用达峰时间。根据药物稳态分布容积可以大概计算出给药的总量,达峰时间则可以指导插管时机。麻醉医生在制订诱导方案时,需要结合镇静药、镇痛药和肌松药的达峰时间及药物药代药效学特点,以使者循环和内环境平稳。

表 11-3　药物达峰分布容积和作用达峰时间

药物	达峰分布容积 /(L·kg⁻¹)	达峰时间 /min
丙泊酚	2~10	2.0
依托咪酯	2.5~4.5	2.0
咪达唑仑	1.1~1.7	2.0

2. **麻醉维持**　麻醉维持需要根据手术和患者的状态不同,调节连续输注或 TCI 给药的参数。相对于吸入麻醉药,静脉给药会有一定时间的延后效应,这需要麻醉医生实施静脉麻醉时可以预判相关的时机。和麻醉诱导一样,全凭静脉麻醉维持目前多采用复合给药,如丙泊酚 + 瑞芬太尼 0.2~2.0μg/(kg·min) + 肌松药或丙泊酚 + 阿芬太尼 + 肌松药,相关药物血药浓度设定可见表 11-1。由于肌松药的作用,患者多处于制动状态,但药物给予不当时易引起术中知晓。除了改进用药方案外,有条件时进行镇静深度测定有助于减少术中知晓的发生。手术结束前,很多医生会习惯性地提前停止药物输注,以期患者尽早苏醒拔管。但目前临床常使用的药物瑞芬太尼和丙泊酚停药后药物代谢很快,这就会造成患者切口闭合前醒来或转运途中苏醒,特别是瑞芬太尼快速代谢,若没有良好的镇痛措施,会使患者立即处于

剧痛中,影响患者术后恢复质量,针对这一情况临床上可以提前 15 分钟使用镇痛泵或术毕前 20~40 分钟,给予小剂量阿片类药物或非甾体抗炎药(NSAIDs);或采用逐步降低镇静镇痛药浓度,维持在最低镇静镇痛水平,转运后停药。

二、椎管内麻醉

椎管内麻醉是将麻药注入椎管内的不同腔隙,使脊神经所支配的相应区域产生麻醉作用,有蛛网膜下腔阻滞和硬膜外阻滞两种方法,后者还包括骶管阻滞。

(一)椎管内麻醉的解剖和生理

1. 椎管内麻醉的解剖基础

(1)椎管的骨结构:脊椎由 7 节颈椎、12 节胸椎、5 节腰椎、融合成一块的 5 节骶椎以及 4 节尾椎组成。成人脊椎呈现 4 个弯曲,颈曲和腰曲向前,胸曲和骶曲向后。典型椎骨包括椎体及椎弓两个主要部分,椎弓根上下有切迹,相邻的切迹围成椎间孔,供脊神经通过,位于上、下两棘突之间的间隙是椎管内麻醉的必经之路。

(2)椎管外软组织:相邻两节椎骨的椎弓有三条韧带相互连接,从内向外的顺序是黄韧带、棘间韧带及棘上韧带。

(3)脊髓及脊神经:脊髓上端从枕骨大孔开始,在胚胎期充满整个椎管腔,至新生儿和婴幼儿终止于第 3 腰椎或第 4 腰椎,平均长度为 42~45cm。93% 成人其末端终止于 L_2,终止于 L_1 及 L_3 各占 3%。出生时脊髓末端在 L_3,到 2 岁时,其末端接近成人达 L_2。为避免损伤脊髓,穿刺间隙成人低于 $L_{2~3}$,小儿应在 $L_{4~5}$。脊神经有 31 对,包括 8 对颈神经、12 对胸神经、5 对腰神经、5 对骶神经和 1 对尾神经。每条脊神经由前、后根合并而成。后根司感觉,前根司运动。

(4)椎管内腔和间隙:脊髓容纳在椎管内,为脊膜所包裹。脊膜从内向外分三层,即软膜、蛛网膜和硬脊膜。硬脊膜从枕大孔以下开始分为内、外两层。外层与椎管内壁的骨膜和黄韧带融合在一起,内层形成包裹脊髓的硬脊膜囊,抵止于第 2 骶椎,因此通常所说的硬脊膜实际是硬脊膜的内层。软膜覆盖脊髓表面与蛛网膜之间形成蛛网膜下腔。硬脊膜与蛛网膜几乎贴在一起两层之间的潜在腔隙即硬膜下间隙,而硬脊膜内、外两层之间的间隙为硬膜外间隙。蛛网膜下腔位于软膜和蛛网膜之间,上至脑室,下至 S_2 腔内含有脊髓、神经、脑脊液和血管。脑脊液为无色透明的液体,其比重为 1.003~1.009。

2. 椎管内麻醉的生理学基础

(1)蛛网膜下腔阻滞的生理:蛛网膜下腔阻滞是通过脊神经根阻滞,离开椎管的脊神经根未被神经外膜覆盖,暴露在含局麻药的脑脊液中,通过背根进入中枢神经系统的传入冲动及通过前根离开中枢神经系统的传出冲动均被阻滞。因此全脊髓麻醉(脊麻)并不是通过局麻药作用于脊髓的化学横断面,而是通过脑脊液阻滞脊髓的前根神经和后根神经,导致感觉、交感神经及运动神经被阻滞。

（2）硬膜外阻滞的作用机制：局麻药注入硬膜外间隙后，沿硬膜外间隙进行上下扩散，部分经过毛细血管进入静脉；一些药物渗出椎间孔，产生椎旁神经阻滞，并沿神经束膜及软膜下分布，阻滞脊神经根及周围神经；有些药物也可经根蛛网膜下腔，从而阻滞脊神经根；尚有一些药物直接透过硬膜及蛛网膜，进入脑脊液中。所以目前多数意见认为，硬膜外阻滞时，局麻药经多种途径发生作用，其中以椎旁阻滞、经根蛛网膜绒毛阻滞脊神经根以及局麻药通过硬膜进入蛛网膜下腔产生"延迟"的脊髓麻醉为主要作用方式。

（3）椎管内麻醉对机体的影响

1）对循环系统的影响：局麻药阻滞胸腰段（$T_1 \sim L_2$）交感神经血管收缩纤维，产生血管扩张，继而发生一系列循环动力学改变，其程度与交感神经节前纤维被阻滞的平面高低相一致。表现为外周血管张力、心率、心排出量及血压均有一定程度的下降。外周血管阻力下降系由大量的容量血管扩张所致。心率减慢系由迷走神经兴奋性相对增强及静脉血回流减少，右房压下降，导致静脉心脏反射所致；当高平面阻滞时，更由于心脏加速神经纤维（$T_1 \sim T_4$）被抑制而使心动过缓加重。

2）对呼吸系统的影响：椎管内麻醉对呼吸功能的影响，取决于阻滞平面的高度，尤以运动神经阻滞范围更为重要。高平面蛛网膜下腔阻滞或向上胸段硬膜外阻滞时，运动神经阻滞导致肋间肌麻痹，影响呼吸肌收缩，可使呼吸受到不同程度的抑制，表现为胸式呼吸减弱甚至消失，但只要膈神经未被麻痹，就仍能保持基本的肺通气量。如腹肌也被麻痹，则深呼吸受到影响，呼吸储备能力明显减弱，临床多表现不能大声讲话，甚至可能出现鼻翼翕动及发绀。一般麻醉平面对于 T_8 不影响呼吸功能，若平面高达 C_3 阻滞膈神经时，导致呼吸停止。

3）对胃肠道的影响：椎管内麻醉另一易受影响的系统为胃肠道。由于交感神经被阻滞，迷走神经兴奋性增强，胃肠蠕动亢进，容易产生恶心呕吐。椎管内麻醉下导致的低血压也是恶心、呕吐的原因之一。

4）对肾脏的影响：肾功能有较好的生理储备，椎管内麻醉虽然引起肾血流减少，但没有临床意义。椎管内麻醉使膀胱内括约肌收缩及膀胱逼尿肌松弛，使膀胱排尿功能受抑制而导致尿潴留，患者常常需要使用尿管。

（二）硬膜外间隙阻滞

将局麻药注入硬脊膜外间隙，阻滞脊神经根，使其支配的区域产生暂时性麻痹，称为硬脊膜外间隙阻滞。

1. 硬膜外间隙阻滞穿刺技术

（1）穿刺前准备：麻醉前可给予巴比妥类或苯二氮䓬类药物；也可用阿托品，以防心率减慢；术前有剧烈疼痛者适量使用镇痛药；准备好常规硬膜外穿刺用具。

（2）穿刺体位及穿刺部位：穿刺体位有侧卧位及坐位两种，临床上主要采用侧卧位，具体要求与蛛网膜阻滞法相同。穿刺点应根据手术部位选定，一般取支配手术范围中央的相应棘突间隙(表 11-4)。

表 11-4　手术部位与穿刺间隙

手术部位	穿刺间隙	导管方向
胸部	$T_{2\sim6}$	向头
上腹部	$T_{8\sim10}$	向头
中、下腹部	$T_{10}\sim L_1$	向头
盆间隙	$T_{12}\sim L_4$	向头或向尾
会阴	$L_{3\sim4}$	向尾
下肢	$L_{2\sim4}$	向尾

(3)操作方法

1)穿刺方法:硬膜外间隙穿刺术有直入法和旁正中法两种。颈椎、胸椎上段及腰椎的棘突相互平行,多主张用直入法,穿刺困难时可用旁正中法。胸椎的中下段棘突呈叠瓦状,间隙狭窄,老年人棘上韧带钙化、脊柱弯曲受限制者,宜用旁正中法穿刺。穿透黄韧带有阻力骤失感,即提示已进入硬膜外间隙。由于硬膜外静脉、脊髓动脉、脊神经根均位于硬膜间隙的外侧,而且硬膜外的外侧间隙较狭窄,此法容易损伤这些组织,因此,穿刺针必须尽可能正确对准硬膜外间隙后正中部位。

2)确定穿刺针进入硬膜外间隙的方法:①黄韧带突破感,由于黄韧带比较坚韧及硬膜外间隙为一个潜在的间隙,硬膜外穿刺针进入黄韧带的一瞬间会有一种突破感;②黄韧带阻力消失,穿刺针抵达黄韧带后,用注射器抽取 2~3ml 生理盐水并含有一个小气泡,与穿刺针连接,缓慢进针并轻推注射器,可见气泡压缩,也不能推入液体,继续进针直到阻力消失,针筒内的小气泡变形,且无阻力地推入液体,表明已进入硬膜外间隙,但禁止注入空气;③硬膜外间隙负压,可用悬滴法和波管法进行测试,硬膜外穿刺针抵达黄韧带时,在穿刺针的尾端悬垂一滴生理盐水或连接内有液体的细玻璃管,当进入硬膜外间隙时,可见尾端的盐水被吸入或玻璃管内液柱内移,约80%的患者有负压现象。

3)放置硬膜外导管:先测量皮肤至硬膜外间隙的距离,然后用左手固定针的位置,右手安置导管约 15cm。然后左手退针,右手继续送入导管,调整导管深度留置硬膜外间隙内约3~4cm 并固定导管。

2. **常用药物**　用于硬膜外阻滞的局麻药应该具备弥散性强、穿透性强、毒性小,且起效时间短,维持时间长等特点。目前常用的局麻药有利多卡因、丁卡因、罗哌卡因及布比卡因。利多卡因作用快,5~12 分钟即可发挥作用,在组织内浸透扩散能力强,所以阻滞完善,效果好;常用 1%~2% 浓度,作用持续时间为 1~1.5 小时,成年人一次最大用量为 400mg。丁卡因常用浓度为 0.25%~0.33%,10~15 分钟起效,维持时间达 3~4 小时,一次最大用量为 60mg。罗哌卡因常用浓度为 0.5%~1%,5~15 分钟起效,维持时间达 2~4 小时。布比卡因常用浓度为 0.5%~0.75%,4~10 分钟起效可维持 4~6 小时,但肌肉松弛效果只有 0.75% 溶液才满意。

决定硬膜外阻滞范围的最主要因素是药物的容量,而决定阻滞深度及作用持续时间的主要因素则是药物的浓度。根据穿刺部位和手术要求的不同,应对局麻药的浓度做不同的选择。常用的局麻药及特性见表 11-5。可用一种局麻药,也可以用两种局麻药混合,最常用的混合液是利多卡因(1%~1.6%)、布比卡因(0.375%~0.5%)或丁卡因(0.15%~0.3%),以达到阻滞作用起效快、持续时间长和降低局麻药毒性的目的。

表 11-5 常用的药物

药名	浓度 /%	剂量 /mg	起效时间 /min	持续时间 /h
利多卡因(lidocaine)	1~2	150~400	3~5	0.5~1.5
罗哌卡因(ropivacaine)	0.5~1	30~300	5~15	2.0~4.0
布比卡因(bubivacaine)	0.25~0.75	37.5~225	5~15	2.0~4.0
丁卡因(tetracaine)	0.15~0.33	150~300	5~10	2.0~4.0

3. 硬膜外阻滞的管理

(1)影响阻滞平面的因素

1)穿刺部位:胸部硬膜外间隙比腰部的硬膜外间隙小,因此胸部硬膜外药物剂量比较小,其阻滞范围与穿刺间隙密切相关。腰部硬膜外间隙较大,注药后往头尾两端扩散,尤其 L_5 和 S_1 间隙,由于神经较粗,阻滞作用出现的时间延长或不完全。

2)局麻药剂量:通常需要 1~2ml 容量的局麻药阻断一个椎间隙。药物剂量随其浓度不同而不同。一般较大剂量的低浓度局麻药能产生较广平面的浅部感觉阻滞,但运动和深部感觉阻滞作用较弱。而高浓度局麻药则肌松较好。持续硬膜外阻滞法,追加剂量通常为初始剂量的一半,追加时间为阻滞平面减退两个节段时,追加注药量可增加其沿纵轴扩散范围。容量愈大,注速愈快,阻滞范围愈广,反之,则阻滞范围窄,但临床实践证明,快速注药对扩大阻滞范围的作用有限。

3)导管的位置和方向:导管向头侧时,药物易向头侧扩散;向尾侧时,则可多向尾侧扩散 1~2 个节段,但仍以向头侧扩散为主。如果导管偏于一侧,可出现单侧麻醉,偶尔导管置入椎间孔,则只能阻滞几个脊神经根。

4)患者的情况:①年龄、身高和体重,随着年龄的增长,硬膜外间隙变窄,婴幼儿、老年人硬膜外间隙小,用药量须减少。身高与剂量有相关,身材较矮的患者约需 1ml 容量的局麻药可阻滞一个节段,身材较高的患者需 1.5~2ml 阻滞一个节段。体重与麻药的剂量关系并不密切。②妊娠妇女,由于腹间隙内压升高,妊娠后期下腔静脉受压,增加了硬膜外静脉丛的血流量,硬膜外间隙变窄,药物容易扩散,用药剂量需略减少。③腹腔内肿瘤、腹水患者也需减少用药量。④某些病理因素,如脱水、血容量不足等,可加速药物扩散,用药应格外慎重。

5)体位:体位与药物的关系目前尚未找到科学依据,但临床实践表明,由于药物比重的关系,坐位时低腰部与尾部的神经容易阻滞。侧卧位时,下侧的神经容易阻滞。

6)血管收缩药:局麻药中加入血管收缩药减少局麻药的吸收,降低局麻药的毒性反应,并能延长阻滞时间,但布比卡因中加入肾上腺素并不延长作用时间。控制肾上腺素浓度小于 1:400 000 到 1:500 000(2.0~2.5μg/ml)。禁忌证:①糖尿病、动脉粥样硬化及肿瘤化疗患者;②神经损伤、感染或其他病理性改变;③术中体位、器械牵拉挤压神经;④严重内环境紊乱,如酸碱平衡失衡等。

7)局麻药 pH:局麻药大多偏酸性,pH 在 3.5~5.5 之间,在酸性溶液中局麻药的理化性质稳定,并不利于细菌的生长。但由于局麻药的作用原理是以非离子形式进入神经细胞膜,在酸性环境中,局麻药大多以离子形式存在,药理作用较弱。

8)阿片类药物:局麻药中加入芬太尼 50~100μg,通过对脊髓背角阿片类受体的作用,加快局麻药的起效时间,增强局麻药的阻滞作用,延长局麻药的作用。

(2)术中管理:硬膜外间隙注入局麻药 5~10 分钟内,在穿刺部位的上下各 2~3 个节段的皮肤支配区可出现感觉迟钝;20 分钟内组织范围可扩大到所预期的范围,麻醉也趋完全。针刺皮肤测痛可得知阻滞的范围和效果。除感觉神经被阻滞外,交感神经、运动神经也会被阻滞,由此可引起一系列生理紊乱,同脊麻一样,最常见的是血压下降、呼吸抑制和恶心呕吐。因此术中应注意麻醉平面,密切观察病情变化,及时进行处理。

(三) 腰硬联合麻醉

蛛网膜下间隙和硬膜外间隙联合阻滞简称腰硬联合麻醉。腰硬联合麻醉(combined spinal-epidural anesthesia,CSEA)是脊麻与硬膜外麻醉融为一体的麻醉方法,优先用脊麻方法的优点是起效快、阻滞作用完全、肌松满意,应用硬膜外阻滞后阻滞时间不受限制并可行术后镇痛,同时减少局麻药的用药量和不良反应,降低并发症的发生率。CSEA 已广泛应用于下腹部下肢手术麻醉及镇痛,尤其是剖宫产手术。但 CSEA 也不可避免地存在脊麻和硬膜外麻醉的缺点。

1. 实施方法

(1)穿刺针:常用的为蛛网膜下腔与硬膜外腔联合阻滞套管针,其硬膜外穿刺针为 17G,距其头端 1~2cm 处有一侧孔,蛛网膜下腔穿刺针可由此通过。蛛网膜下腔穿刺针为 25~27G 的笔尖式穿刺针。

(2)穿刺方法:穿刺间隙为 $L_{2~3}$ 或 $L_{3~4}$。先用硬膜外穿刺针行硬膜外腔穿刺后,再经硬膜外穿刺针置入 25G 或 26G 的蛛网膜下腔穿刺针,穿破硬膜时有轻轻的突破感,拔出针芯后有脑脊液缓慢流出。蛛网膜下腔穿刺针的侧孔一般朝向患者头端,有利于脑脊液的流出。在蛛网膜下腔内注入局麻药后,拔出蛛网膜下腔的穿刺针。然后置入硬膜外导管,留置导管 3~4cm,退针、固定导管。患者平卧测试和调整阻滞平面,同时注意监测血流动力学变化,低血压和心动过缓者应及时处理。待蛛网膜下腔阻滞作用开始消退,如手术需要,经硬膜外导管注入局麻药行硬膜外阻滞。

(3)用药方法:由于蛛网膜下间隙阻滞作用开始消退时,开始硬膜外间隙注药。因此,无法观察硬膜外实验剂量及其效应,一般采用分次注药方法或持续注药方法(4~6ml/h)。同时严密观察是否有全脊髓麻的象征,及局麻药毒性反应。联合穿刺时,硬膜外导管可能误入蛛网膜下腔,通常有脑脊液从导管内流出。因此每次硬膜外腔注药时,须回抽无脑脊液后再注药。并且蛛网膜下间隙与硬膜外间隙的局麻药用药剂量均较小,阻滞平面容易扩散,可能有一部分局麻药经硬膜孔渗入蛛网膜下腔,以及硬膜外间隙的压力改变后,局麻药易在蛛网膜下间隙扩散。

(4)注意事项

1)硬膜外导管可能会误入蛛网膜下间隙,有脑脊液从导管内流出。因此每次硬膜外间隙注药时,须回抽无脑脊液后再注药。

2)蛛网膜下间隙与硬膜外间隙的局麻药用药剂量均较小,但阻滞平面容易扩散。可能有一部分局麻药经硬膜破孔渗入蛛网膜下腔(称为渗漏效应),以及注入局麻药后硬膜外间隙的压力改变,使蛛网膜下间隙的脑脊液容积相应减少,局麻药在蛛网膜下间隙容易扩散(称为容量效应)。多数研究认为容量效应是腰硬联合麻醉平面容易扩散的主要原因。

3)实施CSEA在蛛网膜下间隙注入局麻药后,如出现硬膜外导管置入困难,会导致蛛网膜下间隙注药后恢复仰卧体位延迟。如果患者侧卧头低位,重比重液将向头侧移动,使阻滞平面过高,可能发生严重低血压,应严密监测并及时处理。如侧卧头高位,重比重液将向尾侧移动,使阻滞平面较低。

4)穿刺成功后,患者转平卧位测试和调整阻滞平面,同时注意监测血流动力学变化,低血压和心动过缓应及时处理。脊麻布比卡因剂量一般12mg左右,最多用至15mg。待蛛网膜下间隙阻滞作用固定,根据手术需要,经硬膜外导管注入局麻药行硬膜外阻滞。

2. 风险和并发症

(1)阻滞平面异常广泛:CSEA的阻滞范围较一般腰麻或硬膜外阻滞范围广,其原因:①注入硬膜外腔的局麻药经硬脊膜破损处渗入蛛网膜下腔;②硬膜外腔的负压消失,促使脑脊液中局麻药扩散;③硬膜外腔注入局麻药液容积增大,挤压硬脊膜,使腰骶部蛛网膜下腔压力增加,促使局麻药向头端扩散,阻滞平面可增加3~4个节段;④脑脊液从硬脊膜针孔溢出,使硬脊膜外腔的局麻药稀释、容量增加及阻滞平面升高;⑤局麻药在蛛网膜下腔因体位改变而向上扩散;⑥为补救腰麻平面不足,经硬膜外导管注入局麻药量过多。

临床上应尽量避免此类情况的发生,建议对策:①如蛛网膜下腔阻滞平面能满足整个手术需要,则术中硬膜外腔不需用药,仅作为术后镇痛;②硬膜外腔注药应在腰麻平面完全固定后再给予;③避免硬膜外腔一次注入大量局麻药,应分次给予,每次注药后都应测试阻滞平面,根据阻滞平面的高低决定是否继续注药及药量;④密切监测患者的生命体征,必要时加快血容量补充并适当应用升压药。

(2)循环呼吸系统并发症:主要与麻醉平面过高有关。蛛网膜下腔注入局麻药后,如阻滞平面过高,交感神经受到广泛阻滞,易引起低血压,严重者导致心搏骤停。当腰麻平面过高,尤其是肋间肌和膈肌出现麻痹时,将引起患者严重的呼吸抑制甚至呼吸停止。这种情况多因腰麻作用已开始,而硬膜外置管困难,阻滞平面已经升高,麻醉医师又没能及时发现所致。对老年、全身状况较差或有相对血容量不足的患者后果更为严重。因此在 CSEA 操作过程中,一定要加强生命体征监测,合理应用局麻药,及时调整腰麻平面。若硬膜外腔置管困难,应及时放弃硬膜外置管并拔除硬膜外穿刺针。

(3)神经并发症

1)马尾综合征(cauda equine syndrome,CES):主要表现为不同程度的大便失禁及尿道括约肌麻痹、会阴部感觉缺失和下肢运动能力减弱。引起该综合征的原因包括:①局麻药对鞘内神经直接毒性,与注入局麻药的剂量、浓度、种类及加入的高渗葡萄糖液和血管收缩药有关。术后镇痛在硬膜外腔导管部位局麻药持续作用。国外有大量蛛网膜下腔应用 5% 利多卡因后引起马尾综合征的报道。②压迫型损伤:如硬膜外血肿或脓肿;③操作时损伤。预防措施:最小有效剂量的局麻药;最低局麻药有效浓度,局麻药注入蛛网膜下腔前应适当稀释;注入蛛网膜下腔的葡萄糖液的终浓度不得超过 8%。

2)短暂神经症(transient neurologic symptom,TNS):表现为臀部为中心向下肢扩散的钝痛或放射痛,部分患者同时伴有背部的疼痛,活动后疼痛可减轻,体格检查和影像学检查无神经学阳性改变。症状初期常出现在腰麻后的 12~36 小时,2 天~2 周内可缓解,非甾体抗炎药能有效缓解 TNS 引起的疼痛。病因尚不清楚,可能与注入蛛网膜下腔的局麻药剂量和浓度、穿刺时神经损伤以及手术体位等因素相关。

3)穿刺时直接的神经根或脊髓损伤:应严格遵守操作规范,避免反复穿刺,硬膜外穿刺针刺到神经根或脊髓应立即放弃椎管内阻滞。

4)硬脊膜穿破后头痛:腰硬联合麻醉因其独特的优点目前在临床上得到广泛应用,但仍要注意其可能的风险及并发症。因此,在操作时强调严格掌握适应证及操作规范,术中加强麻醉管理和监测,合理应用局麻药,及时发现和治疗并发症。

(四)周围神经阻滞

周围神经阻滞是指将局部麻醉药注入神经干(丛)旁,暂时阻滞神经的传导功能,使该神经支配的区域产生麻醉作用,达到手术无痛的目的。随着神经刺激仪的出现,尤其是近年来超声引导的神经定位,使得周围神经阻滞效果显著提高,并得到广泛的普及。

1. 周围神经阻滞的适应证、禁忌证和注意事项　周围神经阻滞是临床常用的麻醉方法之一,手术部位局限于某一或某些神经干(丛)所支配范围并且阻滞时间能满足手术需求者即可采用。还取决于手术的范围、手术时间、患者的精神状态及合作程度。神经阻滞既可单独应用,亦可与其他麻醉方法如基础麻醉、全身麻醉等复合应用。穿刺部位有感染、肿瘤、严重畸形以及对局麻药过敏者应作为神经阻滞的绝对禁忌证。

神经阻滞过程中的注意事项如下:①做好麻醉前病情估计和准备:不应认为神经阻滞

是小麻醉而忽视患者全身情况,以提高神经阻滞的效果,同时减少并发症;②神经阻滞的成功有赖于相关的解剖知识、正确定位穿刺入路、麻醉药的药理及常见并发症的预防及处理;③明确手术部位和范围,神经阻滞应满足手术要求;④某些神经阻滞可以有不同的入路和方法,一般宜采用简便、安全和易于成功的方法,但遇到穿刺点附近有感染、肿块畸形或者患者改变体位有困难等情况时则需变化入路;⑤施行神经阻滞时,神经干旁常伴行血管,穿刺针经过的组织附近可能有体腔(如胸膜腔等)或脏器,穿刺损伤可以引起并发症或后遗症,操作力求准确、慎重及轻巧;⑥常规评估注射压力以降低神经纤维束内注射的发生率,以小于750mmHg 的压力注射可以显著减少神经纤维束内注射及高压导致的局麻药入血的发生。

2. 周围神经阻滞的定位方法　满意的神经阻滞应具备三个条件:①穿刺针正确到达神经附近;②足够的局麻药浓度;③充分的作用时间,使局麻药达到需阻滞神经的神经膜上的受体部位。

(1)解剖标记定位:根据神经的局部解剖特点寻找其体表或深部的标志,如特定体表标志、浅层的骨性突起、血管搏动、皮纹及在皮肤上测量到的定位点深层标志如筋膜韧带、深部动脉或肌腱孔穴及骨骼。操作者穿刺时的"针感",即感觉穿刺的深浅位置,各种深层组织的硬度、坚实感及阻力等。局麻药注入到神经干周围后可浸润扩散到神经干表面,并逐步达到神经干完全阻滞。但解剖定位只局限于较细的神经分支,如腕部和踝部神经阻滞成功率高,而较粗神经出了腋路臂丛通过穿透腋动脉定位外,其他很少使用。

(2)超声基础、简介、定位及优缺点

1)超声技术基础

超声波的物理特性:声源振动的频率大于 20 000Hz 的机械波,临床常用的超声频率在 2.5~20MHz 之间。超声波有三个基本物理量,即频率(f),波长(λ),声速(c),他们的关系是 $c=f \cdot \lambda$ 或 $\lambda=c/f$。波长决定图像的极限分辨率,频率则决定了可成像的组织深度。低频探头(1~6MHz)成像的极限分辨率为 0.75~0.1mm,可成像的组织深度 6~20cm;高频探头(6~15MHz)成像的极限分辨率为 0.1~0.05mm,可成像的组织深度小于 6cm。目标结构表浅时,应选用高频探头,反之应选用低频探头。超声波在介质中传播时,遇到不同声阻的分界面,会产生反射。当超声波垂直于不同声阻抗分界面入射时,可得到最佳的反射效果。随着传播距离的增加,超声波在介质中的声能将随之衰减。根据图像中灰度不同,可分为强或高回声,中等回声,低或弱回声,无回声。

超声成像:由于超声在不同组织中传播速度不同,各种组织界面上产生反射波,超声图像就是由超声探头接收到的各个介面反射波信号重造而成的。不同器官组织成分的形象特点:皮肤呈线状强回声;脂肪回声强弱不同,层状分布的脂肪呈低回声;纤维组织与其他成分交错分布,其反射回声强;肌肉组织回声较脂肪组织强,且较粗糙;血管形成无回声的管状结构,动脉常显示明显的搏动;骨组织形成很强的回声,其后方留有声影;实质脏器形成均匀的低回声;空腔脏器其形状、大小和回声特征因脏器的功能状态改变而有不同,充满液体时可表现为无回声区,充满气体时可形成杂乱的强回声反射。大部分外周神经的横截面呈蜂窝状,纵截面为致密高回声,有小部分外周神经则呈现低回声结构。

超声探头:临床应用的超声频率为 2.5~20MHz,频率越高分辨率越好,但穿透性越差;频率越低穿透性越好,但分辨率会下降。对于表浅的神经(<4cm),应选用 7~14MHz 的探头。深度 >6cm 的目标神经,应选用 3~5MHz 的探头。4~6cm 的目标神经应选用 5~7MHz 的探头。对于极为表浅的结构,可选用类似曲棍球棒的高频小探头。表浅的神经应选用高频线阵探头,图像显示更清楚,而深部的神经应选用低频率凸阵探头,可增加可视范围,有利于寻找目标神经。探头要先涂上超声胶,然后用已灭菌的塑料套或无菌手套包裹,并用弹性皮筋扎紧。超声的使用不管是深部或浅部神经,应与周围局部解剖学相结合。目前脉搏波或彩色多普勒技术可以清楚地区分血管及血管中的血流,从而提高对于局部解剖的观察。

多普勒效应:当声波向观察部位运动时,频率增加,远离时则频率减低。目标的移动可发生声波频率的变化,这就是多普勒效应,在医学方面的应用有赖于探测物的移动,如血流、血流方向、血液流量和湍流。在超声引导神经阻滞中探测目标神经附近的血管,区分动脉和静脉,作为引导神经阻滞的重要解剖标志。

2)超声仪简介:麻醉科使用超声引导的神经阻滞时,对超声仪的要求:①图像清晰,特别是近场的分辨率要高;②操作简单容易掌握;③携带方便;④能实时储存图像或片段。目前市场上有多种专为麻醉时使用而设计的便携式超声仪。

3)超声仪的操作步骤

选择和安装超声探头:根据目标神经血管选择探头,一般 6~13Hz 的线阵探头可满足大部分要求。坐骨神经前路、腰丛一般选择凸阵探头。锁骨下臂丛神经、臀水平以上的坐骨神经根据患者的胖瘦选择其中一种。线阵探头几乎适合儿童的各个部位。

开机:机器有电源插头和可充电的备用电源。按电源开关开机。

输入患者资料和更换检查模式:按患者信息输入键,出现患者信息输入屏幕,输入患者信息并选择适当的检查模式。检查模式有仪器预设的神经、血管、小器官和乳腺等模式。

选择超声模式:超声模式有二维模式、彩色模式、多普勒模式和 M 模式四种。神经阻滞用二维模式,鉴别血管用彩色模式、多普勒模式。

调节深度、增益:根据目标结构的深浅调节深度,并根据图像调节近场、远场和全场增益使目标结构显示清楚。

存储和回放图像:欲储存图像时,先按冻结键冻结此图像,再按储存键储存。也可实时储存动态片段。按回车键可回放储存的图像。

图像内测量和标记:按测量键可测量图像内任意两点的距离。按 Table 键可输入文本。

4)优缺点

优点:超声技术可以直接看到神经及相连结构和穿刺针的行进路线,如臂丛神经阻滞的肌间沟径路和股神经的腹股沟部位的超声显像十分清晰,此外,还可观察局麻药注射后的局麻药扩散,提高神经阻滞定位的准确性和阻滞效果。超声引导下神经阻滞能减少患者不适,避免局麻药注入血管内或局麻药神经内注射及相关的并发症。

缺点:超声的使用要有一定的设备和人员培训,增加了操作步骤,且仪器价格昂贵,有待临床普及。但随着超声设备影像水平不断提高和经济改善,超声定位会逐渐增多,尤其是原来神经阻滞相对禁忌证的患者,如肥胖、创伤、肿瘤等引起的解剖变异,意识模糊,无法合作,已经部分神经阻滞的情况下,超声引导下的神经阻滞有更广阔的临床应用前景。

(3)超声引导下外周神经阻滞的准备

1)环境和器械的准备:虽然神经阻滞可以在手术室进行,但在术前准备室开辟一个专门的空间十分必要。因为神经阻滞起效需要一定的时间,且起效时间因不同的患者、不同的目标神经和不同的局麻药等因素而有较大变化。麻醉医师可从容地不受干扰地完成操作和效果评估。

可用屏风或帘子围住 5m×5m 大小的地方,创造一个光线相对暗的环境,更容易看清超声屏幕显示,同时也有利于保护患者隐私。必须配备常规监护设备、供氧设备、抢救设备和药物。

2)患者的准备:择期手术需禁食 8 小时,常规开放一条外周或中心静脉通路。监测心电图、血压和脉搏氧饱和度。给予咪达唑仑 0.2~0.06mg/kg,芬太尼 1~2μg/kg 进行镇静,对于小儿患者,可注入 0.5~1mg/kg 氯胺酮。对于呼吸障碍的患者使用镇静药物应谨慎,穿刺过程最好鼻导管或面罩吸氧。

3)探头的选择和准备:对于表浅的神经(<4cm),应选用 7~14MHz 的探头。深度 >6cm 的目标神经,应选用 3~5MHz 的探头。4~6cm 的目标神经应选用 5~7MHz 的探头。对于极为表浅的结构,可选用类似曲棍球棒的高频小探头。表浅的神经应选用高频线阵探头,图像显示更清楚,而深部的神经应选用低频率凸阵探头,可增加可视范围,有利于寻找目标神经。探头要先涂上超声胶,然后用已灭菌的塑料套或无菌手套包裹,并用弹性皮筋扎紧。

4)其他的用品:消毒液(碘伏,酒精)、无菌的胶浆、不同型号的注射器和穿刺针。最好准备一支记号笔,可根据解剖标志大致标记目标结构的位置,有助于减少超声图像上寻找目标结构的时间。

(4)识别超声图像的基本步骤:①辨方向:将探头置于目标区域后,通过移动探头或抬起探头一侧,辨清探头和超声图像的方向;②找标志结构:辨清超声图像方向后,移动探头,寻找目标区域的标志性结构。如股神经阻滞时,先确定股动脉;锁骨上臂丛神经阻滞时,先确定锁骨下动脉。③辨目标神经:根据目标神经和标志性结构的解剖关系(如股神经在股动脉的外侧)和目标神经的超声图像显示特征,确定目标神经。

(5)超声探头、穿刺针与目标神经的相对位置关系

1)超声探头与目标神经的相对关系:当超声探头与目标神经的长轴平行时,超声图像显示神经的纵切面,当超声探头与目标神经的长轴垂直时,超声图像显示神经的横切面,当超声探头与目标神经的长轴成角大于 0° 小于 90° 时,超声图像显示目标结构的斜切面。当超

声束和目标结构垂直时,目标结构显示最清楚。

2)超声探头与穿刺针的相对关系:当穿刺针与超声探头排列在一条直线上时,穿刺针的整个进针途径就会显示在超声图像上,这种穿刺技术被称为平面内穿刺技术,当穿刺针与超声探头排列垂直时,在超声图像上仅能显示针干的某个横截面,这种穿刺技术被称为平面外穿刺技术。

3)超声探头、穿刺针及目标结构三者的相对关系:根据超声探头、穿刺针及目标结构三者的相对关系,超声引导下的神经阻滞可分为长轴平面内技术、短轴平面内技术、长轴平面外技术、短轴平面外技术。当然也可在超声图像上显示目标结构的斜切面后,再使用平面内或平面外的技术进行阻滞或穿刺。大部分超声引导下的神经阻滞使用短轴平面内技术和短轴平面外技术。

3. 腹横肌平面阻滞

(1)解剖和阻滞范围:腹部的皮肤、肌肉由 $T_7 \sim L_1$ 神经支配。这些躯干神经走行于腹内斜肌与腹横肌的腹横平面内。在腹横平面内注射局麻药可以阻滞单侧腹部皮肤、肌肉和壁层腹膜。

(2)适应证:超声引导技术的应用开展,使得无运动神经纤维的体表神经阻滞得到了快速的发展,在超声直视下可准确定位神经,即便无法直视神经时,从图像上也可观察药物扩散以判断注射点是否需要调整。因此,超声引导下的腹横平面阻滞目前已成为临床常用的区域神经阻滞技术。

腹横平面阻滞可用于剖腹手术、阑尾手术、腹腔镜手术、腹壁手术等,但该方法的腹部阻滞范围尚未得到一致结论。尽管有个案报道显示,单独的腹横平面阻滞用于腹部手术,但临床中并不是每次阻滞都能得到完全的效果,且腹部手术对于内脏牵扯造成的不适,影响了该法的广泛应用。因此,腹横平面内阻滞目前常用于前腹部手术的镇痛。

(3)操作技术:标记肋下缘和髂嵴,消毒后使用高频线阵探头与腋前线水平显示腹外斜肌、腹内斜肌及腹横肌短轴切面和图像。辨认三层肌肉结构,采用平面内进针技术,将局麻药注入腹内斜肌与腹横肌之间的腹横平面。结构辨识不清时,可注射 0.5ml 局麻药观察针尖位置及筋膜扩张。可按需要在其水平上下做多点注射以扩大阻滞范围,每侧输注局麻药 20ml。

(4)并发症及预防措施,见表 11-6。

表 11-6　腹横平面、髂腹下和髂腹股沟神经阻滞并发症及预防措施

并发症	预防措施
感染	严格地无菌操作
血肿	避免反复多次进针,特别对于接受抗凝治疗的患者
内脏损伤	凭借"突破感"进针并不可靠,在暴露三层肌肉结构时,通常可观察到腹膜及更深的肠管,并可通过肠管运动来判断。确保针尖位置,必要时小剂量注射明确针尖位置可避免穿刺针突破腹膜
局麻药中毒	在做多点注射及双侧阻滞时,应严格计算各点用量,避免超量用药

4. 胸椎旁及肋间神经阻滞

(1)解剖和阻滞范围:胸椎的两侧有一胸神经穿出走行的间隙,其内侧缘是椎体、椎间盘和椎间孔,外侧缘是壁层胸膜,后侧是肋横突。胸神经根由椎间孔传出后,在椎旁间隙分为背侧支和腹背侧支,背侧支支配椎旁,而腹侧支沿肋骨延伸形成肋间神经。

在胸椎旁间隙注射局麻药,向外可覆盖同水平胸神经根甚至肋间神经,完成该神经支配的单侧肌肉和皮肤麻醉。椎旁注射若药物向内扩散,可导致药物向上下相邻间隙扩散甚至进入硬膜外腔。

尽管大容量的局麻药行肋间神经阻滞,药物仍可能扩散至椎旁间隙,具有向上下间隙扩散的可能,但这种情况并不多见。因此,在该点注射时常形成单侧的肋间平面阻滞。

(2)适应证:胸椎旁及肋间神经阻滞主要用于肋骨、胸骨骨折的疼痛治疗;肋间神经痛、肋软骨炎胸膜炎、带状疱疹及其后遗神经痛的治疗;胸腹部手术的术后镇痛。

(3)标志和患者体位

1)胸椎旁神经阻滞:主要体表标志棘突。患者侧卧位或坐位,体位摆放与椎管内麻醉体位类似。首先需要从颈,棘突开始,标记出患者棘突上缘直至所需阻滞的最低水平。在正中线旁 2~3cm,平行于棘突标记做出相应标记点,即为椎旁阻滞进针点。

2)肋间阻滞:主要体表标志是肋骨。患者侧卧位、坐位或俯卧位,体位摆放与椎管内麻醉体位类似,但俯卧位时要求患者双手自然下垂,以便于充分暴露脊柱区域的皮肤。首先以第七肋或第十二肋为标志,分别描记出肋骨下缘轮廓。在正中线旁 6~8cm,与肋骨相交处做出标记点,即为肋间神经阻滞进针点。

(4)操作技术

1)胸椎旁神经阻滞:消毒后,进针标志点处局麻。穿刺针垂直皮肤进针。当进针 5cm 左右时通常可触及骨质,即为横突并记录皮肤至横突的深度。稍退穿刺针,向上或向下调整针尖进针方向,使得穿刺针越过横突 1cm 左右后,即注入局麻药 5ml。操作过程中应首先寻找横突,若进针过深而前端无骨质,穿刺针可能会经横突外侧或两横突之间越过横头进入胸腔。

2)肋间神经阻滞:消毒后,进针标志点处局麻。穿刺针与皮肤呈 20°~30° 向头侧进针,当进针 1cm 左右时通常可触及骨质,即为肋骨。调整针尖进针方向,使得穿刺针越过肋骨下缘 2~3cm 后,注入局麻药 5ml。操作过程中,应首先寻找肋骨,避免盲目进针使得穿刺针直接进入胸腔。

超声引导可直视椎旁间隙结构,了解是否存在变异及注入局麻药后药物扩散情况,从而减少了并发症的发生。超声引导胸椎旁神经阻滞时,患者体位及标志点标记同前,超声探头先通过神经长短轴切面明确穿刺区域解剖(棘突、横突、胸膜等)。明确穿刺间隙后,通过平面内或平面外进针技术,观察进针深度。当针尖显示不清时可推注 0.5ml 局麻药用于判断,针尖达到合适位置后注入局麻药 5ml,并在直视下观察药物扩散情况。

（5）并发症及预防措施（表 11-7）。

表 11-7　胸椎旁及肋间神经阻滞并发症及预防措施

并发症	预防措施
感染	严格地无菌操作
血肿	避免反复多次进针，特别对于接受抗凝治疗的患者
神经损伤	注射过程中如果阻力过大或患者诉剧烈疼痛时，必须停止注射局麻药
全脊髓麻醉	避免椎旁阻滞时针尖方向指向内侧，注射前回抽用以探测是否有血或脑脊液，注射压力过高或容量过大，可能有硬膜外扩散导致双侧阻滞可能
气胸	穿刺过程严格固定穿刺针，防止其无意移动。控制好进针深度，避免损伤胸膜、腹膜甚至内脏
局麻药中毒	注射部位位于深部肌肉，其吸收较快。因此，需要避免大容量、大剂量快速注射

── 参 考 文 献 ──

1. 俞卫锋，石学银，姚尚龙．临床麻醉学理论与实践．北京：人民卫生出版社，2017.

2. 熊利泽，邓小明．中国麻醉学指南与专家共识．北京：人民卫生出版社，2017.

3. 邓小明，姚尚龙，于布为．现代麻醉学．4 版．北京：人民卫生出版社，2014.

4. 冯杰雄，吴晓娟．儿童胆石症的处理．临床外科杂志，2013: 21 (8): 595-596.

5. 叶铁虎，李大魁．麻醉药理学基础与临床．北京：人民卫生出版社，2011.

6. Ronald D. Miller. 米勒麻醉学．邓小明，曾因明，黄宇光，译．北京：北京大学医学出版社，2016.

第十二章

十二指肠乳头肌扩张术治疗胆管结石概述

胆管结石在发展中国家很常见,部分患者可以终生没有症状。据20世纪80年代尸检资料统计,我国胆石症的平均发生率为7%,随年龄增长至80岁时可达23%,10%~25%的患者会发生胆绞痛或其他并发症,多由结石在胆系迁移、活动导致胆系炎症、梗阻所致。部分患者会出现反复发作的胆绞痛、黄疸或发热等症状,尤其以胆总管结石常见。一旦出现上述症状,或者并发胆管炎、胆系梗阻或胆源性胰腺炎,往往会导致严重的后果。

对于急性胆管炎的患者,首先应进行严重程度的分级,根据2018年版东京指南分类,欧洲胃肠内镜学会(European Society of Gastrointestinal Endoscopy,ESGE)推荐的急性胆管炎患者胆管引流(更偏好内镜下引流)的时机如下:

1. **重度** 越快越好,感染性休克患者12小时内。
2. **中度** 48~72小时内。
3. **轻度** 选择性引流。

当在推荐的时间窗内经内镜逆行胰胆管造影(endoscopic retrograde cholangiopancreatography,ERCP)不可行或不成功时,ESGE推荐其他胆管引流方式(经皮、外科手术)治疗胆总管(common bile duct,CBD)结石导致的急性胆管炎。

健康的生活方式与饮食结构,定期的体育活动和理想体重的保持可能对胆固醇结石和有症状胆石症有预防作用。不推荐一般人群预防性的应用药物预防胆石症。体重迅速下降、长期应用生长抑素及其类似物、全胃肠外营养、激素治疗等是胆石症发病的高危因素,对于该类人群,可预防性应用熊去氧胆酸等药物降低结石的患病风险。

一、胆总管结石

目前,无论有没有临床症状,只要患者能耐受干预性操作,临床上推荐对所有CBD结石患者进行取石。1889 年,第一例开腹胆总管探查术应用于临床,开腹胆总管探查 + 取石术曾作为胆总管结石的主要治疗手段。后来,随着腹腔镜技术的出现,腹腔镜胆总管探查术(laparoscopic common bile duct exploration,LCBDE)逐渐代替开腹探查术,得到广泛应用。胆总管开腹探查术后存在胆汁性腹膜炎、胆管炎以及结石残余等风险,并发症的发生主要与术中操作造成的胆管渗漏以及术后 T 管的使用相关。目前绝大部分症状性胆结石采用外科手术治疗,尤其是随着腹腔镜胆囊切除术的出现和发展,外科手术治疗胆结石更加微创,同时患者术后恢复更快。相比于开腹手术,LCBDE 可以在更清晰的视野下进行更精密的操作,减轻对胆管的损伤。2002 年发表的一项研究发现,LCBDE 围术期并发症的发生率为 2%~17%,死亡率为 1%~5%。

近几十年来,随着腹腔镜胆总管探查取石术、内镜下十二指肠乳头括约肌切开取石术等技术的开展,一批微创治疗手段目前亦应用于临床,使传统手术方式受到了挑战,胆总管结石患者的多学科诊疗取得了卓越的进步。尽管如此,如果胆结石患者伴有严重的合并症,也并不适合外科手术治疗。这部分症状性胆结石患者往往需要先行经皮胆道引流或鼻胆管引流改善症状后,再通过各种微创手段,逐步取出结石。Martin 教授对 LCBDE 和 ERCP 进行了对照研究,发现两者在成功率、并发症的发生率及死亡率方面无明显差异。但是,在年龄在 70~80 岁的患者中,开腹胆总管探查术的死亡率高达 4%~20%。而 ERCP 整体并发症的发生率在不同的年龄组别中无显著差异。

内镜下乳头括约肌切开取石术(endoscopic sphincterotomy EST)仍然是目前治疗胆总管结石的主要方法之一,但其并发症的发生率仍较高,出血和穿孔分别是最常见和最严重的并发症。近年来乳头括约肌的功能日益被重视,因 EST 破坏了部分括约肌的功能,术后常常会引起反流性胆管炎及胆总管结石复发,EST 术后患者易发生胆道感染,其致病菌产生大量葡萄糖醛酸酶,后者是促进胆素结石形成的因素之一。进一步研究证明,胆道感染是目前比较明确的引起胆总管结石复发的主要危险因素之一。同时,由于乳头括约肌的功能减弱或丧失,长期的肠液刺激是诱发胆管癌变的重要诱发因素。经过多年的临床实践,目前认为内镜下乳头球囊扩张治疗胆总管结石的方法较 EST 危险性小和并发症少,在治疗胆总管结石中有更大的优势,可以避免出血、穿孔等近期并发症,并保留了十二指肠乳头括约肌功能,减少了远期并发症。但对于憩室内乳头、扁平乳头、胆总管下端狭窄及胃大部切除毕 II 式吻合患者,因乳头通过困难,常导致治疗失败。

EST 术后的并发症包括结石复发、胆管炎、胆囊炎、乳头损伤等。其中,结石复发、胆管炎等发生率为 9.2%~17.7%,胆囊炎发生率为 5.3%~6.7%,胆系感染发生率为 88%~100%。并发症发生的危险因素包括胆系扩张、十二指肠乳头旁憩室以及术中使用机械碎石等。一项研究发现,合并十二指肠乳头旁憩室的患者术后胆道相关并发症的发生率为 23.6%,明显高于不合并十二指肠乳头旁憩室的患者(13.2%)。动物实验和临床研究证明 EST 可导致 Oddi 括约肌功能损伤,引起慢性的胆肠反流,诱导胆总管上皮的恶性转化,增加胆管癌的发生率。

自 1974 年 Kawai 首次提出内镜下括约肌切开术(EST)以来,这种治疗方法被广泛接受,并被认为是胆总管结石治疗的首选方法。内镜治疗在胆总管结石的治疗上掀起了一场巨大的革命。然而,对于特定的患者,存在复杂解剖,比如合并十二指肠憩室、嵌顿结石直径>15mm 等情况的患者,ERCP 往往不能取石成功。既往有过胆道重建手术的胆结石患者,比如存在毕 Ⅱ 式胃大部切除病史或者 Roux-en-Y 吻合术以及肝内胆管结石患者,ERCP 也同样无能为力。对于此类患者,需要经过经皮经肝途径来取出结石。在排除 EST 的病例中,Perez 等人和 Dotter 等于 1979 年首次报道了经皮经乳头经十二指肠取石而不经球囊扩张的替代方法。此外,1981 年 Centola 首次采用 6mm 球囊扩张乳头,经乳头清除结石,此后该技术被作为标准的经皮结石清除程序实施。该技术提高了疗效,成功率高,并发症发生率低。尽管有这些报道,经皮经肝球囊扩张(percutaneous transhepatic balloon dilation,PTBD)技术仍然没有得到广泛的接受。这主要是由于缺乏对该手术的安全性、有效性和并发症风险的认识和评估。

1962 年,Mondet MF 首先应用经皮方法治疗胆总管结石。1970 年,John J.Fennessy 经 T 管注入对比剂,明确存在残余结石后,置入球囊导管,将结石推送入肠道内。1979 年,Manuel R Perez 报道了一例经皮经肝应用网篮治疗胆总管结石的病例。1983 年,Melvin E Clouse 采用网篮治疗 2 例胆总管结石。1984 年,Pamela H 应用单辛精治疗胆总管结石,通过肝实质通道排出体外。1988 年,Wialliam A 应用经皮经肝球囊扩张十二指肠乳头肌的方法,治疗 17 例胆总管结石,开创了经皮经肝十二指肠乳头肌扩张术治疗胆总管结石的先河。2002 年,Nevzat Ozcan 报道了 261 例经皮经肝治疗胆总管结石的患者,成为当时单中心最大宗病例报道,系统介绍了技术流程、手术成功率及围术期并发症。

近年来,国内多家医院陆续开展经皮经肝十二指肠乳头肌扩张术治疗胆总管结石,并取得了理想的治疗效果。相对于经皮胆道镜取石而言,PTBD 可以通过较小直径的工作通道来完成排石。合理的器械应用是手术成功的决定因素。血管鞘的应用可以作为球囊导管工作的通道,为推送结石入十二指肠提供更好的支撑力,避免胆道的损伤,减轻患者的不适感。超硬导丝的应用可以提供更好的推力的传导和避免扭结。有学者建议常规应用 8F 动脉鞘、超硬导丝及双腔 Fogarty 球囊导管来推送结石,Fogarty 球囊导管可以进入绝大多数胆管,可以快速地充盈和抽瘪球囊,可以轻易地推送一些致密的结石。如果必要,双超硬导丝可以为手术提供更好的支撑,并且是安全可行的。

胆总管切开取石 +T 管引流是治疗胆总管结石的经典术式,特别是对于合并急性胆管炎、梗阻性黄疸或胆源性胰腺炎的患者。然而,术后残余结石或结石复发仍是不可忽视的一个问题。针对胆总管切开取石 +T 管引流术后胆总管结石残余的患者,传统的经内镜乳头球囊扩张术(endoscopic papillary balloon dilation,EPBD)虽能保留十二指肠乳头肌功能,但对于憩室内乳头、扁平乳头、胆总管下端狭窄及胃大部切除 Billroth Ⅱ 式吻合患者,EPBD

通过乳头困难,常导致治疗失败。2009 年,土耳其的 Oguzkurt 教授首先报道了 PTBD 在 Billroth Ⅱ术后胆总管结石患者中的应用。对此类患者,经 T 管十二指肠乳头肌球囊扩张术因操作途径不同,完全可以避免上述情况。而且,借助于前期建立的 T 管通道,避免了经皮穿肝的风险,大大降低了出血等并发症的发生率。与 ERCP/EST/EPBD 相比,PTBD 由于顺应了胆道系统及胃肠道的生理结构,属顺行操作,无需经过输入袢进行插管,手术成功率高于 ERCP。同理,对于合并十二指肠乳头旁憩室、胃肠道狭窄及食管静脉曲张的患者,PTBD 也具有路径上的优势。T 管十二指肠乳头肌扩张术是一种安全、有效的治疗手段,适用于胆总管切开取石 +T 管引流术后胆总管结石残余的患者,可有效降低医患纠纷的发生率。术后出血、胰腺炎等近期并发症较少,保留了十二指肠乳头括约肌功能,有效减少反流性胆管炎的发生及结石复发,并且对各种原因所致的内镜难以操作的病例,提供了一种新的治疗途径。

对于肝内胆管无明显扩张或经皮穿刺肝内胆管失败的患者,经皮穿刺肝内胆管困难,经常规途径无法建立手术路径,B 超引导下经皮穿刺胆囊更容易建立进入胆道系统的通道,更适合因胃肠道解剖关系改变而导致内镜治疗失败或不适合内镜治疗的患者,特别是对于肝内胆管不扩张或经皮穿刺肝内胆管失败的患者。相关报道显示,经皮穿刺胆囊治疗胆总管结石是安全、可行的,有望成为一种有效的替代治疗方案。

二、胆囊结石

无症状的胆囊结石患者,一般不需要治疗,也不推荐行胆囊切除治疗,只有大约 10%~25% 的患者会发展成为有症状的胆囊结石,大部分患者很少在没有至少 1 次胆绞痛的情况下发生结石相关的并发症。在腹腔镜应用于临床之前,胆囊切除术是主要的治疗方式。创伤较小的腹腔镜胆囊切除术(laparoscopic cholecystectomy,LC)使无症状或沉默胆囊结石的最佳治疗又引起了争议,但更多的专家认为大部分该类患者只需要观察,LC 的应用不应该扩大胆囊切除的适应证。对于症状反复发作或者 B 超显示胆囊壁增厚者,以及合并胆囊息肉的胆囊结石、瓷化胆囊的患者,均建议行胆囊切除治疗。有症状的胆囊结石或者急性胆囊炎是胆囊切除的适应证,是治疗胆囊结石的金标准。手术方式根据病情选择开腹手术、小切口胆囊切除术或者 LC。

对于合并胆囊结石的胆总管结石患者,目前临床推荐的治疗方案为:先处理完胆总管结石后,二期行开腹或小切口胆囊切除或 LC 来治疗胆总管结石。对于胆总管结石合并胆囊结石的患者术前行 PTCD,可有效降低急症手术的比例。在充分引流之后,有一部分患者无需行胆囊切除。对于有经验的治疗中心,推荐 LC 作为标准一线治疗方式,特别是对有症状胆囊结石的 Child-Pugh A 或 B 级肝硬化的患者更适合行 LC。小切口胆囊切除术可以作为 LC 的代替术式。对于不能除外胆囊癌或者炎症较重的胆囊结石患者,应首先考虑开腹手术。三种手术方式在死亡率、并发症发生率方面并无统计学差异,但腹腔镜和小切口胆囊切除术术后恢复更快,其中,小切口胆囊切除术手术时间更短,花费更少。

尽管 LC 仍是治疗有症状胆囊结石的首选治疗方案,一些非手术的方案如经皮接触溶石已被应用于胆囊结石的治疗,然而,大部分治疗方式因结石复发率高而限制了其应用。自1985 年体外冲击波碎石应用于胆道结石的治疗以来,已被证实可有效治疗高风险的胆囊结石患者(年龄大于 70 岁,具有较高的发病率及死亡率;孤立的透 X 线的结石,直径小于2cm)。体外冲击波碎石是口服溶石的一种辅助治疗,其增加了溶石的接触面积。该技术主要的缺点就是溶石后复发率较高。对于高风险的急性胆囊炎的患者,经皮胆囊造口术可降低胆囊内的压力,缓解症状,为后续治疗提供路径。后续可经胆囊穿刺途径应用网篮或抓捕器来治疗胆囊结石,尽管成功率较高,但仍存在结石复发的风险,同时,因为胆囊的慢性炎症,在一定程度上会增加胆囊癌的患病风险。

形成胆结石的主要机制是胆汁理化成分的改变,胆汁酸池的缩小和胆固醇浓度的升高,这为药物治疗胆囊结石提供了理论基础。第一个成功应用并有文献记录的口服溶石药物为鹅去氧胆酸(chenodeoxycholic acid,CDCA),通过实验发现口服 CDCA 后,胆汁酸池便能扩大,肝脏分泌胆固醇减少,从而可使胆囊内胆汁中胆固醇转为非饱和状态,胆道内胆固醇结石有可能得到溶解消失。CDCA 可引起剂量依赖性的转氨酶的升高,导致血清低密度脂蛋白胆固醇增加和胆盐诱导的腹泻,引起了人们的关注。熊去氧胆酸(ursodeoxycholic acid,UDCA)增加胆汁酸分泌,降低胆汁中胆固醇及胆固醇脂,有利于胆结石中的胆固醇逐渐溶解,而且,可以避免不良反应,目前已替代鹅去氧胆酸,应用更为广泛。大量临床研究发现,UDCA 仅适合于胆固醇结石,而且结石直径不应超过 1.5cm。作为一种次级胆酸,UDCA 是由 CDCA 经肠道的催化作用转变而来的,比去氧胆酸和石胆酸的亲水性更强。有研究表明,胆石症的发生与胆汁酸不同亚型的构成比的变化息息相关。口服 UDCA 后可使人体内的胆汁酸组成发生改变,使亲水性较强的 UDCA 的比例上升到 50% 左右。研究显示,UDCA具有促进胆汁分泌(利胆)、抗肝细胞及胆管上皮细胞凋亡及免疫调节的作用。在胆囊收缩功能正常的前提下,服用 UDCA 可以促进胆汁酸的分泌,缓慢溶解胆固醇型胆囊结石或促进结石排出。有学者应用 UDCA 联合 PTBD 治疗该类患者并取得了良好的治疗效果。相对于手术或内镜治疗,PTBD 联合 UDCA 和高脂饮食治疗胆总管结石合并直径 ≤ 12mm 的胆固醇型胆囊结石微创、安全、有效,尤其适用于有良好的胆囊收缩功能和胆囊管扩张的患者。对于部分因合并心、肺功能不全,不能耐受气管插管全麻及外科手术的患者,以及既往曾接受过胃肠道手术、导致正常的解剖结构发生改变或合并十二指肠乳头旁憩室、胃肠道狭窄以及食管胃底静脉曲张的患者,是一种较好的替代治疗方法。然而,对于胆色素型胆囊结石及直径 >12mm 的胆固醇型胆囊结石如何通过介入的方法来进行处理,目前尚未见相关报道。

三、肝内胆管结石

肝内胆管结石患者多无明显临床症状。排除引起临床相关症状的其他原因后,肝内胆管结石可行 PTBD 排石。对于症状不明显的静止型的肝内胆管结石是否需要治疗,目前临床存在争议,但鉴于多数患者随着病情进展会表现出临床症状,亦可考虑积极治疗。因病情复杂,肝内胆管结石的治疗往往存在一定的困难和较高的风险,外科手术目前仍是治疗肝内胆管结石的一线方案,包括胆管切开取石、肝部分切除等。手术治疗的原则为去除病灶,取净结石,矫正狭窄,通畅引流和防止复发。应根据肝内胆管结石数量及分布范围、肝管狭窄的部位和程度、肝脏的病理改变、肝脏功能状态及患者的全身状况,制订针对具体病例的个体化治疗方案并选择合适的手术方法。具体的手术方式包括:①胆管切开取石术;②肝部分切除术;③肝门部胆管狭窄修复重建术;④肝移植术。介入治疗肝内胆管结石,通过经皮穿刺肝管,利用 Fogarty 球囊导管将肝内胆管结石拉拽至肝外胆管,然后利用 PTBD 排石方法将结石推送至肠道内,目前已成为一种可行的治疗方式。随着技术的进步及器械的发展,目前,国内学者在经皮穿刺肝脏治疗肝内胆管结石这一领域,也进行了初步的尝试并取得了一定的疗效,但结石残余或复发,仍是不可回避的一个问题。

四、并发症及处理措施

经皮经肝十二指肠乳头肌扩张治疗胆总管结石常见并发症包括:胆管炎、胆汁性胸腔积液、自限性的胆道出血。2011 年,韩国学者发表了迄今为止最大宗的经皮经肝十二指肠乳头肌扩张治疗胆石症的病例报道,总体成功率高达 95.7%,严重并发症发生率为 6.8%,其中,胆管炎 7 例,包膜下胆汁瘤 4 例,包膜下血肿 1 例,包膜下脓肿 1 例,胆汁性腹膜炎 1 例,十二指肠穿孔 1 例,胆总管穿孔 1 例,胃十二指肠动脉假性动脉瘤 1 例,右肝动脉横断 1 例,围术期无死亡病例。十二指肠穿孔患者行外科手术治疗,其他患者应用微创或药物治疗后好转。

（一）预防

经皮治疗胆石症最严重的并发症是胆汁腹腔内漏和腹腔内出血。穿刺时应确保患者是在屏气状态下,以减少肝被膜的损伤;避免穿刺至肝外,肝萎缩者要特别注意;引流要尽量充分,尤其肝门部阻塞者,胆管内压力较高,较易引起胆汁渗漏;手术入路尽量远离肝门,穿刺胆管 3 级分支为佳。操作过程中及术后出现寒颤,多由于操作过程中注入造影剂后胆管内压力增高,已有感染的胆汁逆流入血引起菌血症所致。所以,对于合并急性胆系感染的患者,穿刺进入胆管后应尽量多抽出一些胆汁,使注入造影剂的量不超过抽出的胆汁量。穿刺路径扩张引起的气胸与液胸,穿刺点不要过高即可避免。胆道出血是比较罕见的并发症,一般可自行停止,无需特殊处理,注意引流管侧孔应保证在胆管内,如严重出血者必要时可行肝动脉造影及栓塞术,治疗有症状的胆道出血。对于术前合并胆系感染的患者,引流可明显缓解胆道内压力,有助于减轻感染,防止菌血症、感染性休克等严重感染并发症的出现。术中应严格掌握无菌原则;术前积极应用抗菌药物,预防或治疗胆系感染。

(二)治疗措施

1. **出血**　包括肋间动脉出血、肝内动脉出血、肝内门脉或肝静脉出血、肝外血管出血等。引起出血的常见原因是穿刺造成血管损伤以及引流管折曲或移位导致。此外,合并梗阻性黄疸的患者多有维生素 K 吸收障碍,导致肝内合成凝血酶减少,凝血功能下降,可加重出血。少量出血者关闭引流管后,一般可自行停止,必要时应用止血药物。严重出血者应拔除引流管,必要时需对责任血管进行栓塞。

2. **感染**　常表现为反复寒战、发热、血白细胞及中性粒细胞升高,可发生在术中或术后。造成感染的主要原因为胆汁淤积、引流不畅及十二指肠胆管逆行感染。所以,对于合并急性胆系感染的患者,穿刺进入胆管后应尽量多抽出一些胆汁,减轻胆道压力。一旦患者胆红素恢复正常,可关闭外引流管,降低十二指肠胆管逆行感染的发生率。

3. **胆汁性腹膜炎**　系胆汁沿穿刺道进入腹腔而引起的化学性腹膜炎。穿刺时应确保患者是在屏气状态下,以减少肝被膜的损伤;避免穿刺至肝外,肝萎缩者要特别注意;引流要尽量充分,尤其肝门部阻塞者,胆管内压力较高,较易引起胆汁渗漏。手术入路尽量远离肝门,穿刺胆管 3 级分支或更细分支胆管为佳。

4. **液气胸与胸膜反应**　较少见,多见于穿刺右肝管者,多由穿刺点过高导致。选择右侧腋前线肋膈角以下的肋上缘为穿刺点,一般可以避免。对于出现液气胸的患者,若患侧肺脏体积压缩超过 30%,建议行胸腔闭式引流。

5. **胰腺炎**　少见或罕见,术前预防性应用生长抑素或醋酸奥曲肽等药物,术中精细操作,避免小结石进入胰管,有助于降低胰腺炎的发生率。术后密切监测生命体征变化,定期复查血常规、肝肾功能、血生化及血、尿淀粉酶。一旦患者出现腹痛、发热等症状,以及血白细胞、血及尿淀粉酶升高,结合相关影像学证据,即可确定胰腺炎的诊断。应及时组织多学科会诊,按照胰腺炎的相关规范进行治疗。

6. **十二指肠损伤**　与结石形状及大小、器械选择及操作技巧有关。对于直径较大、形状不规则的结石,尽量先采用取石网篮碎石,然后再推送结石。尽量选择长度较短、顺应性好的球囊,配合超硬导丝,缓慢推送结石。术后密切监测病情变化,一旦出现上腹部压痛、反跳痛等症状,以及血白细胞升高、X 线或 CT 见膈下游离气体,应及时请普外科等相关科室会诊,必要时行外科手术。

参 考 文 献

---

1. Katsinelos P, Paroutoglou G, Kountonras J, et al. Partially covered VS uncovered sphinctemtomy and post-

endoscopic sphincterotomy bleeding. World J Gastroenterol, 2010, 16: 5077-5083.

2. Yasuda I, Fujita N, Maguchi H, et a1. Long-term outcomes after endoscopic sphincterotomy versus endoscopicpapillary balloon dilation for bile duct stones. Gastrointest Endosc, 2010, 72: 1185-1191.

3. Meine GC, Baron TH. Endoscopic papillary large-balloon dilation combined with endoscopic biliary sphincterotomy for the removal of bile duct stones (with video). Gastrointes Endosc, 2011, 74: 1119-1126.

4. Kojima Y, Nakagawa H, Miyata A, et al. Long-term prognosis of bile duct stones: endoscopic papillary balloon dilatation versus endoscopic sphincterotomy. Digestive Endoscopy, 2010, 22: 21-24.

5. Kim JH, Kim YS, Kim DK, et al. Short-term clinical outcomes based on risk factors of recurrence after removing common bile duct stones with endoscopic papillary large balloon dilatation. Clin Endosc, 2011, 44: 123-128.

6. Koichi A, Yuko K. Current status of endoscopic papillary balloon dilation for the treatment of bile duct stones. Hepatobiliary Pancreat Sci, 2011, 18: 339-345.

7. Kawai K, Akasaka Y, Murakami K, et al. Endoscopic sphincterotomy of the ampulla of Vater. Gastrointest Endosc, 1974, 20 (4): 148-151.

8. Williams E, Beckingham I, El Sayed G, et al. Updated guideline on the management of common bile duct stones (CBDS). Gut, 2017, 66 (5): 765-782.

9. Trikudanathan G, Arain MA, Attam R, et al. Advances in the endoscopic management of common bile duct stones. Nature Reviews Gastroenterology & Hepatology, 2014, 11 (9): 535-544.

10. Koksal AS, Eminler AT, Parlak E. Biliary endoscopic sphincterotomy: Techniques and complications. World journal of clinical cases, 2018, 6 (16): 1073-1086.

11. Duan F, Cui L, Bai Y, et al. Comparison of efficacy and complications of endoscopic and percutaneous biliary drainage in malignant obstructive jaundice: a systematic review and meta-analysis. Cancer imaging: the official publication of the International Cancer Imaging Society, 2017, 17 (1): 27.

12. Freeman ML, Nelson DB, Sherman S, et al. Complications of endoscopic biliary sphincterotomy. The New England journal of medicine, 1996, 335 (13): 909-918.

13. Perez MR, Oleaga JA, Freiman DB, et al. Removal of a distal common bile duct stone through percutaneous transhepatic catheterization. Archives of surgery (Chicago, Ill: 1960), 1979, 114 (1): 107-109.

14. Centola CA, Jander HP, Stauffer A, et al. Balloon dilatation of the papilla of Vater to allow biliary stone passage. AJR American journal of roentgenology, 1981, 136 (3): 613-614.

15. 陈超, 李东, 李玉亮, 等. 经皮穿肝十二指肠乳头肌扩张术治疗胆总管结石的并发症分析. 山东医药, 2016, (2): 92-93.

16. 李胜勇, 耿建利, 李玉亮, 等. 经皮经肝球囊扩张术治疗胆总管结石的临床研究. 中华普通外科杂志, 2013, 28 (7): 497-499.

17. 刘斌, 耿建利, 李玉亮, 等. 经 T 管十二指肠乳头肌扩张术治疗外科术后胆总管残余结石. 中华医学杂志, 2015, (11): 853-856.

18. 李玉亮, 耿建利, 贾云明, 等. 经皮穿肝十二指肠乳头肌扩张术治疗胆总管结石. 中华医学杂志, 2013, (12): 3586-3589.

19. Li S, Li Y, Geng J, Liu B, et al. Concurrent Percutaneous Transhepatic Papillary Balloon Dilatation Combined with Laparoscopic Cholecystectomy for the Treatment of Gallstones with Common Bile Duct Stones. J

Laparoendosc Adv Surg Tech A, 2015, 25 (11): 886-891.

20. Hai-Yang Chang, Chang-Jun Wang, Bin Liu, et al. Ursodeoxycholic acid combined with percutaneous transhepatic balloon dilation for management of gallstones after elimination of common bile duct stones. World J Gastroenterd, 2018, 24 (39):4489-4498.

21. 李东, 朱景润, 侯向前, 等. 经皮经胆囊十二指肠乳头肌球囊扩张排石术治疗胆总管结石的初步临床应用. 中华医学杂志, 2017, 97 (31): 2454-2458.

22. Garcia-Cano Lizcano J, Gonzalez Martin JA, Taberna Arana L, et al. Therapeutic biliary endoscopy in patients over 90 years of age. Anales de medicina interna, 2002, 19 (8): 409-411.

23. Garcia-Cano J. Endoscopic retrograde cholangiopancreatography in patients 90 years of age and older: increasing experience on its effectiveness and safety. Journal of Clinical Gastroenterology, 2003, 37 (4): 348-349.

24. Friedman GD. Natural history of asymptomatic and symptomatic gallstones. Am J Surg, 1993, 165: 399-404.

25. Howard DE, Fromm H. Nonsurgical management of gallstone disease. Gastroenterol Clin North Am, 1999, 28: 133-144.

26. Ellis RD, Jenkins AP, Thompson RP, et al. Clearance of refractory bile duct stones with extracorporeal shockwave lithotripsy. Gut, 2000, 47: 728-731.

27. Vergunst H, Terpstra OT, Brakel K, et al. Extracorporeal shockwave lithotripsy of gallstones. Possibilities and limitations. Ann Surg, 1989, 210: 565-575.

第十三章

经皮经肝十二指肠乳头肌
扩张术治疗胆总管结石

　　患者已确诊胆总管结石,不论有无症状,如无特别禁忌,原则上应限期处理。目前绝大部分症状性胆总管结石采用外科手术治疗,尤其是随着腹腔镜胆囊切除术的出现和发展,外科手术治疗胆结石更加微创,同时患者术后恢复更快。尽管如此,如果胆结石患者伴有严重的合并症,也并不适合外科手术治疗。这部分症状性胆结石患者往往需要先行经皮胆道引流改善症状后,再通过各种微创手段,逐步取出结石。其中,ERCP 是主要的技术手段之一。但是存在复杂解剖,比如合并十二指肠憩室、嵌顿结石直径 >15mm 等情况的患者,ERCP 往往不能取石成功。既往有过胆道重建手术的胆结石患者,比如存在毕 II 式胃大部切除病史或者 Roux-en-Y 吻合术以及肝内胆管结石患者,ERCP 也同样无能为力。对于此类患者,需要经过经皮经肝途径取出结石。

　　20 世纪 70 年代,国外学者最早开始探索利用球囊扩张导管或取石网篮处理胆总管结石,并取得了理想的效果。我国学者李玉亮等在国内率先开展胆石症的介入治疗,采用十二指肠乳头肌扩张术(percutaneous transhepatic balloon dilation,PTBD),取得了理想的治疗效果。相对于经皮胆道镜取石而言,PTBD 可以通过较小直径的工作通道来完成排石。本章就十二指肠乳头肌扩张术治疗胆总管结石进行阐述。

一、适应证

1. 诊断明确的胆总管结石。
2. 内镜治疗失败的胆总管结石患者。
3. 一般情况较差,不能进行内镜或手术治疗的胆总管结石患者。
4. 不愿接受内镜或手术治疗的胆总管结石患者。
5. 毕 II 式胃大部切除或 Roux-en-Y 吻合术术后合并胆总管结石的患者。

6. 术前无法明确原因的梗阻性黄疸，经皮穿刺胆道造影显示胆总管结石。

二、禁忌证

1. 合并心脑血管疾病或肝肾功能障碍，不能耐受经皮经肝十二指肠乳头球囊扩张术。

2. 严重凝血功能障碍，凝血酶原时间（PT）$\geqslant$ 17 秒，PLT $\leqslant 50 \times 10^9$/L。

3. 结石横径过大，大于 3cm。

4. 由于肠道和肺脏的阻隔而缺乏安全的手术路径。

5. 大量腹水。

6. 急性胆系感染，为相对禁忌证。

三、术前检查

1. 实验室检查

（1）凝血功能检查：拟行 PTBD 的患者术前必须行血小板计数、凝血酶原时间（prothrombin time，PT）或国际标准化比值检测，检查时间不宜超过术前 72 小时，指标异常可能增加术后出血的风险，应予以纠正后实施。如应用维生素 K、冰冻新鲜血浆、血小板纠正出凝血功能障碍。长期抗凝治疗的患者，在术前应考虑调整有关药物，如服用阿司匹林、非甾体抗炎药者，应停药 5~7 天；服用其他抗血小板凝聚药物（如 clopidogrel、ticlopidine 等），应停药 7~10 天；服用华法林者，也应停药 7~10 天，改用低分子肝素或普通肝素，术前 12 小时停用，术中如无明显出血，术后当晚即可恢复使用低分子肝素。

（2）肝肾功能、血生化、血浆淀粉酶检查，术前应用肾毒性抗生素预防感染时，必须检查血浆肌酐和尿素氮水平。

2. 影像学检查　包括超声、增强 CT 扫描、MRI 或 MRCP，以了解结石的位置，胆管以及穿刺路径与邻近脏器的解剖关系。术前充分的影像学检查有利于提高操作成功率，减少并发症。术前分析影像学检查结果，可明确肝脏形态、病变范围、门静脉通畅情况、相邻结构（如肺、结肠等）与肝脏的关系及腹腔积液等。

3. 肝功能的评估　除常规肝功能和凝血功能检查外，要注意黄疸程度、出血倾向、腹水、双下肢水肿、腹壁静脉曲张等表现，必要时行胃镜检查以明确有无食管胃底静脉曲张，据以判断肝功能代偿状态以及是否合并肝硬化和门静脉高压症。

4. 签署知情同意书　术前手术医生应向患者及近亲属详细介绍手术的相关事宜，包括手术的必要性、可能的结果以及存在的风险，并由患者指定的委托人签署书面知情同意书。知情同意书不宜过于笼统，应明确表述可能发生的并发症，尤其是手术相关的严重并发症，如出血和败血症等。

四、术前准备

1. **预防性使用抗菌药物**　正常的胆道内没有菌群存在,引起胆道内细菌繁殖和继发感染的相关因素包括发热性疾病、胆管炎、肝内胆管结石、胆总管结石、凝血功能障碍、胆道近端或远端的梗阻、胆肠吻合手术以及先前的胆道介入手术。不仅胆道系统的梗阻容易导致细菌的增生繁殖,同时针对胆道梗阻进行的介入手术,不管是肿瘤引起的恶性梗阻还是结石引起的良性胆道梗阻,都有胆道污染的可能。在绝大多数胆道介入手术规范中,预防性应用抗生素已经成为一个普遍的共识,因为没有预防性应用抗生素,其胆道感染并发症的发生率可高达 50%。PTBD 较其他胆道介入手术操作更为复杂,时间相对也长,发生胆道感染的概率也就越高。毒力大可致命的微生物包括梭状芽孢杆菌属和大肠杆菌属,大肠埃希菌是最常见的致病菌,克雷伯杆菌、肠球菌、草绿色链球菌也是经常被检测到的致病菌,抗菌谱应涵盖革兰氏染色阳性菌和革兰氏染色阴性菌。头孢曲松是各个医疗机构最常用于胆系感染的抗生素,因为其经由胆汁排泄,且生物半衰期长,一天一次给药即可。氨苄西林/舒巴坦(1.5~3g IV)或氨苄西林(2g IV)联合庆大霉素(1.5mg/kg IV),也是合适的替代用药方案,对绝大多数肠球菌有强效的杀灭作用。对青霉素过敏及头孢菌素交叉过敏患者,可应用万古霉素或克林霉素替代。

2. 患者术前禁食 6 小时,静脉补液以预防血容量不足导致的肾功能损伤。

3. 术前 1/2 小时应用阿托品 0.6~1mg 预防胆道刺激导致的迷走反应。

4. 碘造影剂可通过渗透性损伤、氧化应激等机制导致造影剂肾病(contrast-induced nepropathy,CIN)。二甲双胍 90% 经肾排泄,其本身并没有肾毒性,但 CIN 可能导致二甲双胍蓄积,放大其不良反应。其中,最致命的不良反应是乳酸酸中毒。因此,对同时服用二甲双胍而肾功能正常的糖尿病患者,PTBD 前不必停用二甲双胍,但使用碘造影剂后应在医生的指导下停用 48~72 小时,复查肾功能正常后可继续用药;肾功能异常患者,使用碘造影剂及全身麻醉术前 48 小时应当暂时停用二甲双胍,之后还需停药 48~72 小时,复查肾功能结果正常后可继续用药。

5. **器械准备**

具备脉冲透视功能的 DSA "C"型臂系统

麻醉设备及麻醉镇痛药物

心电脉氧监护设备

铅围裙、悬吊式透明含铅防护屏、含铅防护眼镜

5ml、10ml、20ml 无菌注射器及 21G 注射针头

无菌纱布

水溶性等渗非离子型造影剂

局麻药物：2% 利多卡因 5~10ml

#11 手术刀片

3-0 皮肤缝线

21G 带内芯穿刺针，穿刺针外鞘可以通过 0.018″ 导丝

共轴导入套装，包括头端逐渐变细可以通过 0.018″ 导丝坚硬金属、柔韧塑料内芯以及 4F 或 5F 的塑料外鞘。

8~12F 型号的导管鞘

4F 或 5F 的单弯导管、Cobra 导管、Kumpe 导管、Simmon 导管、猪尾造影导管

0.035″ 亲水超滑导丝、超硬导丝

12~28mm 血管成形球囊导管

Fogarty 球囊导管

10F 胆道引流管

取石网篮

6. 皮肤准备　消毒区域足够广泛，适合右肝管入路和左肝管入路两种手术途径。

右肝入路的优势：穿刺路径与胆总管走行路径角度 ≥ 90°，易于引入导丝鞘管；术者双手可避开 X 光直射。

左肝入路的优势：可以在超声引导下穿刺；左肝留置引流管的疼痛等不适较右肝为轻；左肝置管体外部分位于前正中线附近，较右肝置管体外部分位于右腋中线附近易于选择舒适体位，同时易于护理；对于合并腹水的患者来说，左肝留置引流管引起腹水溢漏概率极低。

7. 镇静/止痛　术前应对患者的病情及全身状况做全面评估，结合当地的实际条件，决定采用的镇静或麻醉方式。绝大部分胆道介入手术在清醒镇静配合穿刺点以及肝包膜局部浸润麻醉止痛下进行，有些不能配合的患者则需要在全麻下手术。在患者极度疼痛不适的情况下进行胆道介入手术，操作会变得极其困难且更容易出现并发症。患者常规建立较粗的静脉通路以利给药，给予鼻导管持续吸氧。麻醉药物的使用必须遵循相关规定，实施深度镇静或静脉麻醉时须有麻醉专业资质的医生在场，并负责操作过程中的麻醉管理与监护。操作过程中，患者给予心电、血压、脉搏及氧饱和度等实时监测。

五、操作步骤

1. 穿刺点的选择　包括体表穿刺点及肝内目标胆管穿刺点的选择，主要依据对术前影像学检查结果（包括肝脏形态、肋膈角胸膜反折及肺下缘的位置、肝内肿瘤分布情况、胆管扩张情况及梗阻位置等）的判读。肝内目标胆管的穿刺点常选择肝内 3 级以下胆管分支，不建议穿刺肝门部胆管，因易损伤血管且常导致后续操作空间狭小甚至难以进行。患者取仰卧位，行右肝管穿刺者在确定其右侧腋中线后，嘱患者深呼吸，行透视观察，对肺脏下降的最低

点进行标记,在其下方 1~2 个肋间隙选做穿刺点。

合并左肝管结石患者有时需要经左肝管入路排石。行左肝管穿刺者,一般多选择在剑突下偏左作为穿刺点,向偏右侧方向进针穿刺。可根据术前影像学所见做适当调整。相对右肝入路而言,左肝较右肝体积为小以及胸骨剑突与双侧肋缘的倒 V 形解剖关系都增加了其穿刺难度。通常选择Ⅲ段肝管进行穿刺,因为其位于左肝下缘且沿肝下缘走行;如果肝左叶体积足够大,则选择穿刺Ⅱ段肝管,因其走向呈水平方向,穿刺角度相对缓和,导丝导管更容易进入胆总管(图 13-1)。

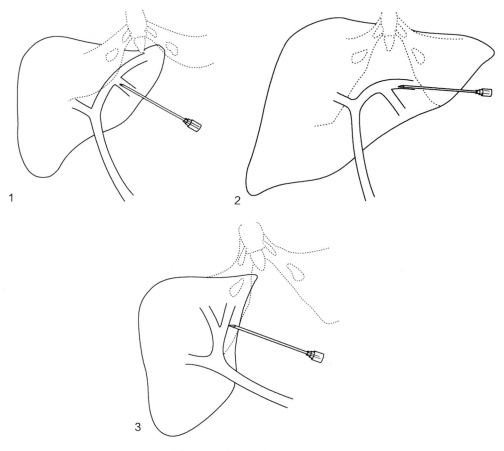

图 13-1 左肝管穿刺模式图

1. 通常选择Ⅲ段肝管进行穿刺,因为其位于左肝下缘且沿肝下缘走行;2. 肝左叶体积足够大,则选择穿刺Ⅱ段肝管,因其走向呈水平方向,穿刺角度相对缓和,导丝导管更容易进入胆总管;3. 肝左叶体积过小,则须在右肋缘下斜向上穿刺Ⅲ段肝管,角度锐利,导丝导管等器械进出胆道以及进行其他操作都有相当的难度

无论是穿刺右肝管还是左肝管,在确定穿刺部位时,均需要在 X 线透视下结合肝脏大小、膈肌和脊柱的位置以及膈肌运动等来准确定位。过于偏头侧进针时容易穿到肺脏造成气胸,过于偏足侧会增加操作难度。此外,穿刺时应避开肿瘤与血管瘤等病变,以防出血与肿瘤播散。

2. 经皮穿肝胆道造影　穿刺点确定后,1% 的利多卡因对局部皮肤浸润麻醉后,#11 手术刀片做一小切口,22G 千叶针(长度 15cm)进行胆道穿刺造影,穿刺在透视下时进行(图 13-2)。在穿刺右肝胆管时,穿刺针水平方向朝向 12 胸椎;在穿刺左肝胆管时穿刺针可垂直偏右方向进针,根据术前影像学检查所见确定穿刺靶点。穿入肝脏后让患者小幅度呼吸,这样可以避免或减少肝被膜的裂伤。

确认穿刺针是否刺入胆管有两种方法:一是边回撤穿刺针边抽吸直至抽出胆汁;二是在透视下回撤穿刺针同时推注少量造影剂证实胆道显影。抽吸胆汁的方法可以避免反复穿刺导致的肝实质内大量造影剂的瘀滞染色,影响操作视野。但是肝内胆管没有显著扩张时,抽吸胆汁的方法就难以奏效,此时需注入造影剂确定胆管位置。

注射造影剂时要注意分辨肝内各种管道结构。

(1)门静脉:在左肝其分支位于胆管背侧,在右肝其分支位于胆管腹侧。门静脉分支在大小和形态上与胆管相似,门静脉内的造影剂呈非搏动性,会很快被冲向肝周方向,所以容易识别。穿刺针穿中门静脉时,可根据其与胆管的解剖关系,向腹侧或背侧方向略作调整而穿入胆管。

(2)肝静脉:呈管状结构,一般看不到分支,造影剂向内侧头侧流向下腔静脉,进入右心房。

(3)肝动脉:显示细小的搏动性分支结构,造影剂很快向肝周方向消失。

(4)淋巴管:显示形态细小而不规则的朝向肝门方向的线样结构,造影剂停留时间长。

(5)肝实质:显示不规则的片状的造影剂染色,停留时间长,消散很慢。

(6)胆道:当穿中胆管时,注入造影剂很快显示边缘光滑的胆管分支显影,随着造影剂的增加,肝管及胆总管逐渐显影,造影剂离开针尖进入胆道的过程类似蜡滴流向烛台。停止注射造影后,可见造影剂在胆管腔内停留而不被冲走。

若一次穿刺不能进入胆道,可扇形向足侧朝着肝门进行连续穿刺,但是要确保穿刺针针尖不能退出肝包膜,也就是说确保在肝包膜上只有一个穿刺点,这样有助于减少出血并发症(图 13-3)。

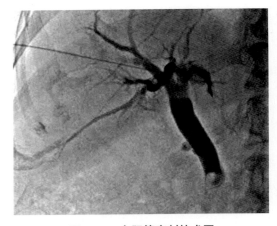

图 13-2　右肝管穿刺技术图

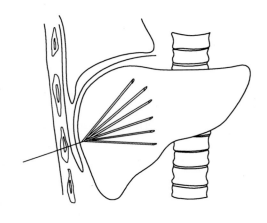

图 13-3　右肝管穿刺技术模式图

胆道扩张不明显时,胆道穿刺造影亦存在技术难度。15~20次的穿刺是相对安全的,但如果仍不能进入胆道,就应该考虑改变穿刺方式。例如可以在超声引导下,先行穿刺胆囊,经胆囊注入造影剂,逆行显示肝内胆管系统用于标志定位,再经肝穿刺进入胆道。

在证实穿刺针位于胆道系统后,多抽出一些胆汁,然后通过穿刺针注入稀释的造影剂,显示胆管系统,保留后前位、左右斜位的造影图片,以清楚显示肝内外胆管的解剖,确定有无解剖变异,同时进一步明确结石的位置、数量,测量结石的最大径,选择合适直径的球囊。

3. 穿刺置管 尽管有报道应用18G穿刺针进行胆道穿刺,但绝大多数介入放射学家喜欢应用更加微创的穿刺套装。这类穿刺套装先应用21G或22G穿刺胆道系统成功后,顺序置换逐渐增加直径的导丝和鞘管。应用微创的穿刺套装,适于穿刺较细的外周胆管,从而减少胆道出血和胆瘘的风险。

胆道进入点应为胆管2级或3级分支(图13-4),若穿刺针道与胆管走行呈直角或穿中胆管部位靠近肝门,则操作难度加大,同时增加并发症的风险,如血管损伤大出血等。这种情况下常需重新选择外周接近水平走向的胆管进行穿刺,可在透视下对准与穿刺针方向顺行而又扩张的胆管分支穿刺。穿刺肝管时,可在进针后旋转C型臂,确定穿刺针与胆管的前后关系,调整穿刺方向重新穿刺。

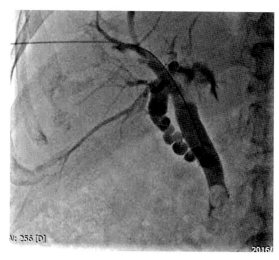

确定进入胆管后,退出针芯,置入0.018″导丝,有时0.018″进入胆道后,朝向外周走行而非肝门方向走行,此时可将穿刺针斜面做旋转,旋转同时试探性地送入导丝直到导丝向肝门方向走行(图13-5)。有时导丝进入胆道困难是因为穿刺针针尖顶在了胆道内侧壁上,此时可略回撤穿刺针,同时送入导丝多能成功。

图13-4 穿刺右肝管2级或3级分支

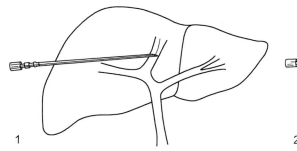
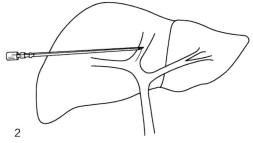

图13-5 右肝管穿刺技术模式图

1. 0.018″导丝进入胆道后,朝向外周走行而非肝门方向走行;2.将穿刺针斜面做旋转,
旋转同时试探性的送入导丝直到导丝向肝门方向走行

0.018″导丝头端进入胆总管足够深度后，退出穿刺针，沿 0.018″导丝送入 5F 套装鞘管。当套装到达胆管时，回撤坚硬的金属内鞘，使柔顺的 4F 内鞘和 5F 外鞘沿导丝进入胆总管。

4. **置换导管鞘**　撤出 0.018″导丝和 4F 塑料内鞘，经 5F 外鞘送入 4F 单弯导管、0.035″超滑导丝，使导管、导丝配合通过十二指肠乳头，进入十二指肠水平部以远（图 13-6、图 13-7）。将导丝交换为 0.038″超硬导丝，撤出单弯导管及 5F 外鞘，根据所选择球囊直径的大小置入相应直径的导管鞘，球囊直径与结石最大横径一致，一般不超过 20mm（直径 8~20mm、长度 40~60mm），可选择 8~10F 导管鞘；若需球囊直径 20~30mm，可选择 12F 导管鞘（图 13-8）。

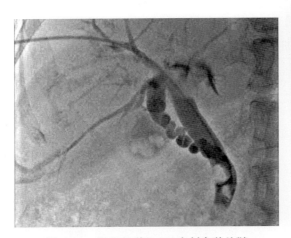

图 13-6　沿导丝送入 5F 穿刺套装外鞘
造影可见胆总管末端充盈缺损，胆囊管低位汇入胆总管

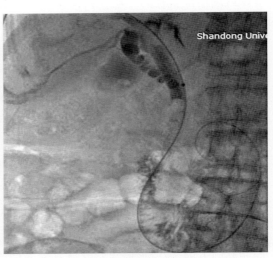

图 13-7　4F 单弯导管配合 150cm 长超滑导丝，使其通过十二指肠乳头肌进入十二指肠水平部或升部

5. **球囊扩张十二指肠乳头肌**　沿超硬导丝导入球囊导管，使球囊中部在乳头狭窄区，缓慢加大压力，直视下扩张十二指肠乳头括约肌，最大压力 8atm，维持 2~3 分钟，间歇 30 秒后，再扩张 2 分钟，充分扩张开十二指肠乳头括约肌（图 13-9）。

传统理念认为应用球囊扩张十二指肠括约肌直接增加胰管压力从而增加胰腺炎的发生率，因此球囊扩张时间宜短不宜长，但近期研究显示≤1 分钟的短时间球囊扩张并不能使奥迪括约肌充分松弛，从而增加了发生胰腺炎的风险以及排石失败的发生率。奥迪括约肌可被球囊扩张而松弛，十二指肠壶腹在球囊扩张 2 小时内可发生出血和炎性水肿。较短时间的球囊扩张不能充分松弛奥迪括约肌且限制了胰管末端体积的膨大导致筋膜室综合征，加之球囊扩张后的水肿进一步加剧了胰管的压力继而增加了胰腺炎的发生率。研究还显示相对于括约肌切开术（EST），较长时间（>1 分钟）的球囊扩张可减少出血并发症的发生率而并不相应增加胰腺炎的发生率。

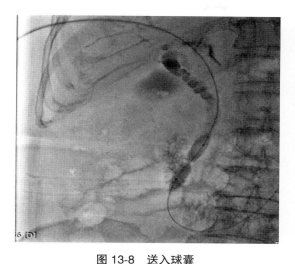

图 13-8 送入球囊

根据结石大小及胆管的扩张程度选择合适的球囊，反复、缓慢、充分扩张十二指肠乳头肌，同时应用阿托品松弛、解除奥迪括约肌痉挛

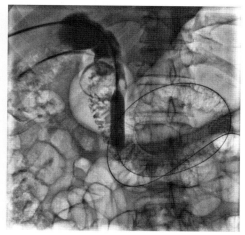

图 13-9 球囊直径一般不超过 20mm

虽然一般因为担心损伤括约肌的功能或者撕裂胆道而不愿过度扩张壶腹，但是如果球囊的直径不超过胆总管直径且不存在十二指肠憩室时还是安全的。当胆道结石巨大并相应的胆总管扩张时，可以将壶腹扩张至 15mm，必要时甚至可扩张至 20mm 而不会伴有并发症，并且也不会过度损害括约肌的功能。但是，如果通过体内或体外碎石术可以将结石粉碎，就不需要以上的做法。抑或采用"会师手术"，即经由已经置放的引流管送入交换导丝进入十二指肠，内镜医师借助该通道采用 ERCP 技术取出胆总管结石。

6. 球囊推送结石入十二指肠 抽瘪球囊，将其回撤至胆总管结石头侧，重新充盈，沿导丝推送结石入十二指肠，超过一半的患者为多发结石，这就需要反复推送，直到排净为止（图 13-10）。期间要多次进行胆总管造影并详细对比，以明确区分结石、损伤引起的血凝块以及操作过程中带入的气泡。我们成功推送结石的最大直径达 26mm，若结石直径 >20mm，推送困难，可应用碎石网篮或其他碎石技术进行碎石，然后再应用球囊进行推送。当结石位于左右肝管汇合处时，为了避免将结石推入对侧肝管，可使用 Fogarty 球囊导管将其堵塞，同时使用另一球囊推动结石进入胆总管，继而推入十二指肠。

7. 留置引流管 在明确排石成功后，留置与导管鞘同等直径或更大直径的引流管（图 13-11）。直径较大的经皮导管能够获得更好的引流效果，同时能够更准确地定位、观察结石，并且在出现梗阻时更容易置换。

8. 引流管拔除 术后 1 周左右行胆管造影，明确有无结石残余（图 13-12）。如有残余结石，可再次行 PTBD 排石后拔除引流管，因为引流管拔除以后会有少量血性胆汁溢漏于腹腔导致局限性腹膜炎，引起发热、腹痛等症状，建议引流管拔除前后常规应用生长抑素、抗生素、止血药物，必要时应用激素和镇痛药物以缓解症状。

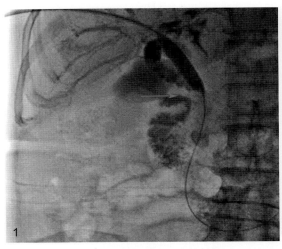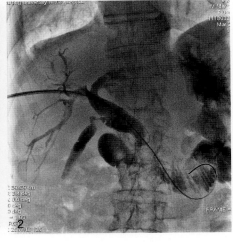

图 13-10　推送结石

1. 抽瘪球囊,将其回撤至胆总管结石头侧,重新充盈球囊,沿导丝向十二指肠内推送结石;
2. 胆总管结石被推送入十二指肠,超过一半的患者为多发结石,这就需要反复推送,直到排净为止

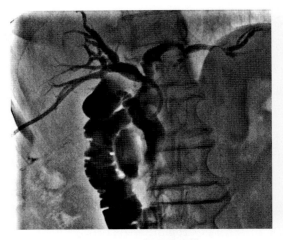

图 13-11　留置引流管

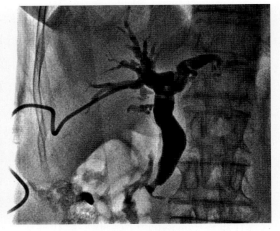

图 13-12　胆管造影

透视可见引流管于腹腔内移位、打折,造影胆管内未见充盈缺损、造影剂外溢等征象

六、术后处理

1. 复苏与观察　采用深度镇静或麻醉的患者应按规定予以复苏,建议在专设的复苏区由专人照看,密切监察生命体征变化,直至患者意识清醒、肌力完全恢复。患者转出前应交代相应注意事项。术后平卧 6~8 小时,予以吸氧,监测血压、脉搏、血氧饱和度等生命体征,观察患者神志、意识及穿刺部位出血、渗血情况,有无腹膜炎体征。

2. 麻醉清醒后,即可进食清淡流质饮食,待胃肠道功能恢复至正常后逐渐过渡至正常饮食。

3. 对症处理患者疼痛、恶心、呕吐等不适。

4. 术后继续应用抗生素 24~72 小时,及时根据胆汁和血液微生物培养结果调整用药方案。同时应用保肝、退黄等药物,全身情况较差者予支持治疗,并注意保持水、电解质平衡。

5. 引流管外接引流袋持续引流,每日记录胆汁引流量,观察引流胆汁的性状,5~10ml 生理盐水冲洗引流管,一天 2 次。

6. **手术操作报告及影像资料**　手术完毕后,主要操作者或助手应及时书写手术操作报告,需详细描述检查过程中的发现、影像特点及其影像诊断;全面叙述所采取的治疗方法、步骤及其初步结果;如有必要,还需介绍操作中出现的异常情况、可能发生的并发症及其处理建议。医疗文书及影像资料应按规定存档管理。

7. 及时复查血常规、肝肾功能、血生化、胰淀粉酶、降钙素原、血凝指标,以了解肝肾功能及有无电解质紊乱、有无出血及有无并发胰腺炎等情况。

七、并发症及其防治

胆道介入手术的并发症可分为早期并发症(术中并发症)和延迟并发症(术后并发症)两类。绝大多数围术期并发症与手术操作者的经验、技术熟练程度以及患者的选择有关,文献报道死亡率 0~2.8%,严重并发症发生率 3.5%~9.5%。恶性疾病手术相关死亡率较良性疾病为高(3%∶0),其他手术相关并发症发生率亦是如此(7%∶2%)。轻微并发症,如自限性的胆汁血症、发热、一过性的菌血症、败血症等,发生率可高达 66%。

1. 早期并发症

(1)过度镇静:过度镇静易导致心肺功能的抑制,术中、术后需持续监测所有患者的生命体征,尤其是脉氧饱和度。

(2)出血:出血来源于肋间动脉、肝动脉及门静脉等的损伤。少量胆道出血非常常见,可多达 16%。严重出血需要进行红细胞输注的约占所有手术患者的 3%。出血可以通过纠正凝血缺陷而减少,同时应该避免对合并存在严重不能纠正的凝血功能障碍患者进行介入治疗。出血通常是自限性的,一般可自行停止,无需特殊处理。轻度出血或静脉源性出血,可能的原因是引流管的侧孔靠近肝门或位于肝实质,或者是穿刺道横贯门静脉分支,源于门静脉损伤的出血常可在 12~24 小时内自行止血,其诊断可通过引流管造影证实,亦可插入导丝送入导管鞘进行造影以寻找潜在的血管结构。可通过调整引流管位置进行止血,使其侧孔完全位于胆管内,而不是位于肝实质或静脉分支内。有必要的话,可以更换更大直径引流管以堵塞出血点,也是非常有效的。如果采取上述措施仍不能有效止血,或出血更加严重,表现为血细胞比容的下降、腹痛、引流出明显的血性胆汁,则要考虑为肋间动脉或肝动脉损伤引起。必须进行肝动脉造影,观察引流管通过肝脏部位以及胆道穿刺部位的肝动脉分支有无损伤,肝动脉损伤的表现多种多样,可以表现为假性动脉瘤、局限性的肝动脉痉挛、肝动脉胆管瘘或者肝动静脉瘘、肝动脉门静脉瘘。如果引流管部位肝动脉造影没有阳性发现,可保留导丝移除胆道引流管重复造影。对损伤的肝动脉应用弹簧圈或明胶海绵栓塞通常能有效止血(图 13-13)。

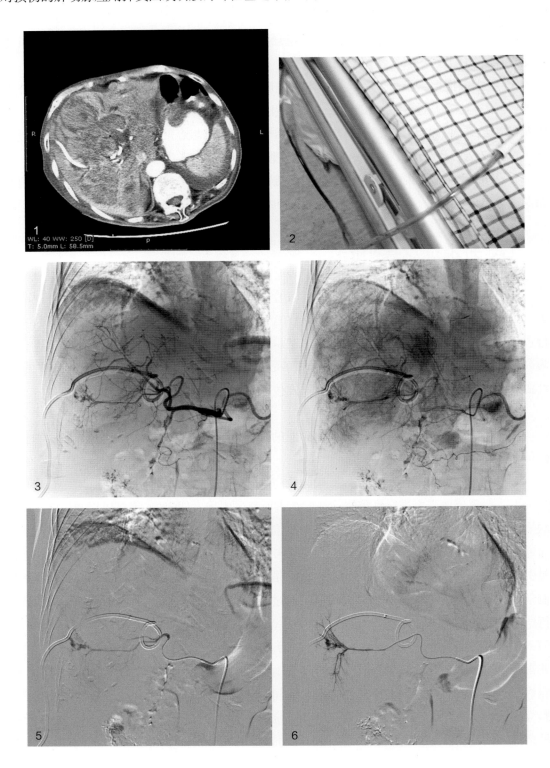

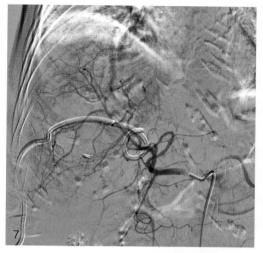
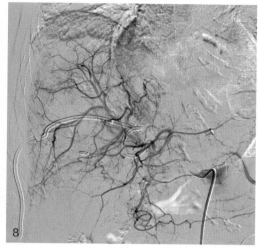

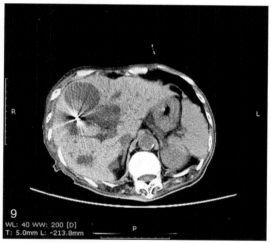

图 13-13　PTBD 排石术后肝内巨大血肿形成

1. 强化 CT 示右肝巨大血肿；2. 引流管内可见血性胆汁；3. 肝动脉造影显示肝右动脉分支可见造影剂外溢，考虑破裂出血；4. DSA 造影实质期显示造影剂瘀滞；5. 微导管超选择插入肝右动脉分支血管，造影显示造影剂外溢；6. 微导管超选择插入责任动脉，造影明确出血动脉分支；7. 弹簧圈栓塞责任动脉，造影未见分支血管显影；8. 造影实质期未见造影剂外溢；9. 术后复查 CT 示血肿范围减小并液化

　　（3）胆汁性腹膜炎：胆汁性腹膜炎可引起严重的腹痛和腹肌紧张，部分患者仅有少量的胆汁溢漏到腹膜腔即可引起明显的化学性腹膜炎，而有些患者即使有大量的胆汁溢漏到腹膜腔也不会引起明显的症状，具体原因不明。仔细的操作和熟练的配合可最大程度地避免胆汁的腹腔内溢漏。在下一个更大直径的导管鞘或引流管没有准备好之前，不要将已置放于胆道内的扩张器或导管鞘撤出肝实质，这样可以最大程度地减少导丝单独留置在工作通道内的时间。因为工作通道已经被先前的扩张器及鞘管扩张，如果单独保留导丝在工作通道内，胆汁就会沿导丝溢漏入腹膜腔，引发化学性腹膜炎。另外，正确的固定引流管的体外部分，引流管的远端置放于胆总管的合适位置，避免引流管侧孔移位与腹膜腔沟通，在拔除

胆道引流管时应用明胶海绵条或生物胶封闭肝实质内工作通道等措施都有助于预防胆汁的腹膜腔溢漏及出血,从而避免化学性腹膜炎的发生。

(4)败血症:术前如果没有预防应用广谱抗生素,术中在感染的胆管内进行导管导丝的操作可很快引起菌血症,进而可发展为败血症性休克。表现为术中患者突发寒战、心跳加速,甚或血压下降,此时须停止手术,保持呼吸道通畅,及时应用地塞米松、异丙嗪等药物缓解症状,静脉推注敏感抗生素杀灭入血细菌。

(5)胆汁漏:肝内胆管损伤胆汁溢漏可形成胆汁瘤,肝外胆管胆汁漏可导致局限性腹膜炎或局部脓肿形成,通过及时的引流及抗生素治疗,多可痊愈。

(6)导管周围胆汁渗漏,发生率约为15%。引流管周围胆汁或腹腔积液渗出(包括胆汁性腹膜炎)是较为常见并发症,尤易发生于右侧穿刺时。如更换更粗的引流管后仍不能解决问题,可考虑缝合引流管周围皮肤或使用密封造瘘袋;植入支架后及时拔管也是合理选择。

(7)胰腺炎:发生率0~4%,经肝胆道引流术后常会出现血淀粉酶的升高,但是血淀粉酶的升高通常是短暂的且很少与一过性的胰腺炎有关。

(8)气胸、血胸、胆汁胸:穿刺路径扩张可引起的气胸与液胸,穿刺点不要过高即可避免,发生率<1%(图13-14)。

(9)造影剂反应,发生率<2%。

2. 延迟并发症

(1)胆管炎:大约50%患者最初的胆道穿刺引流液细菌培养为阳性结果,应用直径10~12F的胆道引流管充分引流可降低败血症的发病率。

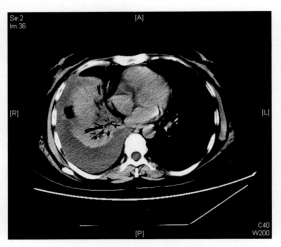

图 13-14　术后 1 周复查平扫 CT
显示右侧胸腔积液合并部分右肺下叶肺不张

(2)引流管移位:发生率约为15%~20%,对胆道外引流管正确的皮肤固定非常重要,因为呼吸导致的肝脏运动必然会引起引流管位置的改变,对经右肝入路置放的引流管的影响比左肝入路更为明显。如果引流管在皮肤入口处固定过紧,则在患者呼吸时,引流管就不能随肝脏的上下运动而自由地进出,不能自由地进出就会导致引流管随着呼吸运动逐渐脱出肝实质,在肝包膜和腹壁之间打折。继而因为引流管部分侧孔进入肝实质或部分侧孔与肝静脉或门静脉相通而导致引流管内出血。如果部分引流管侧孔脱入腹腔,则会导致胆瘘、胆汁性腹膜炎。为了避免上述情况的发生,在皮肤固定引流管体外部分时,要预留约2cm长度的松弛段。如果术后出现血性胆汁或胆汁性腹膜炎情况,应首先考虑有无引流管移位打折,此时应及时进行胆道造影并采取相应的处理措施。

(3)引流管部位皮肤感染、肝内或肝周脓肿形成:主要包括全身感染、化脓性胆管炎、肝脓肿、脓胸、穿刺通道感染等。胆道穿刺成功后,注入对比剂行胆道造影时,应尽可能控制其用量。对存在胆道感染者,大量对比剂注入引起的胆道压力增高可使细菌逆行入血,造成菌血症。应先放置胆道引流管,通常引流使胆道压力下降后再行胆道造影。对无法置管引流的胆道,介入器械的进入或注入对比剂均有导致胆道感染的可能,应尽量避免。围术期应用抗生素有助于避免感染。

3. 围术期并发症的预防

(1)术中操作注意事项

1)应用细针共轴穿刺技术。

2)穿刺点不可过高。

3)穿刺外周胆道,避免穿刺肝外胆道。

4)反复穿刺退针时,针尖不要退出肝包膜。

5)限制造影剂胆道内的注射剂量,对于合并急性胆系感染的患者,穿刺进入胆管后应尽量多抽出一些胆汁,使注入造影剂的量不超过抽出的胆汁量。

6)术前应用抗菌药物,预防或治疗胆系感染。

(2)术后观察注意事项

1)术后第一个 24 小时是并发症最易发生的时段,应密切观察症状及体征变化。

2)手术当日应禁食水、静脉补液,以后根据病情逐步恢复饮食。

3)术后 3 小时及次晨验血常规、血淀粉酶 / 脂肪酶,之后根据情况决定是否延长观察期。

4)发生胰腺炎高风险者给予抗胰腺炎药物(如生长抑素类似物和胰酶抑制剂等)。

5)如有明显腹痛及腹膜炎体征,怀疑胰腺炎或十二指肠穿孔、胆瘘的病例,应给予胃肠减压,并及时行胸腹透视、腹部超声和 / 或 CT 检查,以尽早明确诊断并给予相应处理。

6)有胆道梗阻、感染或有中 - 高度感染风险的患者应常规给予抗生素治疗。

7)应保持胆道引流管通畅,如果胆系引流不完全、黄疸消退不显著或发生胆管炎时,应考虑尽早再次行 PTCD 介入治疗。

───── **参 考 文 献** ─────

1. 所广军,胡海.胆总管结石内镜治疗术式的选择.中国普通外科杂志,2009, 18 (8): 775-778.

2. 胡旭光,郑成竹,印慨,等.腹腔镜胆总管探查术 58 例临床体会.腹腔镜外科杂志,2009, 14 (4): 296-297.

3. Staritz M, Ewe K, Meyer zum Büschenfelde KH. Endoscopic papillary dilation (EPD) for the treatment of common bile duct stones and papillary stenosis. Endoscopy, 1983, 15 Suppl 1: 197-198.

4. Kawai K, Akasaka Y, Murakami K, et al. Endoscopic sphincterotomy of the ampulla of Vater. Gastrointest Endosc, 1974, 20 (4): 148-151.

5. Farrell RJ, Noonan N, Mahmud N, et al. Potential impact of magnetic resonance cholangiopancreatography on endoscopic retrograde cholangiopancreatography workload and complication rate in patients referred because

of abdominal pain. Endoscopy, 2001, 33 (8): 668-675.

6. 龚建平，周永碧，王曙光，等．逆行胰胆管造影、乳头括约肌切开配合腹腔镜胆囊切除术治疗胆石症．中华消化内镜杂志，1997, 14 (4): 229-231.

7. Sherman S, Ruffolo TA, Hawes RH, et al. Complications of endoscopic sphincterotomy. A prospective series with emphasis on the increased risk associated with sphincter of Oddi dysfunction and nondilated bile ducts. Gastroenterology, 1991, 101 (4): 1068-1075.

8. 陈俊，李广阔，钟彦文，等．LC 术后近期行 ERCP ＋ EST 胆总管结石取石致胆漏 2 例及文献回顾．中国微创外科杂志，2013, 13 (5): 475-478.

9. Ozcan N, Kahriman G, Mavili E. Percutaneous transhepatic removal of bile duct stones: results of 261 patients. Cardiovasc Intervent Radiol, 2012, 35 (4): 890-897.

10. Kim JH, Yang MJ, Hwang JC, et al. Endoscopic papillary large balloon dilation for the removal of bile duct stones. World journal of gastroenterology, 2013, 19 (46): 8580-8594.

11. Han JY, Lee DH, Jeong S, et al. Clinical Features and Outcomes of Endoscopic Treatment for Stones in Stemware-Shaped Common Bile Ducts: A Multicenter Data Analysis. Gut and liver, 2015, 9 (6): 800-804.

12. Li D, Li Y L, Wang W J, et al. Percutaneous transhepatic papilla balloon dilatation combined with a percutaneous transcystic approach for removing concurrent gallbladder stone and common bile duct stone in a patient with billroth Ⅱ gastrectomy and acute cholecystitis: A case report. Medicine, 2017, 96 (35): e7964.

13. Williams EJ, Green J, Beckingham I, et al. Guidelines on the management of common bile duct stones (CBDS). Gut, 2008, 57 (7): 1004-1021.

14. 刘斌，耿建利，李玉亮，等．经 T 管十二指肠乳头肌扩张术治疗外科术后胆总管残余结石．中华医学杂志，2015, 95 (11): 853-856.

15. Tranter SE, Thompson MH. Comparison of endoscopic sphincterotomy and laparoscopic exploration of the common bile duct. The British journal of surgery, 2002, 89 (12): 1495-1504.

16. Garcia-Cano Lizcano J, Gonzalez Martin JA, Taberna Arana L, et al. Therapeutic biliary endoscopy in patients over 90 years of age. Anales de medicina interna, 2002, 19 (8): 409-411.

17. Lauri A, Horton RC, Davidson BR, et al. Endoscopic extraction of bile duct stones: management related to stone size. Gut, 1993, 34 (12): 1718-1721.

18. Saito M, Tsuyuguchi T, Yamaguchi T, et al. Long-term outcome of endoscopic papillotomy for choledocholithiasis with cholecystolithiasis. Gastrointestinal endoscopy, 2000, 51 (5): 540-545.

19. Hawes RH, Cotton PB, Vallon AG. Follow-up 6 to 11 years after duodenoscopic sphincterotomy for stones in patients with prior cholecystectomy. Gastroenterology, 1990, 98 (4): 1008-1012.

20. Pereira-Lima JC, Jakobs R, Winter UH, et al. Long-term results (7 to 10 years) of endoscopic papillotomy for choledocholithiasis. Multivariate analysis of prognostic factors for the recurrence of biliary symptoms. Gastrointestinal endoscopy, 1998, 48 (5): 457-464.

21. Sugiyama M, Atomi Y. Risk factors predictive of late complications after endoscopic sphincterotomy for bile duct stones: long-term (more than 10 years) follow-up study. The American journal of gastroenterology, 2002, 97 (11): 2763-2767.

22. Yasuda I, Fujitan N, Maguchi H, et al. Long-term outcomes after endoscopic sphincterotomy versus endoscopic papillary balloon dilation for bile duct stones. Gastrointestinal endoscopy, 2010, 72 (6): 1185-

1191.

23. Kurumado K, Nagai T, Kondo Y, et al. Long-term observations on morphological changes of choledochal epithelium after choledochoenterostomy in rats. Digestive diseases and sciences, 1994, 39 (4): 809-820.

24. Hakamada K, Sasaki M, Endoh M, et al. Late development of bile duct cancer after sphincteroplasty: a ten-to twenty-two-year follow-up study. Surgery, 1997, 121 (5): 488-492.

25. Tocchi A, Mazzoni G, Liotta G, et al. Late development of bile duct cancer in patients who had biliary-enteric drainage for benign disease: a follow-up study of more than 1, 000 patients. Annals of surgery, 2001, 234 (2): 210-214.

26. Isayama H, Komatsu Y, Inoue Y, et al. Preserved function of the Oddi sphincter after endoscopic papillary balloon dilation. Hepato-gastroenterology, 2003, 50 (54): 1787-1791.

27. Takahata S, Yokohata K, Nabae T, et al. Sphincter of Oddi contractile function after balloon dilation: detailed manometric evaluation in conscious dogs. Gastrointestinal endoscopy, 2000, 52 (5): 618-623.

28. Yasuda I, Tomita E, Enya M, et al. Can endoscopic papillary balloon dilation really preserve sphincter of Oddi function？ Gut, 2001, 49 (5): 686-691.

29. 李玉亮, 耿建利, 贾云明, 等. 经皮穿肝十二指肠乳头肌扩张术治疗胆总管结石. 中华医学杂志, 2013, 93 (45): 3586-3589.

30. Bove V, Tringali A, Familiari P, et al. ERCP in patients with prior Billroth Ⅱ gastrectomy: report of 30 years' experience. Endoscopy, 2015, 47 (7): 611-616.

第十四章

经皮经胆囊治疗胆总管结石

经皮经胆囊治疗胆总管结石主要见于以下两种情况。

第一种情况，也是最主要的适应证，即胆囊结石合并胆总管结石同时并发急性胆囊炎，先行经皮胆囊造口术，待胆囊炎症状控制后再行胆总管排石。

对能行走的急性胆囊炎患者最主要的治疗方法是胆囊切除术。然而对于一些合并严重心肺疾病的老年人和身体虚弱的患者，急诊外科手术是有危险的，这些患者因病情太重而不能承受胆囊切除术。与外科手术相比，经皮胆囊造口术的优点包括：安全性高，仅需要局麻及少量镇静或不需镇静。最初认为急性胆囊炎的诊断需要依靠胆汁查到细菌、存在脓液及细菌培养阳性。然而，随着经验的增长，McGahan 和 Lindfors 指出胆汁检验的敏感度低于50%，最可能的原因是有效的抗菌药物使胆汁无菌，或者是在感染过程中胆囊炎不是主要的因素。同样，胆囊内胆汁抽吸物阴性的结果也不能排除急性胆囊炎的诊断。目前，通过持续胆囊引流患者的观察，如果 48 小时后退热、白细胞计数恢复正常及临床症状明显缓解，即使是胆汁无感染证据，通常也可以诊断急性胆囊炎。如果临床征象没有明显的改善，应该行胆管造影来证实胆囊管是否通畅。胆管狭窄也能引起败血症，并且可以通过扩张和经胆囊管的超选择引流来治疗。胆囊重度积脓很快就可以致命，但如能早期诊断，并迅速行充分的经皮引流，生存率仍很高。如果发展到右上腹痛加重或出现腹膜炎体征，表明胆囊发生坏疽或穿孔，应该考虑立即行胆囊切除术。

对影像学提示胆囊周围存在积液的患者，如果仅有很轻微或没有腹膜炎的体征及败血症迹象时，则考虑存在透壁性感染。对这些患者，通过同时行经皮胆囊引流和脓肿引流可以得到成功治疗。

第二种情况就是胆囊中度到明显增大，而肝内胆管直径正常或轻度扩张导致对其穿刺困难，以及因毕Ⅱ式胃大部切除或 Roux-en-Y 吻合术术后不能进行 ERCP 的患者。部分胆总管远端不完全梗阻的患者，常表现为肝内胆管与胆囊、肝外胆管的扩张程度不一致。当肝内胆管扩张程度很低时，经皮经肝穿刺胆道造影和置入鞘管会费时、费力并给患者造成痛苦，同时增加出现严重并发症的风险，比如大出血等，有时因引起败血症而不得不终止操作。

在这种情况下,增大的胆囊成为经皮穿刺置管更容易选择的目标,或者经胆囊造影使肝内胆管显影以利于透视下更准确地穿刺胆管以便进一步手术,或者直接经由胆囊管入胆总管进行十二指肠乳头肌扩张顺行排石。

经胆囊途径通过导丝导管经过胆囊管进入胆总管十二指肠有时非常困难,尤其是存在胆囊管呈前、后螺旋型汇入肝总管左侧的解剖异常时。随着经验的增多及亲水导管和导丝的出现,如果胆囊管是通畅的,大部分病例都能进入胆总管。

一、适应证

1. 诊断明确的胆总管结石合并急性胆囊炎的患者。
2. 因心肺等严重并发症不能耐受气管插管全麻、ERCP、EST 或外科手术。

二、禁忌证

1. 孤立或并发肝内胆管结石的患者。
2. 难以纠正的凝血功能障碍(凝血酶原国际标准化比值 >1.5)。
3. 血小板计数 $<50 \times 10^9/L$。
4. 胆囊管低位汇入胆总管或直接汇入十二指肠。
5. 合并间位结肠综合征患者,结肠嵌入肝脏和横膈之间,缺少安全的胆囊穿刺途径。
6. 合并胆囊癌患者,进行胆囊穿刺容易导致肿瘤种植转移以及难以控制的肿瘤出血。
7. 胆囊因穿孔或慢性炎症而萎缩,经皮穿刺难度大。

三、术前准备

1. **预防性使用抗菌药物**　在绝大多数胆道介入手术规范中,预防性应用抗菌药物已经成为一个普遍的共识,因为没有预防性应用抗菌药物,其胆道感染并发症的发生率可高达50%。大肠埃希菌是最常见的致病菌,克雷伯杆菌、肠球菌、草绿色链球菌也是经常被检测到的致病菌,抗菌谱应涵盖革兰氏染色阳性菌和革兰氏染色阴性菌。头孢曲松是各个医疗机构最常用于胆系感染的抗生素,因为其经由胆汁排泄,且生物半衰期长,一天一次给药即可。氨苄西林 / 舒巴坦(1.5~3g IV)或氨苄西林(2g IV)联合庆大霉素(1.5mg/kg IV),也是合适的替代用药方案,对绝大多数肠球菌有强效的杀灭作用。对青霉素过敏及头孢菌素交叉过敏患者,可应用万古霉素或克林霉素替代。

2. 患者术前禁食 6 小时,静脉补液以预防血容量不足导致的肾功能损伤。

3. 术前 1/2 小时应用阿托品 0.6~1mg 预防胆道刺激导致的迷走反应。

4. 碘造影剂可通过渗透性损伤、氧化应激等机制导致造影剂肾病(contrast-induced nepropathy,CIN)。二甲双胍90%经肾排泄,其本身并没有肾毒性,但CIN可能导致二甲双胍蓄积,放大其不良反应。其中,最致命的不良反应是乳酸酸中毒。因此,对同时服用二甲双胍而肾功能正常的糖尿病患者,术前不必停用二甲双胍,但使用碘造影剂后应在医生的指导下停用48~72小时,复查肾功能正常后可继续用药;肾功能异常患者,使用碘造影剂及全身麻醉术前48小时应当暂时停用二甲双胍,之后还需停药48~72小时,复查肾功能结果提示肾功能异常无加重时,可继续用药。

5. **器械准备**

具备脉冲透视功能的 DSA "C"型臂系统、B 超机

麻醉设备及麻醉镇痛药物

心电脉氧监护设备

铅围裙、悬吊式透明含铅防护屏、含铅防护眼镜

5ml、10ml、20ml 无菌注射器及 21G 注射针头

无菌纱布

水溶性等渗非离子型造影剂

局麻药物:2% 利多卡因 5~10ml

#11 手术刀片

3-0 皮肤缝线

21G 带内芯穿刺针

共轴导入套装,如 Neff 穿刺套装(Cook Medical,Bloomington,Ind.)

8~12F 型号的导管鞘

4F 或 5F 的单弯导管、Cobra 导管、Kumpe 导管、Simmon 导管、猪尾造影导管

0.035″ 亲水超滑导丝、超硬导丝

12~28mm 血管成形球囊导管

Fogarty 球囊导管

7.0-10.2F 胆道引流管

取石网篮

6. **皮肤准备**　消毒区域足够广泛,适合胆囊穿刺的手术途径。胆囊穿刺有两种基本途径:经肝途径和经腹膜途径。

7. **镇静 / 止痛**　术前应对患者的病情及全身状况做全面评估,结合单位的实际条件,决定采用的镇静或麻醉方式。绝大部分胆道介入手术在清醒镇静配合穿刺点以及肝包膜局部浸润麻醉止痛下进行,有些不能配合的患者则需要在全麻下手术。麻醉药物的使用必须遵循相关规定,实施深度镇静或静脉麻醉时须有麻醉专业资质的医生在场,并负责操作过程中的麻醉管理与监护。操作过程中,给予患者心电、血压、脉搏及氧饱和度等实时监测。

四、经皮穿刺胆囊造瘘操作步骤

在胆囊炎急性期,作为过渡性手术,缓解胆囊积液及胆囊壁的水肿以及由此引发的各种不适症状,比如发热、右上腹疼痛等,待胆囊炎症状控制以后,经此通道进行十二指肠乳头肌扩张顺行排石术。亦可在肝内胆道无明显扩张,经皮穿刺肝内胆道分支困难时选用经胆囊途径十二指肠乳头肌扩张顺行排石术。

1. 穿刺途径 胆囊穿刺有两种基本途径:经肝途径和经腹膜途径(图 14-1)。

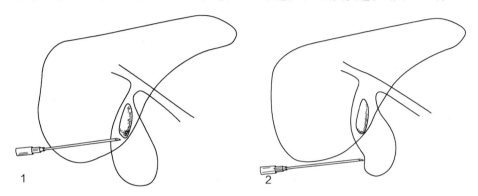

图 14-1 经肝、经腹膜途径穿刺胆囊模式图

1. 经肝途径穿刺胆囊模式图靠近裸区穿刺,胆囊活动度较经腹膜途径穿刺相对较小;2. 经腹膜途径穿刺胆囊模式图:穿刺进针点往往靠近胆囊底部,这是胆囊活动度最大的部分。经该途径穿刺胆囊置管引流时,胆囊壁易发生凹陷而离开穿刺针和导管,使导丝、导管在胆囊外盘曲

经肝途径体表穿刺点位于从右侧腋中线到右侧锁骨中线的弧形区域内,该穿刺途径通常横贯 V、VI 段肝实质经由肝脏的裸区进入胆囊,也就是胆囊的上 1/3 部分。如果胆囊穿刺点位于肝脏裸区,即便是有胆汁溢漏,也是发生在腹膜外间隙。穿刺道位于膈下水平,可以经过肋间隙,也可以不经过肋间隙。若经过肋间隙,穿刺针应紧贴下一肋骨上缘,以避免损伤肋间神经血管丛。在预期的穿刺路径上,要排除存在间位结肠,即升结肠和结肠肝区位于肝脏和横膈之间的间隙内。

大多数学者倾向于采用经肝途径进行胆囊造口术。其优点包括:①穿刺通道经过肝裸区进入胆囊,该位置胆囊较底部胆囊相对固定,经该通道穿刺置管,导丝导管胆囊外打折的概率明显降低;②肝裸区既代表胆囊与肝脏的贴附面,也代表了胆囊的腹膜外部分,由此通道穿刺进入胆囊理论上降低了胆汁腹腔内溢漏的风险;③穿刺窦道成熟更快;④胆囊减压后囊壁向引流管方向塌陷,使引流管不易脱出,从而避免了胆汁溢漏;⑤引流管固定相对牢固,便于后续的介入治疗。

经腹膜途径穿刺点位于前腹壁或前外侧腹壁。由于炎症,胆囊体积增大、囊壁增厚,其位置相对固定,经腹膜途径易于穿刺。相对于经肝途径而言,经腹膜途径穿刺增加了结肠穿孔、门静脉损伤以及胆囊减压后引流管移位的风险。但对于同时合并严重肝病及凝血功能障碍的患者而言,则更适合经腹膜途径穿刺胆囊。

经腹膜途径穿刺胆囊最大的缺点是导丝、导管容易在胆囊外折曲,尤其是采用 Seldinger 技术进行穿刺时更易发生。发生这种情况的原因在于胆囊的活动性,胆囊活动度越大,穿刺部位越靠近胆囊底部,越容易发生这种情况。

2. 操作步骤　患者仰卧位,右上肢外展,腹部超声检查确定皮肤穿刺点以及穿刺路径、进针深度。术区皮肤消毒,铺盖无菌洞巾。同时在 X 线透视下,标记膈肌的位置和预计穿刺路径,以避免穿过肺脏和胸膜。2% 利多卡因局部浸润麻醉穿刺部位,做长度 2mm 皮肤切口。必要时可应用手术弯钳钝性分离皮下脂肪和肌肉。

置放引流管有两种方法:Seldinger 技术和套管针技术,手术可在 CT 引导下进行(图 14-2),亦可在超声联合 DSA 引导下进行。

Seldinger 技术适用于穿刺路径选取困难以及胆囊体积较小的患者,因胆囊可能被推移位、内陷或穿孔和进一步压缩,在穿刺困难时,使用大直径套管针穿刺胆囊的无效操作可能会导致肝脏撕裂或附近肠管的穿孔。

该技术应用 21G 穿刺针,超声影像引导,全程跟踪针尖位置,待针尖进入胆囊回吸出胆汁后,注入对比剂行胆囊胆管造影并再次确认针尖在胆囊内的位置。X 线透视下,经穿刺针送入 0.018″ 导丝,使导丝在胆囊内成襻后保留,撤出穿刺针,沿导丝送入 5-6F 扩张鞘管,扩张穿刺通道并置换入 0.035″ 超滑导丝(图 14-3),撤出扩张鞘管,沿超滑导丝送入由金属鞘芯支撑的多功能带锁引流管,引流管周径 7.0-10.2F,使其头端在胆囊内形成环襻并锁定(图 14-4)。置入导丝时,要避免过度膨胀胆囊引起穿孔,在送入鞘管和引流管的过程中,要避免使导丝在进入胆囊部位打折,否则导丝会滑出胆囊进入腹腔。在进行穿刺通道扩张时,如果导丝在胆囊穿刺部位出现扭结,可置入 5F 导管鞘保护进入胆囊的通道,同时将导丝置换为 0.038″ 加硬导丝后再行通道扩张,多能获得成功。

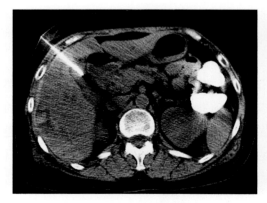

图 14-2　CT 引导下胆囊穿刺

CT 引导下,将 21G 穿刺针进入胆囊

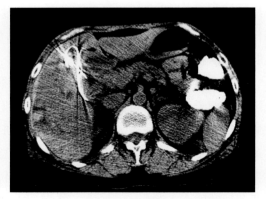

图 14-3　CT 引导下胆囊穿刺置管步骤一

经穿刺针送入 0.018″ 导丝,使导丝在胆囊内成襻后保留,撤出穿刺针,沿导丝送入 5-6F 扩张鞘管,扩张穿刺通道,置换 150cm 超滑导丝

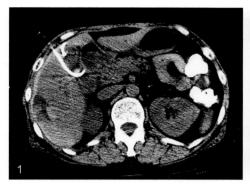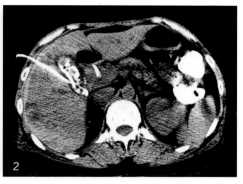

图 14-4　CT 引导下胆囊穿刺置管步骤二

1. 置换入 0.035″ 超滑导丝，撤出扩张鞘管，置入引流管；2. 沿超滑导丝送入由金属鞘芯
支撑的多功能带锁引流管，引流管周径 7.0-10.2F，使其头端在胆囊内形成环袢并锁定

套管针技术：适用于胆囊体积大、穿刺路径直观的患者。该技术的优点在于一步到位，避免了导丝、鞘管、引流管反复交换导致的胆汁溢漏。

确定皮肤穿刺点后，充分浸润麻醉，#11 手术刀片做 2mm 切口，用组织钳充分分离皮肤皮下组织后，穿刺针插入带金属鞘芯的 7.0-10.2F 多功能引流管内组成完整的穿刺套装系统，超声影像引导下，整个套装系统直接穿刺进入胆囊后，撤出穿刺针，透视下经金属鞘芯注入对比剂行胆囊造影确认位置无误后，保持金属鞘芯位置不变，向胆囊内送入引流管，使其头端在胆囊内形成环袢并锁定。

应用套装系统进行胆囊穿刺，针尖到达胆囊浆膜层时，要靠冲力迅速穿破胆囊壁全层进入胆囊腔，避免缓慢的渐进式的穿刺方式，因为渐进式的穿刺方式容易引起胆囊移位、胆囊壁突破困难，从而导致穿刺失败，同时增加并发症发生的概率。

引流管置放成功后，体外部分用缝线及蝶形胶布固定于皮肤，尾端连接外引流袋，依靠重力引流，胆汁标本送细菌革兰氏染色及培养。

所有的交换过程必须在透视监控下进行，以保证穿刺胆囊的路径不会丢失，最后安全地置入可锁袢状引流管并使胆囊减压。在此过程中，可使用少量对比剂明确在胆囊中的位置，但是要注意不能使胆囊增大，以防引起败血症。

对急性胆囊炎患者，当炎症已经消退，并经过足够长时间经皮引流后，可行胆囊造影术以显示胆囊管或胆总管疾病，如良恶性狭窄或固定结石，并且可以进一步进行经皮经胆囊十二指肠乳头肌扩张顺行排石术。

五、经皮经胆囊十二指肠乳头肌扩张顺行排石操作步骤

经皮穿刺胆囊成功后，造影显示胆囊管通畅（图 14-5），置换入相应直径的导管鞘使其前端对准胆囊管的开口，以防同轴导管在胆囊腔内弯曲。通过鞘管引入 5F Cobra 导管或

4F 单弯导管,必要时也可共轴送入 3F 微导管,轻柔地尽可能深地送入胆囊管。用导丝探查胆囊管,同时导管随着导丝的移动前进(图 14-6)。当导管进入胆总管后,胆囊管即可变直,使导管接下来很容易进入十二指肠(图 14-7)。导管进入十二指肠后,沿超硬导丝导入球囊(图 14-8),使球囊中部在乳头狭窄区,缓慢加大压力,直视下扩张十二指肠乳头括约肌,最大压力 8atm,维持 2~3 分钟,间歇 30 秒后,再扩张 2 分钟,充分扩张开十二指肠乳头括约肌(图 14-9)。抽瘪球囊,将其回撤至胆总管结石头侧,重新充盈,沿导丝推送结石入十二指肠,超过一半的患者为多发结石,这就需要反复推送,直到排净为止(图 14-10)。结石直径 >20mm 的患者则联合应用碎石网篮进行碎石,然后再应用球囊进行推送。在明确排石成功后,留置与导管鞘同等直径或更大直径的带锁祥外引流管(图 14-11),胆囊内留置引流管需携带至少 1 个月,之后造影复查有无残留结石,如无结石残余或新发结石,可拔除引流管。如有残余结石,可再次行十二指肠乳头肌扩张排石。术前、术后 CT 对比,提示无残余或继发胆总管结石(图 14-12)。

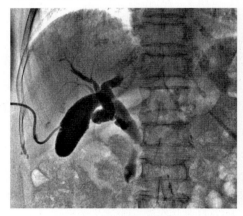

图 14-5　经胆囊引流管造影

胆囊管呈前螺旋型汇入肝总管,胆囊管通畅,并可见胆总管内多发结石

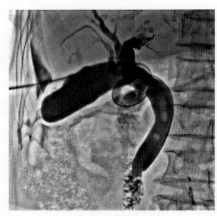

图 14-6　通过鞘管引入 4F 单弯导管

用导丝探查胆囊管,同时导管随着导丝的移动前进进入胆总管

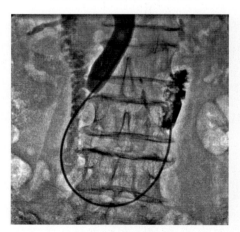

图 14-7　4F 单弯导管经由胆囊管、胆总管进入十二指肠

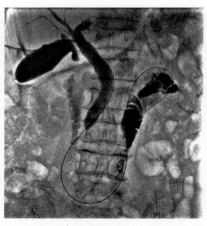

图 14-8　4F 单弯导管进入十二指肠后,置换入 0.038″超硬交换导丝

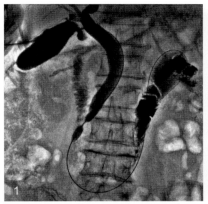
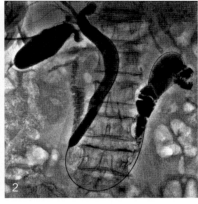

图 14-9 球囊扩张十二指肠乳头肌

1. 沿超硬导丝导入球囊导管,使球囊中部在乳头狭窄区,透视下缓慢加大压力;

2. 扩张十二指肠乳头括约肌,最大压力 8atm,维持 2~3 分钟,间歇 30 秒后,再扩张 2 分钟,充分扩张开十二指肠乳头括约肌

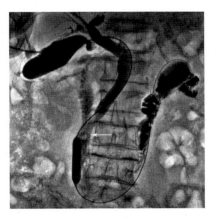
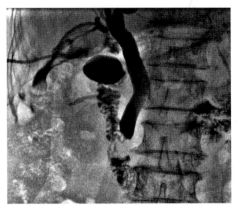

图 14-10 球囊导管将胆总管结石　　**图 14-11 明确排石成功后,留置与导管鞘**
（白色箭头）推送入十二指肠　　**同等直径或更大直径的带锁袢外引流管**

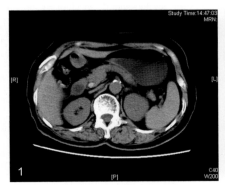
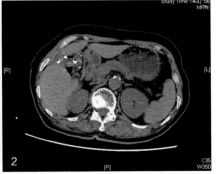

图 14-12 术前后 CT 对比

1. CT 显示胆总管结石合并急性胆囊炎:胆总管内可见高密度影,胆囊体积增大,胆囊壁水肿增厚;2. 8.5F 引流管置入胆囊内,降低胆囊内的压力,缓解感染症状;胆囊压力减低,体积缩小,经胆囊十二指肠乳头肌扩张排石后显示无结石残余

六、术后处理

1. 术后平卧 6~8 小时,予以吸氧,监测血压、脉搏、血氧饱和度等生命体征,观察患者神志、意识及穿刺部位出血、渗血情况,有无腹膜炎体征。

2. 对症处理患者疼痛、恶心、呕吐等不适。

3. 术后继续应用广谱抗菌药物和保肝、退黄等药物,全身情况较差者予支持治疗,并注意保持水电解质平衡。

4. 外接引流袋持续引流,每日记录胆汁引流量,观察胆汁性状,5~10ml 生理盐水冲洗引流管,一天 2 次。

5. 手术完毕后,主要操作者或助手应及时书写手术操作报告,需详细描述操作过程中的发现、影像特点及其影像诊断;全面叙述所采取的治疗方法、步骤及其初步结果;如有必要,还需介绍操作中出现的异常情况、可能发生的并发症及其处理建议。医疗文书及影像资料应按规定存档管理。

6. 及时复查血常规、肝肾功能、血生化、胰淀粉酶、降钙素原、血凝指标,以了解肝肾功能及有无电解质紊乱、有无出血及有无并发胰腺炎等情况。

7. 引流窦道成熟通常需要 3~6 周的时间,免疫功能低下、营养状况差的危重患者窦道成熟,可能需要更长时间,术后至少 2 周拔除引流管才能确保安全,建议关闭引流管 48 小时,观察胆囊炎无复发后再拔除引流管。

七、经皮胆囊造瘘术的并发症

经皮胆囊造瘘术风险相对较低,严重并发症少见。

手术主要的并发症包括败血症、腹膜炎、腹腔脓肿、腹腔出血以及邻近脏器受损,文献报道上述并发症发生率不足 3%。大剂量的对比剂注入胆囊,可导致败血症和寒战的发生。最新文献报道经皮胆囊造瘘术术中死亡率约为 1.7%。

最常见的并发症为胆汁溢漏。胆汁溢漏可发生在引流管置放过程中,亦可发生于引流管移除过程中。急性炎症期,胆囊壁水肿变脆,导丝导管在囊腔内的操作有可能导致胆囊的穿孔,引发胆汁溢漏。文献报道,引流管拔出后,胆汁溢漏的发生率约 3%。胆汁溢漏通常能够自愈,或通过积极的内科保守治疗而获得痊愈。如漏出胆汁在腹腔内形成包裹性的胆汁瘤,往往需要经皮置管引流。

胆囊周围结构的损伤,往往是由于术前影像评估不足而导致。伤及胸膜腔可引起液气胸,伤及肠道可引起穿孔以及内瘘形成。经过胸膜腔及肺脏的引流管必须拔除,因为引流管经过胸膜腔后,胆汁会沿引流管穿刺通道进入胸膜腔,引起胸膜反应和胸腔积液;引流管经过肺组织极易导致气胸。如果术中怀疑有肠道损伤,可在透视下沿导丝送入导管鞘,缓慢回撤导管鞘的同时,经鞘管注入造影剂即可证实有无肠道损伤。如证实有肠道损伤,可立即撤出导丝导管鞘,重新置放。如出现手术指征而患者又具备外科手术的条件时,可保留引流管在肠道内使之形成成熟窦道,再拔除引流管。如患者条件允许,可直接外科手术修补肠道破口。

出血并发症通常是由于经皮经肝穿刺胆囊置放引流管时伤及肝动静脉及门静脉所致。大部分胆道出血能够自愈或通过更换大孔径引流管得到控制。如果患者出现血流动力学变化时,就需要及时行血管造影和栓塞治疗。

<hr/>

参 考 文 献

1. E Atar, C Neiman, E Ram. Percutaneous trans-papillary elimination of common bile duct stones using an existing gallbladder drain for access. Isr Med Assoc J, 2012, 14 (6): 354-358.

2. 陈超, 李东, 李玉亮, 等. 经皮穿肝十二指肠乳头肌扩张术治疗胆总管结石的并发症分析. 山东医药, 2016, 1 (2): 92-93.

3. 李胜勇, 耿建利, 李玉亮. 经皮经肝球囊扩张术治疗胆总管结石的临床研究. 中华普通外科杂志, 2013, 28 (7): 477-499.

4. 刘斌, 耿建利, 李玉亮. 经 T 管十二指肠乳头肌扩张术治疗外科术后胆总管残余结石. 中华医学杂志, 2015, 95 (11): 853-856.

5. 李玉亮, 耿建利, 贾云明. 经皮穿肝十二指肠乳头肌扩张术治疗胆总管结石. 中华医学杂志, 2013, 93 (45): 3586-3589.

6. C Baban, S Rajendran, D O'Hanlon. Utilisation of cholecystostomy and cystic duct as a route for percutaneous cutting balloon papillotomy and expulsion of common bile duct stones. BMJ Case Rep, 2012: 1-2.

7. M Okuno, T Iwashita, I Yasuda. Percutaneous transgallbladder rendezvous for enteroscopic management of choledocholithiasis in patients with surgically altered anatomy. Scand J Gastroenterol, 2013, 48 (8): 974-978.

8. Jy Han, S Jeong, Dh Lee. Percutaneous papillary large balloon dilation during percutaneous cholangioscopic lithotripsy for the treatment of large bile-duct stones: a feasibility study. J Korean Med Sci, 2015, 30 (3): 278-282.

9. N Ozcan, G Kahriman, E Mavili. Percutaneous transhepatic removal of bile duct stones: results of 261 patients. Cardiovasc Intervent Radiol, 2012, 35 (3): 621-627.

10. S Tazuma, M Unno, Y Igarashi. Evidence-based clinical practice guidelines for cholelithiasis 2016. J Gastroenterol, 2017, 52 (3): 276-300.

11. G La-Greca, F Barbagallo, M Sofia. Simultaneous laparoendoscopic rendezvous for the treatment of cholecystocholedocholithiasis. Surg Endosc, 2010, 24 (4): 769-780.

12. 中华医学会外科学分会胆道外科学组. 肝胆管结石病诊断治疗指南. 中华消化外科, 2007, 6 (2): 156-161.

13. 中国医师协会外科医师分会微创外科医师专业委员会. 腹腔镜治疗肝胆管结石病的专家共识. 中华消化外科杂志, 2013, 12 (1): 1-5.

14. Hai-Yang Chang, Chang-Jun Wang, Bin Liu, et al. Ursodeoxycholic acid combined with percutaneous transhepatic balloon dilation for management of gallstones after elimination of common bile duct stones. WJG, 2018, 24 (39): 4489-4498.

15. Wang W, et al, Percutaneous transcystic balloon dilation for common bile duct stone removal in high-surgical-risk patients with acute cholecystitis and co-existing choledocholithiasis. HPB, 2018, 20 (4): 327-331.

第十五章

经 T 管治疗胆总管结石

目前绝大部分症状性胆结石采用外科手术治疗,尤其是随着腹腔镜胆囊切除术的出现和发展,外科手术治疗胆结石更加微创,同时患者术后恢复更快。尽管如此,如果胆石症患者伴有严重的合并症,也并不适合外科手术治疗。这部分症状性胆石症患者往往需要先行经皮胆道引流改善症状后,再通过各种微创手段,逐步取出结石。比如经皮胆道镜取石,使用小口径内镜(现在可以获得 3~5mm 的直径)通过经皮或外科引流通路进行胆道镜检查变得越来越普遍。由于胆道镜具有器械通道容易弯曲的末端、匹配的光源并可以记录所见,使得其成为经皮观察胆道系统及残留结石的理想选择。虽然外科医生通过 T 管或者腹腔镜使用内镜也能够取出结石,但是许多患者仍然更希望放射介入医生取出小的残留结石或者结合使用胆道造影术及胆道镜。

当越来越多的全职介入放射科医生能够使用胆道镜时,对于在 X 线下难以有效治疗的情况,通过胆道镜观察、活检和治疗胆道疾病是很有价值的。经皮胆道镜能够有效地将结石与肿瘤、凝血块、胆泥相鉴别;能够发现不显影的肝内胆道开口;能够对胆道可疑部位进行活检,并且能够在直视下使用球囊、取石网篮、激光、液电碎石器等取出或粉碎结石。3~5mm 的胆道镜能经扩张后的 T 管窦道治疗胆总管和肝内胆管结石。在各种内镜下操作前患者均应接受广谱抗菌药物的治疗。为了获得清晰的视野,可手推或者将输液袋挂于距胆总管15~20cm 的水平将生理盐水通过冲洗通道冲刷胆道并使之略微扩张。大的凝血块可通过导管进行冲洗或者负压吸引。在整个过程中必须通过胆总管或经肝导管保持液体流出道的通畅以避免胆道内压力的增高,否则会导致菌血症或者胆汁漏的发生。

胆道镜的前端需要在直视下前进并要适当弯曲以使其面对胆道的长轴。胆道镜可沿原先置入的导丝直接进入可疑结石所在胆管,必要时需要透视下进行。

上述过程所采用的小口径胆道镜是很精细和昂贵的。在临床使用、清洗或者消毒时如果过度弯曲,其内部用于观察和照明的光纤是很容易折断的。

另外一种取石方法为 ERCP。ERCP 是主要的技术手段之一,但是存在复杂解剖,比如合并十二指肠憩室、嵌顿结石直径 >15mm 等情况的患者,ERCP 往往不能取石成功。既往有过胆道重建手术的胆结石患者,比如存在毕Ⅱ式胃大部切除病史或者 Roux-en-Y 吻合术以及肝内胆管结石患者,ERCP 也同样无能为力。对于此类患者,需要经过经皮经肝途径来取出结石。

急性期如出现明显全身中毒症状、腹膜刺激征、黄疸加深者应紧急手术。对病史长、反复发作、胆道已有明显的器质性病变者,如结石性胆囊炎、较大的胆总管结石及原发性胆管结石、有较重症状的肝内结石复发性胆管结石伴有胆(肝)总管明显扩张者及胆道感染合并有 Oddi 括约肌狭窄等,在急性症状控制后行择期手术。

胆总管结石早期可以没有临床症状,多数为常规体检时发现。有时伴有轻微不适,常被误认为其他疾病而延误就诊。一旦结石嵌于胆总管时,可表现为胆绞痛、阻塞性黄疸,胆道感染、胰腺炎等。部分胆总管结石患者可以通过胆总管切开取石 +T 管引流术进行治疗。但是,术后患者仍存在胆总管结石残留的可能性。如在 T 管拔除之前发现残余结石,经 T 管十二指肠乳头肌球囊扩张术(trans T-tube duodenal papilla balloon dilatation)是一种相对安全、有效的治疗手段。

症状性胆囊结石合并胆管结石的发病率为 10%~20%。无症状的胆囊结石是一个良性的自然病程,可仅作观察处理,但胆管结石必须移除,因为与之相关的并发症,如胆道梗阻、急性胰腺炎、胆管炎等,发生率会随之增加。所以因症状性胆石症行腹腔镜胆囊切除的患者,术前应对其是否合并胆管结石进行评估。尽管术前可以通过患者胆管炎的症状、异常的肝功能检查结果和相关影像学检查发现大部分可疑的胆管结石,但术中仍会有 25% 的胆囊结石患者被发现合并胆管结石。尽管随着腹腔镜技术的提高,对术中胆道造影意外发现的胆总管结石可进行胆总管切开探查清理,但目前这一技术并没有广泛的开展。有报道因症状性胆石症行腹腔镜胆囊切除术的患者,术后胆总管结石的发生率约为 3.4%,其中 1/3 的患者在术后 6 周内胆总管结石会自行排出,结石的排出率与结石的直径没有相关性。如果在术后的 T 管胆道造影中发现了残留的胆总管结石,那么患者需要在 5~6 周后再次行结石取出术,这段时间足够使腹腔窦道成熟,同时在这段时间内会有部分结石自行排出,从而避免不必要的介入干预。残存结石多数是小胆囊结石通过胆囊管进入胆总管被术中胆道造影术所漏诊,当胆道内被空气、凝血块部分填满时,这种情况更容易发生,肝内结石在胆道术后进入胆总管也是残存结石的一个来源。残存结石直径一般较小,多不需碎石处理即可行经 T 管十二指肠乳头肌扩张排石处理。

一、适应证

1. T 管胆道造影提示胆总管残余结石诊断明确。
2. 一般情况较差,不能耐受 ERCP 或再次手术治疗。
3. 不愿接受 ERCP 或再次手术。

4. ERCP 治疗失败。

5. 同时合并毕 Ⅱ 式胃大部切除或 Roux-en-Y 吻合术的胆总管残余结石患者。

6. 术前无法明确原因的腹痛、胆红素升高,经 T 管胆道造影显示胆总管残余结石。

二、禁忌证

1. 合并心脑血管基础疾病、肝肾功能不全,不能耐受经 T 管十二指肠乳头肌球囊扩张术。

2. 严重凝血功能障碍,凝血酶原时间 $\geqslant 17$ 秒,血小板 $\leqslant 50 \times 10^9/L$。

三、术前准备

1. **预防性使用抗菌药物**　在绝大多数胆道介入手术规范中,预防性应用抗生素已经成为一个普遍的共识。大肠埃希菌是最常见的致病菌,克雷伯杆菌、肠球菌、草绿色链球菌也是经常被检测到的致病菌,抗菌谱应涵盖革兰氏染色阳性菌和革兰氏染色阴性菌。头孢曲松是各个医疗机构最常用于胆系感染的抗菌药物,因为其经由胆汁排泄,且生物半衰期长,一天一次给药即可。氨苄西林 / 舒巴坦(1.5~3g IV)或氨苄西林(2g IV)联合庆大霉素(1.5mg/kg IV),也是合适的替代用药方案。对青霉素过敏及头孢菌素交叉过敏患者,可应用万古霉素或克林霉素替代。

2. 患者术前禁食 6 小时,静脉补液以预防血容量不足导致的肾功能损伤。

3. 术前 1/2 小时应用阿托品 0.6~1mg 预防胆道刺激导致的迷走反应。

4. 碘造影剂可通过渗透性损伤、氧化应激等机制导致造影剂肾病(contrast-induced nepropathy,CIN)。对同时服用二甲双胍而肾功能正常的糖尿病患者,术前不必停用二甲双胍,但使用碘造影剂后应在医生的指导下停用 48~72 小时,复查肾功能正常后可继续用药;肾功能异常患者,使用碘造影剂及全身麻醉术前 48 小时应当暂时停用二甲双胍,之后还需停药 48~72 小时,复查肾功能结果提示肾功能异常无加重时,可继续用药。

5. **器械准备**

具备脉冲透视功能的 DSA "C"型臂系统

麻醉设备及麻醉镇痛药物

心电脉氧监护设备

铅围裙、悬吊式透明含铅防护屏、含铅防护眼镜

5ml、10ml、20ml 无菌注射器及 21G 注射针头

无菌纱布

水溶性等渗非离子型造影剂

局麻药物:2% 利多卡因 5~10ml

#11 手术刀片

3-0 皮肤缝线

21G 带内芯穿刺针

共轴导入套装,如 Neff 穿刺套装(Cook Medical,Bloomington,Ind.)

8~12F 型号的导管鞘

4F 或 5F 的单弯导管、Cobra 导管、Kumpe 导管、Simmon 导管、猪尾造影导管

0.035″ 亲水超滑导丝、超硬导丝

12~28mm 血管成形球囊导管

Fogarty 球囊导管

7.0-10.2F 胆道引流管

取石网篮

6. **皮肤准备** 消毒区域足够广泛,适合经 T 管排石。

7. **镇静/止痛** 术前应对患者的病情及全身状况做全面评估,结合单位的实际条件,决定采用的镇静或麻醉方式。绝大部分胆道介入手术在清醒镇静配合穿刺点以及肝包膜局部浸润麻醉止痛下进行,有些不能配合的患者则需要在全麻下手术。麻醉药物的使用必须遵循相关规定,实施深度镇静或静脉麻醉时须有麻醉专业资质的医生在场,并负责操作过程中的麻醉管理与监护。操作过程中,给予心电、血压、脉搏及氧饱和度等实时监测。

四、操作方法

经 T 管注入造影剂胆道造影证实 T 管在胆总管内,明确胆总管残余结石的位置、大小及数量(图 15-1)。

通过 T 管放置 0.035″ 亲水超滑导丝,撤出 T 管,用 5F 导管和导丝通过 T 管窦道进入胆总管,并通过胆总管及奥迪括约肌处进入十二指肠腔内,然后换入超硬导丝,沿超硬导丝置换入 8-12F 长导管鞘,导入与结石直径相当的球囊,使球囊中部在乳头狭窄区,缓慢加大压力,直视下扩张十二指肠乳头括约肌,最大压力 8atm,维持 2~3 分钟,间歇 30 秒后,再扩张 2 分钟,充分扩张开十二指肠乳头括约肌

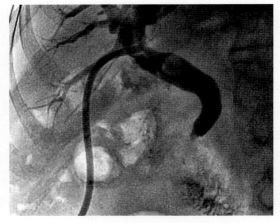

图 15-1 经 T 管行胆总管造影
胆总管内可见充盈缺损,考虑术后结石残余

（图 15-2）。抽瘪球囊，将其回撤至胆总管结石头侧，重新充盈，沿导丝反复推送结石入十二指肠，直到排净为止（图 15-3）。位于胆总管末端的结石容易处理并且不易逆向移动，位于 T 管头侧的肝总管、胆总管结石都应设法使其移动到胆总管末端。常常通过较细的同轴导管采用生理盐水冲洗胆道结石或者将 Fogarty 球囊导管引入胆道结石上方使其膨胀至与胆道相适应的直径后拉动结石，使结石移动到胆总管末端，有时也可应用猪尾导管将结石拉至胆总管末端再行球囊排石。在明确排石成功后，留置与导管鞘同等直径或更大直径的带锁袢内外引流管（图 15-4）。3 天后造影复查，如胆总管无残余结石予以拔除引流管；如仍有结石，可考虑再次行经引流管十二指肠乳头肌球囊扩张排石术（图 15-5）。

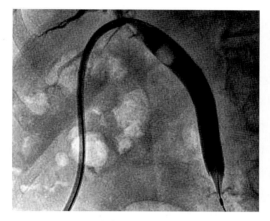

图 15-2 球囊扩张十二指肠乳头肌

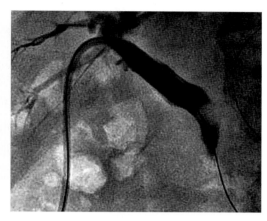

图 15-3 推送结石

将球囊回撤出结石上方，重新充盈后反复推送结石

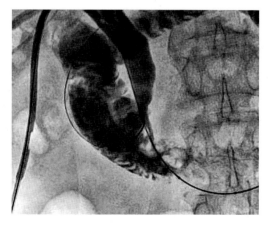

图 15-4 结石推送至十二指肠内并留置引流管

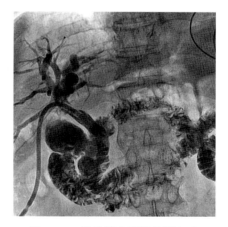

图 15-5 胆总管内胆道造影复查

五、术后处理

1. 术后平卧 6~8 小时，予以吸氧，监测血压、脉搏、血氧饱和度等生命体征，观察患者神

志、意识及穿刺部位出血、渗血情况,有无腹膜炎体征。

2. 对症处理患者疼痛、恶心、呕吐等不适。

3. 术后继续应用广谱抗菌药物和保肝、退黄等药物,全身情况较差者予支持治疗,并注意保持水电解质平衡。

4. 引流管外接引流袋持续引流,每日记录胆汁引流量,观察胆汁性状,5~10ml 生理盐水冲洗引流管,一天 2 次。

5. 及时复查血常规、肝肾功能、血生化、胰淀粉酶、降钙素原、血凝指标,以了解肝肾功能及有无电解质紊乱、有无出血及有无并发胰腺炎等情况。

六、并发症

通过 T 管窦道取出术后残留的结石的并发症发生率不超过 5%。但是,对于经过较长时间的、创伤较大的胆道内操作的患者来说,很容易出现菌血症、胆道出血、胰腺炎,这些大多可以通过保守治疗治愈。使用血管球囊扩张十二指肠括约肌所引发的相关并发症较十二指肠括约肌切开术更少。十二指肠括约肌扩张术与十二指肠括约肌切开术在并发症发病率上的差异主要是因为十二指肠壶腹的顺行导管插入术较逆行途径更容易且损伤更小,而且进入胰管的发生率更小,同时壶腹部十二指肠括约肌扩张术较括约肌切开术能更好地保存十二指肠括约肌的功能。除了存在十二指肠憩室外,壶腹括约肌扩张术并没有其他禁忌证,这是因为球囊扩张术后十二指肠憩室容易破裂从而导致腹膜炎。

1. **导管周围胆汁渗漏** 发生率约为 15%。引流管周围胆汁或腹腔积液渗出(包括胆汁性腹膜炎)是较为常见并发症,尤易发生于右侧穿刺时。如更换更粗的引流管后仍不能解决问题,可考虑缝合引流管周围皮肤或使用密封造瘘袋;术后及时拔管也是合理选择。

2. **胆汁性腹膜炎** 胆汁性腹膜炎可引起严重的腹痛和腹肌紧张,部分患者仅有少量的胆汁溢漏到腹膜腔即可引起明显的化学性腹膜炎,而有些患者即使有大量的胆汁溢漏到腹膜腔也不会引起明显的症状,具体原因不明。仔细的操作和熟练的配合可最大程度地避免胆汁的腹腔内溢漏。在下一个更大直径的导管鞘或引流管没有准备好之前,不要将已置放于胆道内的扩张器或导管鞘撤出肝实质,这样可以最大程度地减少导丝单独留置在工作通道内的时间。因为工作通道已经被先前的扩张器及鞘管扩张,如果单独保留导丝在工作通道内,胆汁就会沿导丝溢漏入腹膜腔,引发化学性腹膜炎。另外,正确的固定引流管的体外部分,引流管的远端置放于胆总管的合适位置,避免引流管侧孔移位与腹膜腔沟通,在拔除胆道引流管时应用明胶海绵条或生物胶封闭工作通道等措施都有助于预防胆汁的腹膜腔溢漏及出血,从而避免化学性腹膜炎的发生。

3. **败血症** 术前如果没有预防应用广谱抗菌药物,术中在感染的胆管内进行导管导丝的操作可很快引起菌血症,进而可发展为败血症性休克。表现为术中患者突发寒战、心跳加速,甚或血压下降,此时须停止手术,保持呼吸道通畅,及时应用地塞米松、异丙嗪等药物缓解症状,静脉推注敏感抗菌药物杀灭入血细菌。

4.胆汁漏　肝内胆管损伤胆汁溢漏可形成胆汁瘤,肝外胆管胆汁漏可导致局限性腹膜炎或局部脓肿形成,通过及时的引流及抗生素治疗,多可痊愈。

5.胰腺炎　发生率 0~4%,经肝胆道引流术后常会出现血淀粉酶的升高,但是血淀粉酶的升高通常是短暂的,且很少与一过性的胰腺炎有关。

参 考 文 献

1. 吴孟超,吴在德.黄家驷外科学.7版.北京:人民卫生出版社,2008.

2. 中华医学会.临床诊疗指南-外科学分册.北京:人民卫生出版社,2006.

3. 陈孝平,汪建平.外科学.8版.北京:人民卫生出版社,2013.

4. 李玉亮,耿建利,贾云明,等.经皮穿肝十二指肠乳头肌扩张术治疗胆总管结石.中华医学杂志,2013,93 (45): 3586-3589.

5. 刘斌,耿建利,李玉亮,等.经 T 管十二指肠乳头肌扩张术治疗外科术后胆总管残余结石.中华医学杂志,2015, 95 (11): 853-856.

6. 陈超,李东,李玉亮,等.经皮穿肝十二指肠乳头肌扩张术治疗胆总管结石的并发症分析.山东医药,2016, 56 (2): 92-93.

7. 李胜勇,耿建利,李玉亮,等.经皮经肝球囊扩张术治疗胆总管结石的临床研究.中华普通外科杂志,2013, 28 (7): 497-499.

8. EASL Clinical Practice Guidelines on the prevention, diagnosis and treatment of gallstones. J Hepatol, 2016, 65: 146-181.

9. Oguzkurt L, Ozkan U, Gumus B. Percutaneous transhepatic cutting balloon papillotomy for removal of common bile duct stones. Cardiovasc Intervent Radiol, 2009, 32: 1117-1119.

10. Sinha S, Hofman D, Stoker DL, et a1. Epidemiological study of provision of cholecystectomy in England from 2000 to 2009: retrospective analysis of Hospital Episode Statistics. Surg Endosc, 2013, 27 (1): 162-175.

11. Parra Membrives P, Diaz G6mez D, Vilegas Portero R, et a1. Appropriate management of common bile duct stones: a RAND Corporation/UCLA Appropriateness Method statistical analysis. Surg Endosc, 2010, 24 (5): 1187-1194.

12. Lacitignola S, Minardi M. Management of common bile duct stones: a ten. year experience at a tertiary care center. JSLS, 2008, 12 (1): 62-65.

13. Staritz M, Ewe K, Meyer zBK. Endoscopic papillary dilation (EPD) for the treatment of common bile duct stones and papillary stenosis. Endoscopy, 1983, 15 (Suppl 1): 197-198.

14. Prat F, Malak NA, Pelletier G, et a1. Biliary symptoms and complications more than 8 years after endoscopic sphincterotomy for choledocholithiasis. Gastroenterology, 1996, 110 (3): 894-899.

15. Lin CK, Lai KH, Chan HH, et a1. Endoscopic balloon dilatation is a safe method in the management of common bile duct stones. Dig Liver Dis, 2004, 36 (1): 68-72.

16. Schmidt GF, Bauer H. Dissolution of a radiolucent stone in the common bile duct by sodium cholate infusions

through the T—tube. Med Klin, 1976, 71 (43): 1849-1851.

17. shoji M, Sakuma H, Yoshimitsu Y, et a1. Topical nitrate drip infusion using cystic duct tube for retained bile duct stone: a six patients case series. World J Gastrointest Surg, 2013, 5 (6): 210-215.

18. Jang HW, Lee KJ, Jung MJ, et a1. Endoscopic papillary large balloon dilatation alone is safe and effective for the treatment of difficult choledocholithiasis in cases of Billroth Ⅱ gastreetomy: a single center experience. Dig Dis Sci, 2013, 58 (6): 1737-1743.

第十六章

经皮经肝联合熊去氧胆酸治疗胆总管结石合并胆囊结石

胆系结石症发病率高达为 20%，是一种常见疾病，其中 10%~20% 的患者同时患有胆总管结石和胆囊结石。大部分胆囊结石的患者没有临床症状或者结石相关的并发症，当结石引起胆囊管梗阻时，可表现为胆绞痛。胆绞痛可持续 1~3 小时，并常伴有恶心和呕吐。当结石落回胆囊内或者进入十二指肠后，症状可缓解。急性胆囊炎在既往发作过胆绞痛的患者较为常见，没有症状的胆囊结石患者一般不会发生。胆囊结石常见的并发症包括胆绞痛、急性胆囊炎、胆囊穿孔、胰腺炎、胆管狭窄、胆管炎、胆道瘘、Mirizzi 综合征、瓷胆囊。部分胆总管结石患者会出现反复发作的胆绞痛、黄疸或发热等症状，一旦出现上述症状，或者并发胆管炎、胆系梗阻或胆源性胰腺炎，往往会导致严重的后果。

结石一旦阻塞胆道系统，可导致梗阻性黄疸、胆管炎、胰腺炎等并发症，出现皮肤巩膜黄染、腹痛、发热等症状。因此，对于有症状的胆石症患者，应当采取积极的治疗措施。随着微创技术的发展，腹腔镜胆总管切开取石 +T 管引流术、内镜下胰胆管逆行造影（endoscopic retrograde cholangiopancreatography，ERCP）、内镜下乳头肌切开术（endoscopic sphincterotomy，EST）、内镜下乳头肌球囊扩张术（endoscopic papillary balloon dilation，EPBD）等治疗手段逐渐获得了认可。在 ERCP/EST/EPBD 之后，可以实施开腹胆囊切除术（open cholecystectomy，OC）或腹腔镜胆囊切除术（laparoscopic cholecystectomy，LC），对胆囊结石进行治疗。

部分老年患者合并心、肺功能不全，不能耐受气管插管全麻，或者胃肠道结构发生改变，无法接受 ERCP/EST/EPBD 或外科手术。国内外相关研究显示，经皮经肝十二指肠乳头肌扩张顺行排石术（percutaneous transhepatic balloon dilation，PTBD）治疗胆总管结石安全、可行，取石成功率高，尤其适用于心肺功能不佳、无法或拒绝行内镜治疗或外科手术的患者。对于胆总管结石合并胆囊结石的患者，PTBD 可以清除胆总管内的结石，并建立经皮穿肝的通道，常规在术后留置引流管。在 PTBD 术后一定时间内应用排石药物，将胆囊结石转化为胆总管结石,再次应用 PTBD 治疗继发性胆总管结石,对于心肺功能欠佳、无法或拒绝行内镜或外科手术治疗的患者,提供了一种治疗的新选择。

胆囊收缩功能正常是治疗实施的重要前提条件。一般嘱患者检查前一天少吃油腻食物,检查前 8 小时(即检查前一天晚餐后)禁食。应用超声诊断仪,测量胆囊纵断面的长短径及横断面的宽径;进食动物油煎鸡蛋 2 个,60 分钟后由同一位医师在同样的体位和测点测量胆囊的三个径线并记录。胆囊的收缩率 =(空腹三径乘积 – 脂餐后三径乘积)/ 空腹三径乘积 ×100%。收缩率 ≥ 80% 定义为胆囊功能正常。

胆囊结石的非手术治疗包括体外冲击波碎石及口服溶石药物。体外冲击波碎石的应用受到了费用、结石复发的限制,只有少部分患者适合该项技术。口服溶石药物常常伴有较高的结石复发率。经皮治疗胆囊结石包括经皮胆囊穿刺造瘘和接触溶石,接触溶石适用于不含钙的大结石。

第一个成功应用并有文献记录的口服溶石药物为鹅去氧胆酸,通过实验发现口服鹅去氧胆酸后,胆汁酸池便能扩大,肝脏分泌胆固醇减少,从而可使胆囊内胆汁中胆固醇转为非饱和状态,胆道内胆固醇结石有可能得到溶解消失。鹅去氧胆酸可引起剂量依赖性的转氨酶升高,导致血清低密度脂蛋白胆固醇增加和胆盐诱导的腹泻,引起了人们的关注。20 世纪初,瑞典学者 Hammarsten 从北极熊的胆汁中发现了一种胆酸,命名为熊胆酸(ursocholeinic acid),占熊总胆汁酸的 60%。1927 年日本学者 Shoda 将这种胆酸命名为熊去氧胆酸(ursodeoxycholic acid,UDCA)。人的胆汁酸中也含 UDCA,但仅占 3% 左右。20 世纪 50 年代,东京技术研究所发现了利用动物胆酸合成 UDCA 的方法,UDCA 作为利胆药开始应用于临床。1970 年后欧洲学者报道 UDCA 可以溶解胆固醇结石。UDCA 可以促进胆汁分泌,降低胆汁中胆固醇的分泌,增加胆固醇的溶解度,降低肠道内胆固醇的吸收。其具体机制为:增加肝细胞的钙内流,激活蛋白激酶 c 和致有丝分裂原激活的蛋白激酶 K,促进胆盐分泌蛋白从胞浆内向细胞管膜移动,促进胆酸盐的分泌;增加多耐药相关蛋白 2 的表达,促进胆红素的分泌;增加毛细胆管及小胆管细胞膜上阴离子交换蛋白 2 的表达,促进碳酸氢盐的分泌。大量临床研究发现,UDCA 仅适合于胆固醇结石,并且结石直径不应超过 1.5cm。作为一种次级胆酸,UDCA 是由鹅去氧胆酸经肠道的催化作用转变而来的,比鹅去氧胆酸和石胆酸的亲水性更强。有研究表明,胆石症的发生与胆汁酸不同亚型的构成比的变化息息相关。口服熊去氧胆酸后可使人体内的胆汁酸组成发生改变,使亲水性较强的 UDCA 的比例上升到 50% 左右。研究显示,熊去氧胆酸具有促进胆汁分泌(利胆)、抗肝细胞及胆管上皮细胞凋亡及免疫调节的作用。在胆囊收缩功能正常的前提下,服用 UDCA 可以促进胆汁酸的分泌,缓慢溶解胆固醇型胆囊结石或促进结石排出。熊去氧胆酸改变胆汁的成分,有利于胆结石中的胆固醇逐渐溶解,而且,可以避免不良反应,目前已替代鹅去氧胆酸,应用更为广泛。

有关学者研究表明,联合应用熊去氧胆酸和鹅去氧胆酸可以更快的溶解结石,然而,

M.L.PETRONI 等学者研究表明,联合应用熊去氧胆酸和鹅去氧胆酸与单独应用熊去氧胆酸相比,并不能提高结石溶解的速率。但联合治疗比单独应用熊去氧胆酸可减少 15%~20% 的花费,因此,联合治疗被认为更具性价比。

目前临床常用药物鹅去氧胆酸或熊去氧胆酸,剂量为 10mg/(kg·d),分 2~3 次口服,睡前加倍。上海市协作组对 127 例胆囊结石患者进行追踪,其连续服用 UDCA9 个月,结石消失率为 31.94%。药物治疗疗程长,对于依从性较差的患者治疗效果欠佳,且由于摄入了大量的胆酸,抑制了胆酸合成,同时也影响到胆固醇的代谢池,影响了人体的新陈代谢,服药过程中亦可能出现药物不良反应,如腹泻、肝功异常等,同时,药物对胆色素型结石无治疗效果。对于胆囊结石,不推荐单纯性胆汁酸溶石。

PTBD 建立了经皮经肝的通道,并常规在术后留置引流管,以保证胆汁的充分引流,避免继发性胆总管结石所致的阻塞性黄疸和炎性反应。对于合并胆总管结石和胆囊结石的患者,首先应用 PTBD 治疗胆总管结石,术后给予患者口服 UDCA 及高脂饮食,待胆囊结石排出后,再经留置的穿刺通道将继发性胆总管结石推送入肠道内。

一、适应证

1. 胆总管结石合并胆囊结石,所有患者均有急性胆管炎或胆囊炎的症状。
2. 胆囊结石直径小于 15mm。
3. 因心肺功能不全,无法耐受或拒绝气管插管全麻、ERCP/EST 或外科手术。
4. 既往曾行 Billroth Ⅱ 手术或合并其他解剖异常,无法行 ERCP/EST/EPBD。

二、禁忌证

1. 合并肝内胆管结石。
2. 严重心功能不全(NYHA Ⅲ~Ⅳ级)或严重肺疾病(由呼吸专科确定),肝功能不全(Child-Pugh C 级),肾功能不全(3 级以上)。
3. 严重凝血功能障碍(PT >17 秒或血小板计数 ≤ 60 × 10^9/L)。
4. 胆囊结石最大径过大,≥ 1.5cm。

另外,有如下相对禁忌证:①由于肠道和肺脏的阻隔而缺乏安全的手术路径;②大量腹水,使肝脏和腹壁分离,可增加皮肤与目标胆管的距离,经右肝管入路手术易导致胆汁性腹膜炎,同时增加了手术的难度,术后腹水会沿引流管外溢,刺激局部皮肤引起患者不适,为相对禁忌证。该类患者可考虑左肝管途径手术或先行腹腔置管引流减轻腹水后再行排石手术;③急性胆系感染,为相对禁忌证,可先行胆道置管引流同时应用敏感抗菌药物控制感染后,再行排石手术。

三、术前检查

1. 影像学检查　包括超声、增强 CT 扫描、MRCP，以了解结石的位置，胆管以及穿刺路径与邻近脏器的解剖关系（图 16-1）。同一位医师通过超声检查确认患者胆囊是否具有良好的收缩功能。

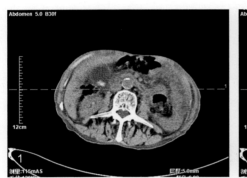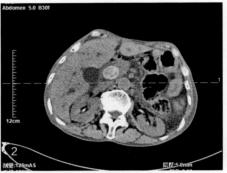

图 16-1　术前增强 CT 扫描

1. CT 胆囊壁增厚，胆囊结石并胆囊炎；2. 胆总管内结石

2. 胆囊收缩功能　采用超声诊断仪，探头频率 315~510MHz。受检者空腹 B 超测量胆囊纵断面的长短径及横断面的宽径。进食动物油煎鸡蛋 2 个 60 分钟。测餐后胆囊的上述三径。胆囊的收缩率 % =（空腹三径乘积 − 脂餐后三径乘积）/ 空腹三径乘积 ×100%。胆囊收缩率为 80% 以上，为良好。异常结果：胆囊收缩率，减弱为 60%~79%，明显减弱为40%~59%，差为 40% 以下。

3. 实验室检查

（1）凝血功能检查：拟行 PTBD 的患者术前必须行血小板计数、凝血酶原时间（PT）或国际标准化比值（INR）检测，检查时间不宜超过术前 72 小时，指标异常可能增加术后出血的风险，应予以纠正后实施。如应用维生素 K、冰冻新鲜血浆、血小板纠正出凝血功能障碍。长期抗凝治疗的患者，在术前应考虑调整有关药物，如服用阿司匹林、非甾体抗炎药（NSAID）者，应停药 5~7 天；服用其他抗血小板凝聚药物（如 clopidrogrel、ticlopidine 等），应停药 7~10天；服用华法林者，也应停药 7~10 天，改用低分子肝素或普通肝素；术后再酌情恢复。

（2）肝肾功能、血生化、血浆淀粉酶检查，术前应用肾毒性抗菌药物预防感染时，必须检查血浆肌酐和尿素氮水平。

四、术前准备

1. 术前预防性应用抗菌药物，手术医生或主要助手应向患者及近亲属详细介绍手术的相关事宜,包括手术的必要性、可能的结果以及存在的风险,并由患者指定的委托人签署书面知情同意书。知情同意书不宜过于笼统,应明确表述可能发生的并发症,尤其是手术相关的严重并发症,如出血和败血症等。

2. 患者术前禁食 6 小时,静脉补液以预防血容量不足导致的肾功能损伤。碘造影剂可通过渗透性损伤、氧化应激等机制导致造影剂肾病(CIN)。二甲双胍 90% 经肾排泄,其本身并没有肾毒性,但 CIN 可能导致二甲双胍蓄积,放大其不良反应。其中,最致命的不良反应是乳酸酸中毒。对同时合并糖尿病服用二甲双胍肾功能正常的患者,PTBD 前不必停用二甲双胍,但使用碘造影剂后应在医生的指导下停用 48~72 小时,复查肾功能正常后可继续用药;肾功能异常患者,使用碘造影剂及全身麻醉术前 48 小时应当暂时停用二甲双胍,之后还需停药 48~72 小时,复查肾功能结果提示肾功能异常无明显加重,可继续用药。

3. 术前 1/2 小时应用阿托品 0.6~1mg 预防胆道刺激导致的迷走反应。

4. **器械准备**

具备脉冲透视功能的 DSA "C" 型臂系统

麻醉设备及麻醉镇痛药物

心电脉氧监护设备

铅围裙、悬吊式透明含铅防护屏、含铅防护眼镜

5ml、10ml、20ml 无菌注射器及 21G 注射针头

无菌纱布

水溶性等渗非离子型造影剂

局麻药物:2% 利多卡因 5~10ml

#11 手术刀片

3-0 皮肤缝线

21G 带内芯穿刺针

共轴导入套装,如 Neff 穿刺套装

8-12F 型号的导管鞘

4F 或 5F 的单弯导管、Cobra 导管、Kumpe 导管、Simmon 导管、猪尾造影导管

0.035″ 亲水超滑导丝、超硬导丝

12~28mm 血管成形球囊导管

Fogarty 球囊导管

7.0-10.2F 胆道引流管

取石网篮

5. **皮肤准备**　肝区按照外科无菌术消毒备用。

6. **镇静/止痛**　术前应对患者的病情及全身状况做全面评估,结合单位的实际条件,

决定采用的镇静或麻醉方式。绝大部分胆道介入手术在清醒镇静配合穿刺点以及肝包膜局部浸润麻醉止痛下进行,有些不能配合的患者则需要在全麻下手术。麻醉药物的使用必须遵循相关规定,实施深度镇静或静脉麻醉时须有麻醉专业资质的医生在场,并负责操作过程中的麻醉管理与监护。操作过程中,患者给予心电、血压、脉搏及氧饱和度等实时监测。

五、操作步骤

X线透视下确定穿刺点,一般选择右侧腋中线第8~9肋间隙。应用胆道微穿刺套装,在X线引导下穿刺肝内胆管,一般选择肝右前叶胆管分支。必要时配合超声引导。穿刺成功后,撤出针芯,注入对比剂行胆道造影,明确肝内外胆管解剖结构。导入细导丝,沿导丝导入扩张鞘,引流胆汁并行胆道造影,明确结石的位置、数量和大小(图16-2)。引入长度150cm超滑金属导丝,配合4F单弯导管,探查并通过胆总管及Oddi括约肌,进入十二指肠腔内。经单弯导管注入适量对比剂,显示十二指肠乳头区影像特征。交换置入超硬导丝,经鞘管注入对比剂,选用与结石最大径匹配的球囊。一般情况下,首先应用小球囊,例如直径8mm球囊导管。将球囊中部置于十二指肠乳头肌狭窄区,缓慢加大压力,X线透视下扩张乳头肌。最大压力一般为8个大气压(atmosphere,atm),维持约30~60秒。必要时间歇30秒后,再次给予扩张(图16-3)。充分扩张后,抽瘪球囊,将球囊回撤至结石上方,重新充盈球囊;沿导丝推送球囊,尝试将结石推送入肠道内(图16-4)。如无法推送结石,选择稍大直径的球囊(每次增加2mm),继续扩张乳头肌,直至将结石推送入十二指肠内。如合并十二指肠乳头旁憩室,须从小球囊(例如8mm)逐级扩张,将Oddi括约肌扩张至与结石最大径匹配,再推送结石。排石后进行胆道造影,明确有无残余结石。证实无残余结石后,于胆总管内留置8.5F多侧孔外引流管(图16-5)。

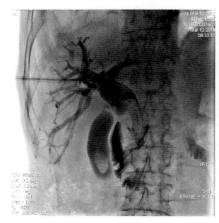

图16-2　胆管穿刺

X线透视下穿刺右肝管3级分支,造影
显示胆总管及胆囊结石

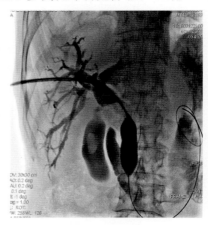

图16-3　球囊扩张

球囊扩张十二指肠乳头肌,直至凹腰
征消失

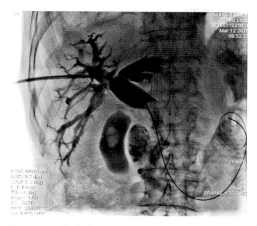

图 16-4　将球囊回撤至结石上方,推送结石至
十二指肠内

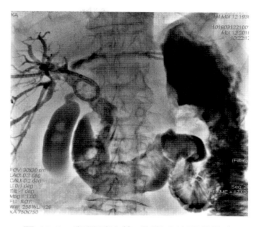

图 16-5　留置引流管,造影确认胆总管内
无结石残余

六、术后处理

所有患者术后均口服排石药物 UDCA,一次 250mg,一天 3 次,可根据患者体重调整用量,配合高脂饮食。1~2 周后通过外引流管行胆管造影(图 16-6),如明确胆囊结石移位至胆总管内,经引流管引入长度 150cm 超滑金属导丝,撤出引流管,沿导丝引入穿刺鞘。长度 150cm 超滑金属导丝配合 4F 单弯导管,探查并通过胆总管及 Oddi 括约肌,进入十二指肠腔内(图 16-7)。交换超硬导丝,根据结石的最大直径选择球囊导管,扩张十二指肠乳头肌。充分扩张后,抽瘪球囊,重新充盈球囊;沿导丝推送球囊,将结石推送入肠道内(图 16-8)。术中胆管造影确认所有结石均已去除,留置胆道外引流管(图 16-9)。术后 7 天,再次行胆管造影及 CT 检查确认有无残留结石,拔除外引流管(图 16-10)。

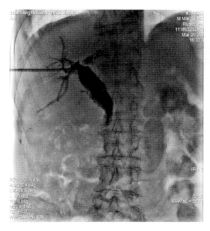

图 16-6　UCDA 口服 1~2 周后造影
显示胆囊体积明显缩小,胆总管内可
见充盈缺损

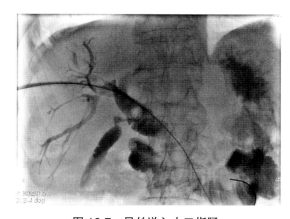

图 16-7　导丝送入十二指肠
透视下将导丝经乳头肌送入十二指肠水平部,造影
可见十二指肠憩室

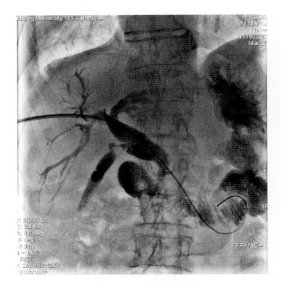

图 16-8　推送结石

将结石回撤至结石上方，推送结石

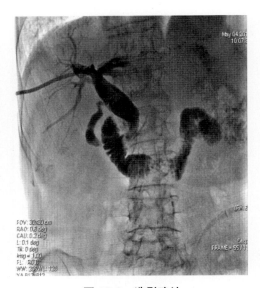

图 16-9　造影确认

造影确认无结石残余，留置引流管

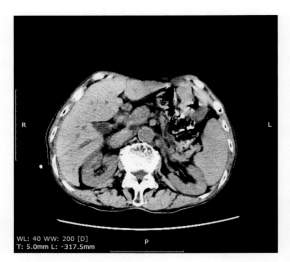

图 16-10　术后 CT

CT 复查无结石残余

　　该方法治疗胆总管结石合并胆囊结石基本策略如下：第一，术前须确认胆囊具有良好的收缩功能；第二，进行常规的 PTBD 清除胆总管结石，并于肝总管或胆总管内留置外引流管，为再次治疗预留通道；第三，口服 UDCA，250mg 每天 3 次，可根据患者体重调整用药剂量，并给予高脂饮食，模拟胆囊收缩试验；第四，1~2 周后行胆管造影，若造影证实来源于胆囊的继发性胆总管结石，则再次行 PTBD 排石。

　　相对于手术或内镜治疗，PTBD 联合熊去氧胆酸和高脂饮食治疗胆总管结石合并直径 ≤ 15mm 的胆固醇型胆囊结石微创、安全、有效，尤其适用于有良好的胆囊收缩功能和胆囊管扩张的患者。对于部分因合并心、肺功能不全,不能耐受气管插管全麻及外科手术的患者,以及既往曾接受过胃肠道手术、导致正常的解剖结构发生改变或合并十二指肠乳头旁憩室、胃肠道狭窄以及食管胃底静脉曲张的患者,是一种较好的替代治疗方法。

七、并发症及处理

1. **导管周围胆汁渗漏** 发生率约为 15%。引流管周围胆汁或腹腔积液渗出(包括胆汁性腹膜炎)是较为常见并发症,尤易发生于右侧穿刺时。如更换更粗的引流管后仍不能解决问题,可考虑缝合引流管周围皮肤或使用密封造瘘袋;及时拔管也是合理选择。

2. **胆汁性腹膜炎** 胆汁性腹膜炎可引起严重的腹痛和腹肌紧张,部分患者仅有少量的胆汁溢漏到腹膜腔即可引起明显的化学性腹膜炎,而有些患者即使有大量的胆汁溢漏到腹膜腔也不会引起明显的症状,具体原因不明。仔细的操作和熟练的配合可最大程度地避免胆汁的腹腔内溢漏。在下一个更大直径的导管鞘或引流管没有准备好之前,不要将已置放于胆道内的扩张器或导管鞘撤出肝实质,这样可以最大程度地减少导丝单独留置在工作通道内的时间。因为工作通道已经被先前的扩张器及鞘管扩张,如果单独保留导丝在工作通道内,胆汁就会沿导丝溢漏入腹膜腔,引发化学性腹膜炎。另外,正确的固定引流管的体外部分,引流管的远端置放于胆总管的合适位置,避免引流管侧孔移位与腹膜腔沟通,在拔除胆道引流管时应用明胶海绵条或生物胶封闭肝实质内工作通道等措施都有助于预防胆汁的腹膜腔溢漏及出血,从而避免化学性腹膜炎的发生。

3. **败血症** 术前如果没有预防应用广谱抗菌药物,术中在感染的胆管内进行导管导丝的操作可很快引起菌血症,进而可发展为败血症性休克。表现为术中患者突发寒战、心跳加速,甚或血压下降,此时须停止手术,保持呼吸道通畅,及时应用地塞米松、异丙嗪等药物缓解症状,静脉推注敏感抗菌药物杀灭入血细菌。

4. **胆汁漏** 肝内胆管损伤胆汁溢漏可形成胆汁瘤,肝外胆管胆汁漏可导致局限性腹膜炎或局部脓肿形成,通过及时的引流及抗菌药物治疗,多可痊愈。

5. **胰腺炎** 发生率 0~4%,经肝胆道引流术后常会出现血淀粉酶的升高,但是血淀粉酶的升高通常是短暂的,且很少与一过性的胰腺炎有关。

参 考 文 献

---

1. Buxbaum J. Modern management of common bile duct stones. Gastrointest Endosc Clin N Am, 2013, 23: 251-275.

2. Dasari BV, Tan CJ, Gurusamy KS, et al. Surgical versus endoscopic treatment of bile duct stones. Cochrane Database Syst Rev, 2013, 3: 1-59.

3. Ross AS. Endoscopic retrograde cholangiopancreatography in the surgically modified gastrointestinal tract. Gastrointest Endosc Clin N Am, 2009, 19: 497-507.

4. European-Association-for-the-Study-of-the-Liver. EASL Clinical Practice Guidelines on the prevention, diagnosis and treatment of gallstones. J Hepatol, 2016, 65: 146-181.

5. Chathadi KV, Chandrasekhara V, Acosta RD, et al. The role of ERCP in benign diseases of the biliary tract. Gastrointest Endosc, 2015, 81: 795-803.

6. Portincasa P, Moschetta A, Palasciano G. Cholesterol gallstone disease. lancet, 2006, 368: 230-239.

7. Williams EJ, Green J, Beckingham I, et al. Guidelines on the management of common bile duct stones (CBDS). Gut, 2008, 57: 1004-1021.

8. Frossard JL, Morel PM. Detection and management of bile duct stones. Gastrointest Endosc, 2010, 72: 808-816.

9. Ozcan N, Kahriman G, Mavili E. Percutaneous transhepatic removal of bile duct stones: results of 261 patientss of 261 patients. Cardiovasc Intervent Radiol, 2012, 35: 621-627.

10. Ponsky JL. Laparoscopic therapy of cholelithiasis. Annu Rev Med, 1993, 44: 317-322.

11. Graham SM, Flowers JL, Scott TR, et al. Laparoscopic cholecystectomy and common bile duct stones. The utility of planned perioperative endoscopic retrograde cholangiography and sphincterotomy: experience with 63 patients. Ann Surg, 1993, 218: 61-67.

12. McCune WS, Shorb PE, Moscovitz H. Endoscopic cannulation of the ampulla of Vater: a preliminary report. Gastrointest Endosc, 1968, 34: 278-280.

13. Law R, Baron TH. ERCP. Gastrointest Endosc, 2013, 78: 428-433.

14. Moon JH, Choi HJ, Lee YN. Endoscopic retrograde cholangiopancreatography. Endoscopy, 2014, 80: 388-391.

15. Liao WC, Tu YK, Wu MS, et al. Balloon dilation with adequate duration is safer than sphincterotomy for extracting bile duct stones_a systematic review and meta-analyses. Clin Gastroenterol Hepatol, 2012, 10: 1101-1109.

16. Tse F, Yuan Y. Early routine endoscopic retrograde cholangiopancreatography strategy versus early conservative management strategy in acute gallstone pancreatitis. Cochrane Database Syst Rev, 2012, 16: 1-93.

17. Itoi T, Ishii K, Itokawa F, et al. Large balloon papillary dilation for removal of bile duct stones in patients who have undergone a billroth Ⅱ gastrectomy. Dig Endosc, 2010, 22: 98-102.

18. Oguzkurt L, Ozkan U, Gumus B. percutaneous transhepatic cutting balloon papillotomy for removal of common bile duct stones. Cardiovasc Intervent Radiol, 2009, 32: 117-119.

19. Han JY, Jeong S, Lee DH. Percutaneous papillary large balloon dilation during percutaneous cholangioscopic lithotripsy for the treatment of large bile-duct stones: a feasibility study. J Korean Med Sci, 2015, 30: 278-282.

20. Gil S, de la Iglesia P, Verdú JF, et al. Effectiveness and safety of balloon dilation of the papilla and the use of an occlusion balloon for clearance of bile duct calculi. AJR Am J Roentgenol, 2 000, 174: 1455-1460.

21. Atar E, Neiman C, Ram E, et al. Percutaneous trans-papillary elimination of common bile duct stones using an existing gallbladder drain for access. Isr Med Assoc J, 2012, 14: 354-358.

22. Dolay K, Soylu A. Easy sphincterotomy in patients with Billroth Ⅱ gastrectomy: a new technique. Turk J Gastroenterol, 2008, 19: 109-113.

23. Kim KH, Kim TN. Endoscopic papillary large balloon dilation for the retrieval of bile duct stones after prior Billroth Ⅱ gastrectomy. Saudi J Gastroenterol, 2014, 20: 128-133.

24. Arnold JC, Benz C, Martin WR, et al. Endoscopic papillary balloon dilation vs. sphincterotomy for removal of common bile duct stones: a prospective randomized pilot study. Endoscopy, 2001, 33: 563-567.

第十七章

经皮经肝联合经皮经胆囊
治疗胆总管结石

胆石症是一种影响 20% 普通人群的全球性疾病,约 15% 的患者同时出现胆囊结石(GB)和胆总管结石(CBD)。腹腔镜胆囊切除术(laparoscopic cholecystectomy,LC)被认为是治疗胆囊结石的标准方法,内镜取石联合 LC 是治疗胆囊结石合并胆总管结石的首选方法。然而,内镜逆行胰胆管造影(ERCP)和内镜括约肌切开术(EST)等内镜方法在胃肠道解剖结构发生手术改变的患者中具有挑战性,尤其是在进行 Roux-en-Y 重建术后,因为肠道重建后会导致胆管插管困难。这一系列情况导致我们开发了一种创新的程序,同时清除胆囊结石和胆总管结石。EST 的缺点是需要切开括约肌,这会导致乳头括约肌功能丧失正常,并可能导致慢性并发症,如十二指肠胆道反流、胆管炎和壶腹狭窄。EST 不适用于有胆管插管失败、上消化道狭窄或手术改变解剖结构病史的患者,因为输入襻和输出襻导致的肠管长度增加使其难以到达十二指肠乳头。单中心胃肠解剖改变患者 19 年的 ERCP 回顾报告,十二指肠插管成功率为 51.9%,失败原因是无法插管(44%)或无法识别乳头(39.6%)。经皮经肝十二指肠乳头肌扩张术是一种替代介入放射学方法。1983 年,Staritz 等人首次报道了这一技术。该技术无严重并发症发生,包括胃肠道或胆道穿孔或严重胰腺炎,该技术保留了 Oddi 括约肌的功能。

自 1989 年 Dubois 等人引入 LC 以来,LC 已成为胆囊结石的首选治疗方法,取代了开腹手术。与开腹手术相比,LC 具有术后恢复时间短、并发症低的优点。然而,使用 LC 治疗急性胆囊炎被认为是不可取的,关于理想的时机及其相对于外科治疗的优势存在争议。同时行腹腔镜手术切除胆总管结石是一种安全有效的方法。然而,腹腔镜胆总管结石探查需要比经胆囊取石具有更高的技术技能。B 超引导下经皮经胆囊介入术于 20 世纪 80 年代初开始应用,并已被广泛接受为治疗急性胆囊充盈且合并结石的有效方法。Gil 和 Eli 还报告了他们通过现有胆囊引流管或 T 管清除胆管结石的成功经验,报告成功率超过 90%。应考虑以下关键程序点,以确保成功。第一,患者应仰卧,导丝和导管通过胆囊管、肝内胆管或胆总管置入十二指肠。第二,要使 Oddi 括约肌扩张,球囊应定位准确,完全扩张。原则上,球囊的直径应等于或略大于结石的直径。括约肌应缓慢扩张,以防止肌纤维的急性撕裂。第三,对于多发结石的病例,应逐个取出结石,以避免结石碎片返回胰管引起胰腺炎的可能性。第四,胆囊引流应在原位进行,以降低胆道压力和胆汁渗漏,以降低胰腺炎发生的风险。此外,应开放保留胆囊引流,这也降低了胆道压力,同时降低了胆漏和胰腺炎的发生率。这种联合方法的主要局限性是解剖学上的变化,包括非常曲折的胆囊管、小口径胆囊管(<2mm)、有 Heister 瓣膜,以及周围器官缺乏结构支持,这降低了胆囊管插管的成功率。此外,胆囊结石及胆总管结石的大小必须被视为一个重要的限制。根据我们的经验和其他已发表的报告,对于直径小于 14mm 的胆囊结石和直径小于 22mm 的胆总管结石,建议采用组合方法。根据现有的有限证据,经皮经胆囊入路结合 PTBD 可为并发胆囊和胆总管结石提供一种替代性的介入治疗方法,对于先前存在胃肠解剖改变和急性胆囊炎患者具有特殊价值。

一、适应证

1. 胆总管结石合并胆囊结石,所有患者均有急性胆管炎或胆囊炎的症状。

2. 胆囊结石直径小于 15mm,胆总管结石直径小于 25mm。

3. 因心肺功能不全,无法耐受或拒绝气管插管全麻、ERCP/EST 或外科手术。

4. 既往曾行 Billroth II 手术或合并其他解剖异常,无法行 ERCP/EST/EPBD。

二、禁忌证

1. 合并肝内胆管结石。

2. 严重心功能不全(NYHA III~IV级)或严重肺疾病(由呼吸专科确定),肝功能不全(Child-Pugh C 级),肾功能不全(3 级以上)。

3. 严重凝血功能障碍(PT >17 秒或血小板计数 $\leqslant 60 \times 10^9$/L)。

4. 胆囊结石最大径 $\geqslant$ 15mm。

另外,有如下相对禁忌证:①由于肠道和肺脏的阻隔而缺乏安全的手术路径;②大量腹水;③急性胆系感染,为相对禁忌证,可先行胆道置管引流同时应用敏感抗生素控制感染后,再行排石手术。

三、术前检查

1. **影像学检查** 包括超声、增强 CT 扫描、MRCP,以了解结石的位置,胆管以及穿刺路径与邻近脏器的解剖关系(图 17-1)。

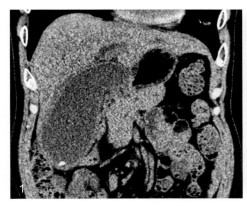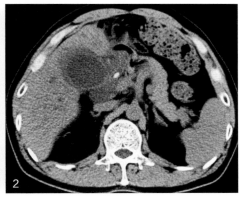

图 17-1　术前增强 CT 扫描

1. 冠状位 CT 示胆囊体积增大,胆囊底部结石;2. 横断面 CT 示胆囊壁增厚,胆总管结石

2. 实验室检查

(1)凝血功能检查:拟行 PTBD 的患者术前必须行血小板计数、凝血酶原时间(PT)或国际标准化比值(INR)检测,检查时间不宜超过术前 72 小时,指标异常可能增加术后出血的风险,应予以纠正后实施。如应用维生素 K、冰冻新鲜血浆、血小板纠正出凝血功能障碍。长期抗凝治疗的患者,在术前应考虑调整有关药物,如服用阿司匹林、非甾体抗炎药(NSAID)者,应停药 5~7 天;服用其他抗血小板凝聚药物(如 clopidrogrel、ticlopidine 等),应停药 7~10 天;服用华法林者,也应停药 7~10 天,改用低分子肝素或普通肝素;术后再酌情恢复。

(2)肝肾功能、血生化、血浆淀粉酶检查,术前应用肾毒性抗生素预防感染时,必须检查血浆肌酐和尿素氮水平。

四、术前准备

1. 术前预防性应用抗菌药物,手术医生或主要助手应向患者及近亲属详细介绍手术的相关事宜,包括手术的必要性、可能的结果以及存在的风险,并由患者指定的委托人签署书面知情同意书。知情同意书不宜过于笼统,应明确表述可能发生的并发症,尤其是手术相关的严重并发症,如出血和败血症等。

2. 患者术前禁食 6 小时,静脉补液以预防血容量不足导致的肾功能损伤。术前 1/2 小时应用阿托品 0.6~1mg 预防胆道刺激导致的迷走反应。碘造影剂可通过渗透性损伤、氧化应激等机制导致造影剂肾病(CIN)。二甲双胍 90% 经肾排泄,其本身并没有肾毒性,但 CIN 可能导致二甲双胍蓄积,放大其不良反应。其中,最致命的不良反应是乳酸酸中毒。对同时合并糖尿病服用二甲双胍肾功能正常的患者,PTBD 前不必停用二甲双胍,但使用碘造影剂后应在医生的指导下停用 48~72 小时,复查肾功能正常后可继续用药;肾功能异常患者,使用碘造影剂及全身麻醉术前 48 小时应当暂时停用二甲双胍,之后还需停药 48~72 小时,复查肾功能结果正常后可继续用药。

3. 术前 1/2 小时应用阿托品 0.6~1mg 预防胆道刺激导致的迷走反应。

4. **器械准备**

具备脉冲透视功能的 DSA "C" 型臂系统、B 超机

麻醉设备及麻醉镇痛药物

心电脉氧监护设备

铅围裙、悬吊式透明含铅防护屏、含铅防护眼镜

5ml、10ml、20ml 无菌注射器及 21G 注射针头

无菌纱布

水溶性等渗非离子型造影剂

局麻药物:2% 利多卡因 5~10ml

#11 手术刀片

3-0 皮肤缝线

21G 带内芯穿刺针,穿刺针外鞘可以通过 0.018″ 导丝

共轴导入套装,包括头端逐渐变细可以通过 0.018″ 导丝坚硬金属、柔韧塑料内芯以及 4F 或 5F 的塑料外鞘。

8~12F 型号的导管鞘

4F 或 5F 的单弯导管、Cobra 导管、Kumpe 导管、Simmon 导管、猪尾造影导管

0.035″ 亲水超滑导丝、超硬导丝

12~28mm 血管成形球囊导管

Fogarty 球囊导管

10F 胆道引流管

取石网篮

5. **皮肤准备** 肝区按照外科无菌术消毒备用。

6. **镇静/止痛** 术前应对患者的病情及全身状况做全面评估,结合单位的实际条件,决定采用的镇静或麻醉方式。绝大部分胆道介入手术在清醒镇静配合穿刺点以及肝包膜局部浸润麻醉止痛下进行,有些不能配合的患者则需要在全麻下手术。麻醉药物的使用必须遵循相关规定,实施深度镇静或静脉麻醉时须有麻醉专业资质的医生在场,并负责操作过程中的麻醉管理与监护。操作过程中,患者给予心电、血压、脉搏及氧饱和度等实时监测。

五、操作步骤

首先应用 21 号针刺穿胆囊(图 17-2),置换动脉鞘并造影确认(图 17-3),再行胆管造影,显示胆总管内可见充盈缺损,考虑胆总管结石(图 17-4),经胆囊途径引入球囊至十二指肠乳

头(图 17-5),充盈球囊直至凹腰征消失(图 17-6)。然后用 21 号针穿刺右肝管,并通过胆道造影观察胆道系统情况(图 17-7)。导丝配合导管穿过乳头进入十二指肠。沿导丝送入球囊进入十二指肠。在 DSA 引导下,将球囊的中部放置在十二指肠乳头肌处,然后充盈球囊,最大压力为 6~8 个大气压。最大填充保持 10~20 秒,直到球囊的凹腰消失。然后抽瘪球囊并拉到胆总管结石上方,用力将结石推进十二指肠(图 17-8)。然后,术中进行胆管造影以确保没有任何残留结石(图 17-9)。最后,在胆总管和胆囊内放置两个 8.5 英寸的外引流导管(图 17-10)。术后第 7 天,再次进行胆道造影,确认没有任何残余结石和 CBD 通畅,并拔除胆总管内的引流管(图 17-11)。术后 1 个月拔除胆囊引流管。进行磁共振胰胆管造影(MRCP)以确定胆囊和胆总管中没有残留结石(图 17-12)。

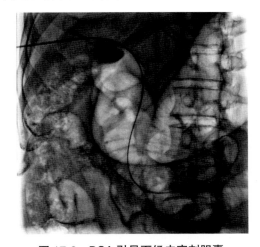

图 17-2　DSA 引导下经皮穿刺胆囊
将导丝经胆囊管引入胆总管,经过十二指肠乳头至十二指肠内

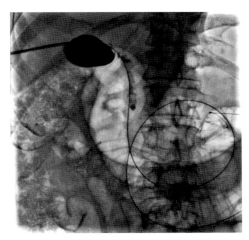

图 17-3　造影确认鞘管位于胆囊内

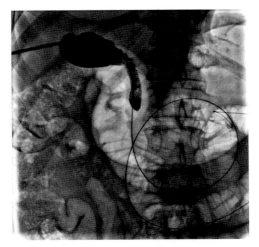

图 17-4　经胆囊造影显示胆囊体积增大,胆总管内可见充盈缺损

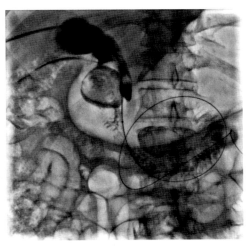

图 17-5　经胆囊途径引入球囊至十二指肠乳头

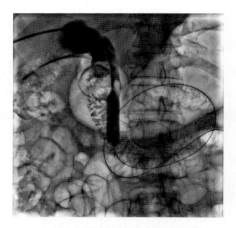

图 17-6　充盈球囊，扩张十二指肠乳头肌
直至凹腰征消失

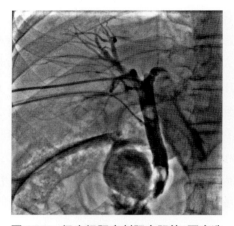

图 17-7　经皮经肝穿刺肝内胆管，再次造
影显示肝总管、胆总管内多发充盈缺损

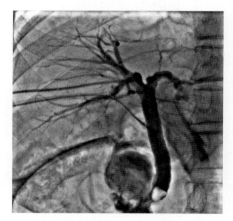

图 17-8　经胆囊穿刺途径再次造影确认结石

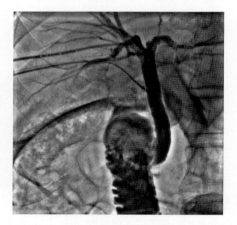

图 17-9　应用球囊推送结石后再次造影
显示肝内胆管、左右肝管、肝总管及胆总管内
未见充盈缺损

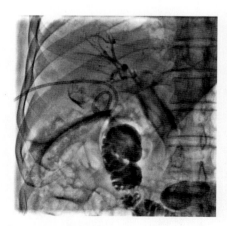

图 17-10　经胆囊引入引流管，引流管位
于胆囊内

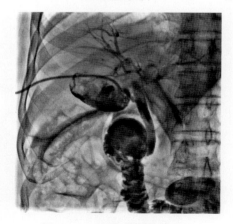

图 17-11　经胆囊引流管造影
显示引流管位于胆囊内，肝总管、胆总
管内未见充盈缺损

注意事项:应用细针共轴穿刺技术;穿刺点不可过高;穿刺外周胆道,避免穿刺肝外胆道;反复穿刺退针时,针尖不要退出肝包膜;限制造影剂胆道内的注射剂量,对于合并急性胆系感染的患者,穿刺进入胆管后应尽量多抽出一些胆汁,使注入造影剂的量不超过抽出的胆汁量;术前应用抗菌药物,预防或治疗胆系感染。

六、并发症及处理

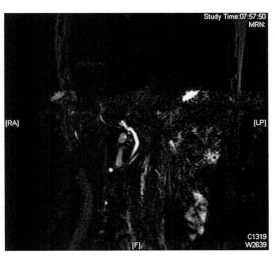

图 17-12　术后 MRCP 确认胆总管内无结石残余

术后第一个 24 小时是并发症最易发生的时段,应密切观察症状及体征变化。检查当日应禁食水、静脉补液,以后根据病情逐步恢复饮食。术后 3 小时及次晨验血常规、血淀粉酶 / 脂肪酶,以后根据情况决定是否延长观察期;发生胰腺炎高风险者给予抗胰腺炎药物(如生长抑素类似物和胰酶抑制剂等)。如有明显腹痛,怀疑胰腺炎或十二指肠肠穿孔、胆瘘的病例,应给予胃肠减压,并及时行胸腹透视、腹部超声和 / 或 CT 检查,以尽早明确诊断并给予相应处理。有胆道梗阻、感染或有中 - 高度感染风险的患者,应常规给予抗生素治疗;应保持胆道引流管通畅,如果胆系引流不完全、黄疸消退不显著或发生胆管炎时,应考虑尽早再次行 PTCD 介入治疗。最常见的并发症为胆汁溢漏。胆汁溢漏可发生在引流管置放过程中,亦可发生于引流管移除过程中。急性炎症期,胆囊壁水肿变脆,导丝导管在囊腔内的操作有可能导致胆囊的穿孔,引发胆汁溢漏。文献报道,引流管拔出后,胆汁溢漏的发生率约 3%。胆汁溢漏通常能够自限,或通过积极的内科保守治疗而获得痊愈。如漏出胆汁在腹腔内形成包裹性的胆汁瘤,往往需要经皮置管引流。胆囊周围结构的损伤,往往是由于术前影像评估不足而导致。伤及胸膜腔可引起液气胸,伤及肠道可引起穿孔以及内瘘形成。经过胸膜腔及肺脏的引流管必须拔除,因为引流管经过胸膜腔后,胆汁会沿引流管穿刺道进入胸膜腔,引起胸膜反应和胸腔积液;引流管经过肺组织极易导致气胸。如果术中怀疑有肠道损伤,可在透视下沿导丝送入导管鞘,缓慢回撤导管鞘的同时,经鞘管注入造影剂即可证实有无肠道损伤。如证实有肠道损伤,可立即撤出导丝导管鞘,重新置放。如出现手术指征而患者又具备外科手术的条件时,可保留引流管在肠道内使之形成成熟窦道,再拔除引流管。如患者条件允许,可直接外科手术修补肠道破口。出血并发症通常是由于经皮经肝穿刺胆囊置放引流管时伤及肝动静脉及门静脉所致。大部分胆道出血能够自限或通过更换大孔径引流管得到控制。如果患者出现血流动力学变化时,就需要及时行血管造影和栓塞治疗。

参 考 文 献

1. Costi R, Gnocchi A, Di Mario F, et al. Diagnosis and management of choledocholithiasis in the golden age of imaging, endoscopy and laparoscopy. World J Gastroenterol, 2014, 20: 13382-13401.

2. Sarli L, Lusco DR, Roncoroni L. Peroperative endoscopic sphincterotomy and laparoscopic chilecystectomy for the management of chilecystocho-ledocholithiasis: 10 year experience. World J Surg, 2003, 27: 180-186.

3. Bansal VK, Misra MC, Rajan K, et al. Single-stage laparoscopic common bile duct exploration and cholecystectomy versus two-stage endoscopic stone extraction followed by laparoscopic cholecystectomy for patients with concomitant gallbladder stones and common bile duct stones: a randomized controlled trial. Surg Endosc, 2014, 28: 875-885.

4. Li S, Li Y, Geng J, et al. Concurrent percutenous transhepatic papillary balloon dilatation combined with laparoscopic cholecystectomy for the treatment of gallstones with common bile duct stones. J Laparoendosc Adv Surg Tech A, 2015, 25: 886-891.

5. Han JY, Lee DH, Jeong S, et al. Clinical features and outcomes of endoscopic treatment for stones in stemware-shaped common bile ducts: a multicenter data analysis. Gut Liver, 2015, 9: 800-804.

6. Boerma D, Schwartz MP. Management of common bile-duct stones and associated gallbladder stones: surgical aspects. Best Pract Res Clin Gastroenterol, 2006, 20: 1103-1116.

7. Bergman JJ, Rauws EA, Fockens P, et al. Randomised trial of endoscopic balloon dilation versus endoscopic sphincterotomy for removal of bile duct stones. Lancet, 1997, 349: 1124-1129.

8. Ruiz CP, Hervás MA, Muñoz GB, et al. Endoscopic retrograde cholangiopancreatography in patients with anatomic abnormalities of the stomach due to surgery. Gastroenterol Hepatol, 2013, 36: 609-615.

9. Staritz M, Ewe K, zum Büschenfelde KH. Endoscopic papillary dilation (EPD) for the treatment for common bile duct stones and papillary stenosis. Endoscopy, 1983, 15: 197-198.

10. Li YL, Geng JL, Jia YM, et al. Clinicalstudy of percutaneous transhepatic balloon dilation: a novel procedure for common bile duct stone. Natl Med J, 2013, 93: 3586-3589.

11. Dubois F, Berthelot G, Lavard H. Cholecystectomy by coelioscopy. Presse Med, 1989, 18: 980-982.

12. Shea JA, Healey MJ, Berlin JA, et al. Mortality and complications associated with laparoscopiccholecystectomy: ameta-analysis. Ann Surg, 1996, 224: 609-620.

13. Yuichi Y, Tadahiro T, Kawarada Y, et al. Surgical treatment of the patient with acute cholecystitis: Tokyo Guidelines. J Hepato-Biliary Pan, 2007, 14: 91-97.

14. Kullman E, BorchK, Svanvik J, et al. Differences in outcome of acute and elective laparoscopic cholecystectomy. Digestive Surg, 1997, 14: 398-403.

15. MartinI J, BailyI S, Rhodes M, et al. TowardT-tubefreelaparoscopicbile duct exploration: a methodologic evolution during 300 consecutive procedures. Ann Surg, 1998, 228: 29-34.

16. Thompson E, Tranter SE. All-comers policy for laparoscopic exploration of the common bile duct. Br J Surg, 2002, 89: 1608-1612.

17. Elyaderani M, Gabriele OF. Percutaneous cholecystostomy and cholangiography in patients with obstructive jaundice. Radiology, 1979, 130: 601-602.

18. Shaver RW, Hawkins IF, Soong J. Percutaneous cholecystostomy. Am J Roentgenol, 1982, 138: 1133-1136.

19. Hatzidakis AA, Prassopoulos P, Petinarakis I, et al. Acute cholecystitis in high-risk patients: percutaneous cholecystostomy vs conservative treatment. Eur Radiol, 2002, 12: 1778-1784.

20. Hatzidakis A, Venetucci P, Krokidis M, et al. Percutaneous biliary interventions through the gallbladder and the cystic duct: what radiologists need to know. Clin Radiol, 2014, 69: 1304-1311.

21. Gil S, de la Iglesia P, Verdú JF, et al. Effectiveness and safety of balloon dilation of the papilla and the use of an occlusion balloon for clearance of bile duct calculi. AJR, 2000, 174: 1455-1460.

22. Eli A, Chaim N, Eduard R. Percutaneous trans-papillary elimination of common bile duct stones using an existing gallbladder drain for access. IMAJ, 2012, 14: 354-358.

23. Yasumoto T, Yokoyama S, Nagaike K. Percutaneous transcholecystic metallic stent placement for malignant obstruction of the common bile duct: preliminary clinical evaluation. Vasc Interv Radiol, 2010, 21: 252-258.

第十八章

经皮经肝联合经皮经胆囊
治疗胆囊结石

目前保胆取石术均需在气管插管全麻下进行,对患者的一般情况要求较高,对于不能耐受全麻或高龄的胆囊结石患者,上述办法难以做到保胆取石。近年来,在经皮经肝十二指肠乳头肌扩张治疗胆总管结石的基础上,我们通过联合经皮经胆囊途径治疗胆囊结石;不仅清除了胆囊结石,而且在最大程度上保留了胆囊的功能;其创伤小,治疗效果确切;尤其适用于不能耐受全麻手术或者高龄的胆囊结石患者。

一、适应证

1. 无慢性胆囊炎症状表现。
2. 胆囊形态、功能正常,B 超检查示胆囊轮廓清晰,位置、大小正常,胆囊壁厚 <4mm,胆囊收缩功能良好。
3. 单纯性胆囊结石,数量少,大小适中(直径 <2cm),近期无胆囊炎急性发作。
4. 有明确保胆意愿,并完全理解结石复发的可能。

二、禁忌证

1. 胆囊结石伴急性胆囊炎。
2. 胆囊无功能,胆囊管闭塞,胆囊萎缩者;胆囊结石过大或充满结石。
3. 不能排除胆囊恶性疾病可能者。
4. 胆囊管低位汇入胆总管或直接汇入十二指肠;合并间位结肠综合征患者,结肠嵌入肝脏和横膈之间,缺少安全的胆囊穿刺途径。
5. 严重凝血功能障碍。

三、术前准备

1. **血液检查**　血常规、肝肾功能、血生化、血浆淀粉酶检查。凝血检查：要求国际标准比（INR）≤ 1.5，血小板≥ $50 \times 10^9/L$，必要时应用维生素 K、冰冻新鲜血浆、血小板纠正出凝血功能障碍。BNP 检查了解心脏功能。

2. **影像学检查**　包括超声、增强 CT 扫描、MRI 或 MRCP（图 18-1），以了解胆囊结石的位置、体积大小、形状，肝内外胆管以及胆囊穿刺路径与邻近脏器的解剖关系。复习 CT 或超声图像以确定安全的穿刺进针途径。行 MRCP 检查评估是否存在胆囊和胆囊管的异常解剖变异。

3. **胆囊功能的检查**　采用超声测量，分别测定胆囊收缩率及胆囊壁厚。其中胆囊收缩率≥ 75% 且胆囊壁厚 <4mm，视为胆囊功能正常。

胆囊的收缩率 % =（空腹三径乘积 – 脂餐后三径乘积）/ 空腹三径乘积 ×100%

应用彩超分别在空腹及脂餐后测量胆囊的长、宽、高三径，以胆囊空腹容积及餐后容积的动态变化来反映胆囊的收缩功能。一般在进食胆囊脂餐后 60 分钟进行测量。脂餐为两个油煎鸡蛋（荷包蛋）。

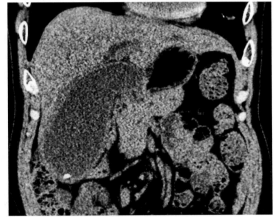

图 18-1　CT 显示胆囊底部结石，胆囊体积增大，胆囊壁增厚

4. 患者术前禁食 6 小时，静脉补液以预防血容量不足。

5. 签署知情同意书，向患者及近亲属详细介绍手术的相关事宜，尤其是手术相关的并发症，如出血和败血症。

6. **预防性使用抗菌药物**　胆道系统的梗阻容易导致细菌的增生繁殖，应用适当的抗生素可避免胆系感染所引起的败血症。抗菌谱应涵盖革兰氏阳性菌和革兰氏阴性菌。大肠埃希菌是最常见的致病菌，克雷伯杆菌、肠球菌、草绿色链球菌也是经常被检测到的致病菌。术后抗生素连续应用 24~72 小时，同时要根据胆汁和血液微生物培养结果调整用药方案。

7. **镇静 / 止痛**　绝大部分胆道介入手术在清醒镇静配合穿刺点以及肝包膜局部浸润麻醉止痛下进行，有些不能配合的患者则需要在全麻下手术。在患者极度疼痛不适的情况下进行胆道介入手术，操作会变得极其困难且更容易出现并发症。

8. **器械准备**

具备脉冲透视功能的 DSA "C"型臂系统、B 超机

麻醉设备及麻醉镇痛药物

心电脉氧监护设备

铅围裙、悬吊式透明含铅防护屏、含铅防护眼镜

5ml、10ml、20ml 无菌注射器及 21G 注射针头

无菌纱布

水溶性等渗非离子型造影剂

局麻药物：2% 利多卡因 5~10ml

#11 手术刀片

3-0 皮肤缝线

21G 带内芯穿刺针，穿刺针外鞘可以通过 0.018″ 导丝

共轴导入套装，包括头端逐渐变细可以通过 0.018″ 导丝坚硬金属、柔韧塑料内芯以及 4F 或 5F 的塑料外鞘。

8~12F 型号的导管鞘

4F 或 5F 的单弯导管、Cobra 导管、Kumpe 导管、Simmon 导管、猪尾造影导管

0.035″ 亲水超滑导丝、超硬导丝

12~28mm 血管成形球囊导管

Fogarty 球囊导管

10F 胆道引流管

取石网篮

四、操作步骤

1. 经皮胆囊穿刺　尽可能采取经肝穿刺途径进入胆囊。患者仰卧位，右上肢外展，腹部超声检查确定皮肤穿刺点以及穿刺路径、进针深度。术区皮肤消毒，铺盖无菌洞巾。同时在 X 线透视下，标记膈肌的位置和预计穿刺路径，以避免穿过肺脏和胸膜。2% 利多卡因局部浸润麻醉穿刺部位，做长度 2mm 皮肤切口。

常规采用 Seldinger 技术进行穿刺，手术可在 CT 引导下进行，亦可在超声联合 DSA 引导下进行（图 18-2）。

应用穿刺针，影像学引导下穿刺，全程跟踪针尖位置，待针尖进入胆囊回吸出胆汁后，影像学引导下置换导丝；确保导丝在胆囊内成襻后

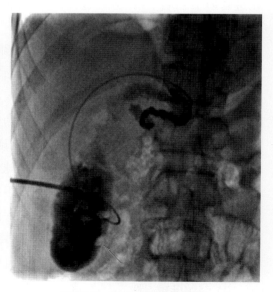

图 18-2　经皮穿刺胆囊造影

显示胆囊体积增大，胆囊内多发充盈缺损，考虑胆囊内多发结石

保留,撤出穿刺针,沿导丝送入 6~8F 穿刺鞘管,经穿刺鞘管送入 5F Cobra 导管或 4F 单弯导管并行胆囊造影,明确胆囊内结石情况,同时了解胆囊管走行及开口部位。

置入导丝过程中时,要避免过度膨胀胆囊引起穿孔,在送入鞘管过程中,要实时监测,避免使导丝在进入胆囊部位打折,否则导丝会滑出胆囊进入腹腔,造成穿刺失败。针对穿刺路径选取困难以及胆囊体积较小的患者,可采用 22G 穿刺针进行穿刺,逐级置换,减少穿刺创伤。

2. 经皮经肝穿刺肝内胆管　可根据胆囊造影后胆道显影情况,选择进针穿刺点;或者 X 线透视下根据肝脏部位重新选择进针穿刺点;定位要准确。过于偏头侧进针时容易穿到肺脏造成气胸,过于偏足侧会增加操作难度。此外,穿刺时应避开肿瘤与血管瘤等病变,以防出血与肿瘤播散。

穿刺点确定后,1% 的利多卡因对局部皮肤浸润麻醉后,#11 手术刀片做一小切口,22G 千叶针(长度 15cm)进行胆道穿刺造影,穿刺在透视下时进行。在穿刺右肝胆管时,穿刺针水平方向朝向 12 胸椎;在穿刺左肝胆管时穿刺针可垂直偏右方向进针。穿入肝脏后让患者小幅度呼吸,这样可以避免或减少肝被膜的裂伤。

确认穿刺针刺入胆管后行胆道造影。通过穿刺针注入稀释的造影剂,显示胆管系统,保留后前位、左右斜位的造影图片,以清楚显示肝内外胆管的解剖,确定有无解剖变异,了解是否合并肝内、外胆管结石,明确胆囊管、肝总管与胆总管的解剖关系。

胆道进入点应为胆管 2 级或 3 级分支(图 18-3),若穿刺针道与胆管走行呈直角或穿中胆管部位靠近肝门,则操作难度加大,同时增加出现并发症的风险,如血管损伤大出血等。这种情况下常需重新选择外周接近水平走向的胆管进行穿刺,可在透视下对准与穿刺针方向顺行而又扩张的胆管分支穿刺。穿刺肝管时,可在进针后旋转 C 型臂,确定穿刺针与胆管的前后关系,调整穿刺方向重新穿刺。

确定进入胆管后,退出针芯,置入 0.018″ 导丝,有时 0.018″ 进入胆道后,朝向外周走行而非肝门方向走行,此时可将穿刺针斜面做旋转,旋转同时试探性地送入导丝直到导丝向肝门方向走行。有时导丝进入胆道困难是因为穿刺针针尖顶在了胆道内侧壁上,此时可略略回撤穿刺针,同时送入导丝,多能成功。

0.018″ 导丝头端进入胆总管足够深度后,退出穿刺针,沿 0.018″ 导丝送入 5F 套装鞘管。当套装到达胆管时,回撤坚硬的金属内鞘,使柔顺的 4F 内鞘和 5F 外鞘沿导丝进入胆总管。撤出 0.018″ 导丝和 4F 塑料内鞘,经 5F 外鞘 0.035″ 导丝超滑导丝,使导丝进入胆总管,必要时可通过

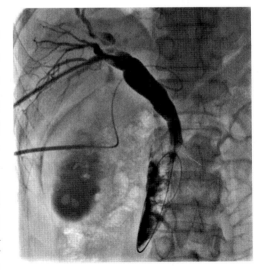

图 18-3　经皮经肝穿刺肝内胆管造影
显示胆总管增粗,末端可见充盈缺损,患者同时合并胆总管结石

十二指肠乳头,进入十二指肠水平部以远。撤出 5F 外鞘,根据所选择球囊直径的大小置入相应直径的导管鞘。球囊直径与结石最大横径一致,一般不超过 20mm(直径 8~20mm、长度 40~60mm)(图 18-4),可选择 8~10F 导管鞘;若需球囊直径 20~30mm,可选择 12F 导管鞘。

3. 胆囊结石的处理

(1)胆囊腔内泥沙样结石可通过经胆囊穿刺导管、导引导管或鞘管冲洗、抽吸取出。

(2)胆囊腔内团块状结石的处理:首先经胆囊穿刺导管鞘,0.035″ 超滑导丝配合导管通过胆囊管并进入胆总管(图 18-5),经肝脏穿刺途径送入抓捕器,将导丝牵出,建立工作环路(图 18-6);撤出 0.035″ 超滑导丝并置换硬导丝,置换球囊,使球囊中部在胆囊管区,缓慢加大压力,直视下扩张胆囊管,最大压力 8atm,维持 2~3 分钟,间歇 30 秒后,再扩张 2 分钟,充分扩张胆囊管后,撤出球囊及导丝(图 18-7)。若胆囊管迂曲,通过困难,可配合使用 2.7F 微导管通过胆囊管并进入胆总管。

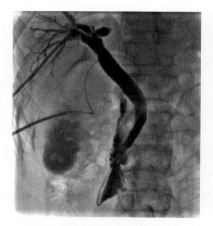

图 18-4　将球囊置入十二指肠乳头部,并充盈球囊,扩张十二指肠乳头肌

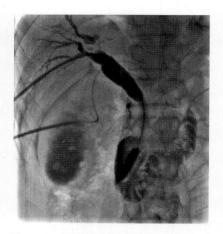

图 18-5　经胆囊穿刺途径置入导丝,使导丝通过胆囊管,选插入胆总管内

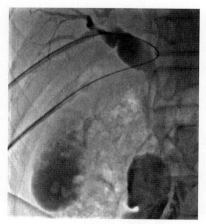

图 18-6　利用抓捕器将经胆囊置入的导丝牵引至肝总管内,经胆管穿刺途径引出

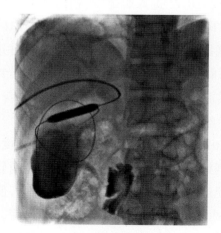

图 18-7　经皮经肝脏途径送入球囊导管,扩张胆囊管

　　然后通过经皮经肝通道穿刺导管鞘,沿 0.035″ 超滑导丝引入 5F Cobra 导管、KMP 导管或 4F 单弯导管,导丝及导管配合通过肝内胆管、肝总管、胆囊管进入胆囊,经导丝引入取石网篮(图 18-8),保留导丝,依次将胆囊内结石收入网篮并送入胆总管内(图 18-9)。若胆囊管通过困难,可配合使用 2.7F 微导管通过胆囊管并进入胆囊。然后经胆囊穿刺鞘造影,确定有无明显结石残留。

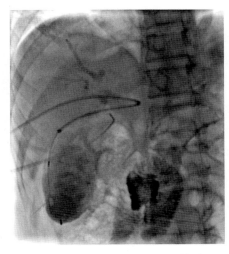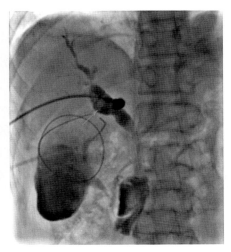

图 18-8　经肝脏途径将取石网篮送入胆囊内,抓取结石　　　　图 18-9　用取石网篮使胆囊内结石移位至胆总管内

　　若结石体积较大,难以通过胆囊管;可经胆囊穿刺鞘管导丝引入球囊或取石网篮对结石进行挤压,将结石粉碎,然后进行下一步排石。在取石过程中,若结石嵌顿于胆囊管,可沿导丝引入 Fogarty 球囊导管将其拖入胆总管内,但注意操作轻柔,减轻对胆囊管的损伤。

　　经上述系列操作,胆囊结石已送入胆总管内;然后进行十二指肠乳头肌扩张顺行排石术。沿经皮经肝通道穿刺导管鞘导丝引入 5F Cobra 导管、KMP 导管或 4F 单弯导管,使导管、导丝配合通过十二指肠乳头,进入十二指肠水平部以远。将导丝交换为 0.038″ 超硬导丝,撤出导管;沿超硬导丝导入球囊,使球囊中部在乳头狭窄区,缓慢加大压力,直视下扩张十二指肠乳头括约肌,最大压力 8atm,维持 2~3 分钟,间歇 30 秒后,再扩张 2 分钟,充分扩张开十二指肠乳头括约肌。抽瘪球囊,将其回撤至胆总管结石头侧,重新充盈,沿导丝推送结石入十二指肠;送入的胆囊结石多为多发结石,这就需要反复推送,直到排净为止(图 18-10)。结石直径 >20mm 的患者则联合应用碎石网篮进行碎石,然后再应用球囊进行推送。

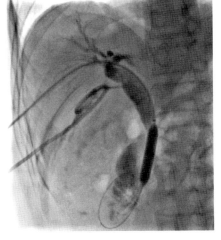

图 18-10　应用球囊扩张十二指肠乳头肌,反复推送结石

4. 留置引流管　在明确排石成功后,留置与导管鞘同等直径或更大直径的引流管。胆囊穿刺置管可留置 7.0F 或 8.5F 引流管,而经皮经肝穿刺可留置 8.5F 或 10.2F 引流管(图 18-11)。

5. 引流管处理　术后 1 周左右行胆囊及胆管造影,明确有无结石残余。如有残余结石,可再次行 PTBD 排石术;若无明显结石残留,可拔除经皮经肝引流管;因为引流管拔除以后会有少量血性胆汁溢漏于腹腔导致局限性腹膜炎,引起发热、腹痛等症状,建议引流管拔除前后常规应用生长抑素、抗生素、止血药物,必要时应用激素和镇痛药物以缓解症状。

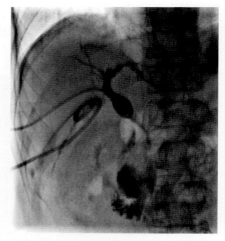

经皮胆囊穿刺引流窦道成熟通常需要 3~6 周的时间,免疫功能低下、营养状况差的危重患者窦道成熟,可能需要更长时间。胆囊穿刺引流管,建议术后 4 周左右拔除;拔管前可复查腹部影像学检查,了解有无胆囊结石残留。

图 18-11　经皮经肝、经皮经胆囊途径分别留置引流管

五、术后处理

1. 术后平卧 6~8 小时,予以吸氧,监测血压、脉搏、血氧饱和度等生命体征,观察患者神志、意识及穿刺部位出血、渗血情况,有无腹膜炎体征。

2. 对症处理患者疼痛、恶心、呕吐等不适。

3. 术后继续应用广谱抗生素和保肝等药物,全身情况较差者予支持治疗,并注意保持水电平衡;可口服熊去氧胆酸利胆治疗。

4. 引流管外接引流袋持续引流,每日记录胆汁引流量,观察胆汁性状,5~10ml 生理盐水冲洗引流管,一天 2 次。

5. 手术完毕后,主要操作者或助手应及时书写手术操作报告,需详细描述检查过程中的发现、影像特点及其影像诊断;全面叙述所采取的治疗方法、步骤及其初步结果;如有必要,还需介绍操作中出现的异常情况、可能发生的并发症及其处理建议。医疗文书及影像资料应按规定存档管理。

6. 及时复查血常规、肝肾功能、血生化、胰淀粉酶、降钙素原、血凝指标,以了解肝肾功能及有无电解质紊乱、有无出血及有无并发胰腺炎等情况。

六、并发症

经皮胆囊穿刺术风险相对较低,严重并发症少见。

手术主要的并发症包括败血症、腹膜炎、腹腔脓肿、腹腔出血以及邻近脏器受损,文献报道上述并发症发生率不足 3%。大剂量的对比剂注入胆囊,可导致败血症和寒战的发生。最新文献报道经皮胆囊造瘘术术中死亡率约为 1.7%。

最常见的并发症为胆汁溢漏。胆汁溢漏可发生在引流管置放过程中,亦可发生于引流管移除过程中。急性炎症期,胆囊壁水肿变脆,导丝导管在囊腔内的操作有可能导致胆囊的穿孔,引发胆汁溢漏。文献报道,引流管拔出后,胆汁溢漏的发生率约 3%。胆汁溢漏通常能够自限,或通过积极的内科保守治疗而获得痊愈。如漏出胆汁在腹腔内形成包裹性的胆汁瘤,往往需要经皮置管引流。

胆囊周围结构的损伤,往往是由于术前影像评估不足而导致。伤及胸膜腔可引起液气胸,伤及肠道可引起穿孔以及内瘘形成。经过胸膜腔及肺脏的引流管必须拔除,因为引流管经过胸膜腔后,胆汁会沿引流管穿刺道进入胸膜腔,引起胸膜反应和胸腔积液;引流管经过肺组织极易导致气胸。如果术中怀疑有肠道损伤,可在透视下沿导丝送入导管鞘,缓慢回撤导管鞘的同时经鞘管注入造影剂即可证实有无肠道损伤。如证实有肠道损伤,可立即撤出导丝导管鞘,重新置放。如出现手术指征而患者又具备外科手术的条件时,可保留引流管在肠道内使之形成成熟窦道,再拔除引流管。如患者条件允许,可直接外科手术修补肠道破口。

出血并发症通常是由于经皮经肝穿刺胆囊置放引流管时伤及肝动静脉及门静脉所致。大部分胆道出血能够自限或通过更换大孔径引流管得到控制。如果患者出现血流动力学变化时,就需要及时行血管造影和栓塞治疗。

参 考 文 献

1. Tazuma S. Gallstone disease: Epidemiology, pathogenesis, and classification of biliary stones (common bile duct and intrahepatic). Best Pract Res Clin Gastroenterol, 2006, 20: 1075-1083.

2. Van Erpecum KJ. Pathogenesis of cholesterol and pigment gallstones: an update. Clin Res Hepatol Gastroenterol, 2011, 35: 281-287.

3. Gurusamy KS, BR Davidson. Gallstones. BMJ, 2014, 348: 27-30.

4. Kaufman HS, Magnuson TH, Lillemoe KD, et al. The role of bacteria in gallbladder and common duct stone formation. Ann Surg, 1989, 209: 584-592.

5. ASGE Standards of Practice Committee. Complications of ERCP. Gastrointest Endosc, 2012, 75: 467-473.

6. Jeong EJ, Kang DH, Kim DU, et al. Percutaneous transhepatic choledochoscopic lithotomy as a rescue therapy for removal of bile duct stones in Billroth II gastrectomy patients who are difficult to perform ERCP. Eur J Gastroenterol Hepatol, 2009, 21: 1358-1362.

7. Itoi T, Ishii K, Sofuni A, et al. Long and short-type doubleballoon enteroscopy-assisted therapeutic ERCP for intact papilla in patients with a Roux-en-Y anastomosis. Surg Endosc, 2011, 25: 713-721.

8. Itoi T, Ishii K, Sofuni A, et al. Large balloon dilatation following endoscopic sphincterotomy using a balloon enteroscope for the bile duct stone extractions in patients with Roux-en-Y anastomosis. Dig Liver

Dis, 2011, 43: 237-241.

9. Neumann H, Fry LC, Meyer F. Endoscopic retrograde cholangiopancreatography using the single balloon enteroscope technique in patients with Roux-en-Y anastomosis. Digestion, 2009, 80: 52-57.

10. Schreiner MA, Chang L, Gluck M, et al. Laparoscopy-assisted versus balloon enteroscopy-assisted ERCP in bariatric post-Roux-en-Y gastric bypass patients. Gastrointest Endosc, 2012, 75: 748-756.

11. Ito K, Fujita N, Noda Y, et al. Percutaneous cholecystostomyversus gallbladder aspiration for acute cholecystitis: a prospectiverandomized controlled trial. AJR Am J Roentgenol, 2004, 183: 193-196.

12. Borzellino G, de Manzoni G, Ricci F, et al. Emergency cholecystostomyand subsequent cholecystectomy for acute gallstonecholecystitis in the elderly. Br J Surg, 1999, 86: 1521-1525.

13. Akhan O, Akinci D, Ozmen MN. Percutaneous cholecystostomy. Eur J Radiol, 2002, 43: 229-236.

14. Yamashita H, Sano H, Natsume M, et al. Clinical evaluation ofendoscopic naso-gallbladder drainage for gallbladder disease. Ther Res Hepatobiliary Pancreat Dis, 2008, 6: 5-11.

第十九章

经皮经肝治疗肝内胆管结石

　　肝内胆管结石(intrahepatic cholelithiasis,IHL)是指原发于肝管汇合部以上胆管内的结石,多为胆色素结石;不包括继发于损伤性胆管狭窄、胆管囊肿、胆管解剖变异等其他胆道疾病所致胆汁淤滞和胆管炎症后形成的肝胆管结石。我国肝内胆管结石约占全部胆石症的16%~18%,是肝胆外科最常见遇到的复杂问题之一。

　　肝内胆管结石病的病程长而复杂,可出现多种严重并发症,故其临床表现是复杂多样的,其复杂程度主要取决于主要肝管和肝外胆管结石梗阻是否完全、合并胆道感染的严重程度、肝脏的病变范围、肝功能损害程度以及并发症类型等。

　　根据肝内胆管结石病的临床表现不同,可分为3大类型:

　　静止型:患者无明显症状或症状轻微,仅有上腹隐痛不适,常在体检时才被发现。

　　梗阻型:表现为间歇性黄疸、肝区和胸腹部持续性疼痛不适、消化功能减退等胆道梗阻症状。双侧肝胆管结石伴有肝胆管狭窄时可呈持续性黄疸。

　　胆管炎型:表现为反复发作的急性化脓性胆管炎。急性发作时出现上腹部阵发性绞痛或持续性胀痛、畏寒、发热、黄疸;右上腹压痛、肝区叩击痛、肝大并有触痛等,严重者可伴脓毒症表现;外周血白细胞和中性粒细胞显著升高,血清转氨酶急剧升高,血清胆红素、碱性磷酸酶、谷氨酰转肽酶升高。一侧肝管结石阻塞合并急性肝胆管炎时,可无黄疸或黄疸较轻,血清胆红素处于正常水平或轻度升高,发作间歇期无症状或呈梗阻性表现。

　　当发生各种严重并发症时可出现肝脓肿、胆道出血、胆汁性肝硬化、门静脉高压症以及肝胆管癌等相应临床表现。

　　根据结石在肝内的分布、相应肝管和肝脏的病变程度以及合并肝外胆管结石的情况分为2个主要类型和1个附加型(E型):

　　Ⅰ型:区域型,结石沿肝内胆管树局限性分布于一个或几个肝段内,常合并病变区段肝管的狭窄及受累肝段的萎缩。临床表现可为静止型、梗阻型或胆管炎型。

　　Ⅱ型:弥漫型,结石遍布双侧肝叶胆管内,根据肝实质病变情况,又分为3种亚型:

　　Ⅱa型:弥漫型不伴有明显的肝实质纤维化和萎缩。

Ⅱb 型:弥漫型伴有区域性肝实质纤维化和萎缩,通常合并萎缩肝脏区段主肝管的狭窄。

Ⅱc 型:弥漫型伴有肝实质广泛性纤维化而形成继发性胆汁性肝硬化和门静脉高压症,通常伴有左右肝管或汇合部以下胆管的严重狭窄。

E 型:附加型,指合并肝外胆管结石。根据 Oddi 括约肌功能状态,又分为 3 个亚型:

Ea:Oddi 括约肌正常。

Eb:Oddi 括约肌松弛。

Ec:Oddi 括约肌狭窄。

对肝胆管结石的诊断有实用价值的影像技术主要有 B 超、CT、MRI、ERCP、PTC、术后胆道引流管造影、胆道镜等。单一的检查常不能获得全面的诊断,往往需要一种以上的影像学检查相互印证才能达到正确诊断的目的。因此应熟悉各项检查方法的性能和局限性,并结合具体患者的病变状况及当地所具有的设备条件,合理选择并联合应用最有效的检查方法。

B 超一般作为首选检查。它能为临床诊断提供线索,在手术中行 B 超检查,对于明确结石部位,引导取石和判断有无结石残留具有重要价值。B 超在引导 PTC 方面也有重要作用。但 B 超不能提供胆管树的整体影像,且难以显示胆管狭窄部位和合并的肝外胆管下端结石。

CT 可全面显示肝内胆管结石分布、胆管系统扩张和肝实质的病变,对肝胆管结石具有重要的诊断价值。系统地观察各层面 CT 照片,可获取肝内胆管系统的立体构象及肝内结石的立体分布情况。CT 与 B 超联合应用,一般能为手术方案的制订提供可靠的依据。但 CT 一般难以直接显示胆道狭窄部位,也不能发现不伴有明显胆管扩张的细小结石以及密度与肝实质相似的结石。

MRI 结合 MRCP 可以多方位显示肝内胆管树,可准确判断肝内结石分布、胆管系统狭窄与扩张的部位和范围以及肝实质病变。MRI 为无创性胆道影像诊断方法,并兼具断层扫描及胆道成像的优点,对肝胆管结石的诊断价值优于 CT 和胆道直接造影方法。但 MRI 对结石显示不如 CT 和 B 超清晰,而对狭细胆管的显示不如胆管直接造影清晰准确。

有明显临床症状的肝胆管结石需要治疗。对于症状不明显的静止型结石是否需要治疗,目前的意见尚未统一。鉴于随病程演进和病变发展,多数病例将出现明显症状且有受累肝管恶变的可能,对于静止型结石也多主张积极手术治疗或经皮经肝胆道镜取石治疗。

目前肝内胆管结石的治疗还是主要靠外科手术,原则为去除病灶,取尽结石,矫正狭窄,通畅引流,防治复发。针对肝胆管结石病复杂的肝内外胆道及肝脏病变有多种手术和非手术治疗方法,应根据肝内胆管结石数量及分布范围、肝管狭窄的部位和程度、肝脏的病理改变、肝脏功能状态及患者的全身状况,制订针对具体病例的个体化治疗方案并选择合适的手术方法。

目前肝内胆管结石的手术方法主要有 4 种:胆管切开取石术;肝部分切除术;肝门部胆管狭窄修复重建术;肝移植术。

同时辅以术中 B 超、术中胆道造影、术中胆道镜及各种物理碎石术,有助于提高肝胆管结石的手术效果。比如术中B超能清晰判断结石在肝内的分布,引导取石,明显降低残石率。同时还能显示出入肝脏的重要血管与病灶的关系,确定病灶范围,从而引导肝切除;术中胆道造影对了解胆道系统有无变异、避免发生胆管损伤和防治胆管内结石残留有重要作用。术中胆道镜是当前治疗肝胆管结石的重要方法之一,能明视胆管内病理状况,辨别胆管结石、肿瘤和异物,观察胆管黏膜病变,对可疑病变可取活体组织或脱落细胞做病理检查。在镜下用取石网篮、碎石器械和球囊导管取石克服了常规器械取石的盲区,可提高取石效率,降低结石残留率。物理碎石术对于难以直接取出的大结石或嵌顿结石,可采用液电或激光碎石术将其击碎后取出。

　　肝内胆管结石的选择手术方法应遵循的原则:肝胆管结石病的外科治疗应以根治性清除病灶为主要目标;对于Ⅰ型肝胆管结石,应首选病变肝段规则性切除以达到治愈的目的。对于肝脏和胆道病变广泛的Ⅱa和Ⅱb型结石常需联合多种术式和辅助方法进行治疗,对于其中Ⅱb型结石充分切除区段性病灶是保证联合手术治疗效果的前提条件。对于合并胆汁性肝硬化但肝功能仍处于代偿状态的Ⅱc型结石应根据胆道病变的复杂性、肝硬化及门脉高压症严重程度等选择同期或分期胆道手术与门脉减压手术来处理合并存在的胆道、肝脏和门静脉系统病变。对于肝功能陷于失代偿的Ⅱc型结石,肝移植术是唯一有效的治疗方法;主要肝胆管的狭窄必须修复矫正,但胆管空肠Roux-en-Y吻合术和胆管-游离空肠段吻合术的适应证应严格掌握。对于肝内病变已经去除,其下游胆管内结石已清除,肝门部肝管无狭窄,结石无复发危险的病例,应避免采用此类术式;对于结石残留或有复发可能的病例,可在术中设置连通胆道的空肠皮下盲襻,作为术后胆道镜取石的通路。

　　经皮经肝治疗胆总管结石技术已趋于成熟,对于明确诊断为Ⅰ型的肝内胆管结石高危患者,经皮经肝技术为该类患者提供了另外一种治疗选择。

一、适应证

1. 诊断明确的Ⅰ型肝内胆管结石,合并或不合并肝外胆管结石。
2. 一般情况较差,不能进行内镜或手术治疗的。
3. 不愿接受内镜或手术治疗的。
4. 结石所在肝段或肝叶无萎缩表现。

二、禁忌证

1. Ⅱ型肝内胆管结石。
2. 肝内胆管结石伴发下列情况时:①结石伴发肝段或肝叶萎缩;②结石伴胆管癌;③结石伴外周肝内胆管多发性狭窄或囊性扩张。

3. 合并心脑血管基础疾病及肝肾功能不全,不能耐受手术。

4. 严重凝血功能障碍,PT ≥ 17 秒,PLT ≤ 50×10^9/L。

5. 结石横径过大,大于 3cm。

6. 由于肠道和肺脏的阻隔而缺乏安全的手术路径。

7. 急性胆系感染,为相对禁忌证,可先行胆道置管引流同时应用敏感抗生素控制感染后,再行排石手术。

三、术前准备

1. **肝功能评估**　除常规肝功能和凝血功能检查外,要注意黄疸程度、出血倾向、腹水、双下肢水肿、腹壁静脉曲张等表现,必要时行胃镜检查以明确有无食管胃底静脉曲张,据以判断肝功能代偿状态以及是否合并肝硬化和门静脉高压症。

2. **必要的影像学检查**　包括超声、增强 CT 扫描、MRI 或 MRCP,以了解结石的位置,胆管以及穿刺路径与邻近脏器的解剖关系。

3. **签署知情同意书**　术前手术医生或主要助手应向患者及近亲属详细介绍手术的相关事宜,包括手术的必要性、可能的结果以及存在的风险,并由患者指定的委托人签署书面知情同意书。知情同意书不宜过于笼统,应明确表述可能发生的并发症,尤其是手术相关的严重并发症,如出血和败血症等。

4. **预防性使用抗菌药物**　正常的胆道内没有菌群存在,引起胆道内细菌繁殖和继发感染的相关因素包括发热性疾病、胆管炎、肝内胆管结石、胆总管结石、凝血功能障碍、胆道近端或远端的梗阻、胆肠吻合手术以及先前的胆道介入手术。不仅胆道系统的梗阻容易导致细菌的增生繁殖,同时针对胆道梗阻进行的介入手术,不管是肿瘤引起的恶性梗阻还是结石引起的良性胆道梗阻,都有胆道污染的可能。在绝大多数胆道介入手术规范中,预防性应用抗生素已经成为一个普遍的共识,因为没有预防性应用抗生素,其胆道感染并发症的发生率可高达 50%。PTBD 较其他胆道介入手术操作更为复杂,时间相对也长,发生胆道感染的概率也就越高。抗菌谱应涵盖革兰氏阳性菌和革兰氏阴性菌。头孢曲松是各个医疗机构最常用于胆系感染的抗生素,因为其经由胆汁排泄,且生物半衰期长,一天一次给药即可。对青霉素过敏及头孢菌素交叉过敏患者,可应用万古霉素或克林霉素替代。

5. 患者术前禁食 6 小时,静脉补液以预防血容量。

6. **器械准备**

具备脉冲透视功能的 DSA "C"型臂系统

麻醉设备及麻醉镇痛药物

心电脉氧监护设备

铅围裙、悬吊式透明含铅防护屏、含铅防护眼镜

5ml、10ml、20ml 无菌注射器及 21G 注射针头

无菌纱布

水溶性等渗非离子型造影剂

局麻药物:2% 利多卡因 5~10ml

#11 手术刀片

3-0 皮肤缝线

21G 带内芯穿刺针,穿刺针外鞘可以通过 0.018″ 导丝

共轴导入套装,包括头端逐渐变细可以通过 0.018″ 导丝坚硬金属、柔韧塑料内芯以及 4F 或 5F 的塑料外鞘。

8~12F 型号的导管鞘

4F 或 5F 的单弯导管、Cobra 导管、Kumpe 导管、Simmon 导管、猪尾造影导管

0.035″ 亲水超滑导丝、超硬导丝

12~28mm 血管成形球囊导管

Fogarty 球囊导管

10F 胆道引流管

取石网篮。

四、操作步骤

1. 胆道穿刺及置管　常规行胆道穿刺及胆道造影,进一步明确肝内胆管结石的位置、大小及数量。

根据肝内胆管结石所在的肝段或肝叶选择穿刺进针路径;一般肝右叶肝内胆管结石选择经所在肝段胆管入路排石或左肝管入路排石,肝左叶肝内胆管结石可选择经左肝管或右肝管入路排石。胆道进入点应为胆管 2 级或 3 级分支。若穿刺针道与结石所在胆管走行角度小于 90°,或穿中胆管部位过于靠近结石,则操作难度加大;建议重新选择胆管进行穿刺。穿刺肝管时,可在进针后旋转 C 型臂,确定穿刺针与肝内结石所在胆管的前后关系,调整穿刺方向重新穿刺(图 19-1)。

确定进入胆管后,退出针芯,置入 0.018″ 导丝,进入胆总管足够深度后,退出穿刺针,

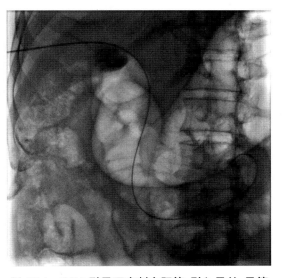

图 19-1　DSA 引导下穿刺右肝管,引入导丝、导管

沿 0.018″ 导丝送入 5F 套装鞘管。当套装到达胆管时,回撤坚硬的金属内鞘,使柔顺的 4F 内鞘和 5F 外鞘沿导丝进入胆总管。撤出 0.018″ 导丝和 4F 塑料内鞘,经 5F 外鞘送入 0.035″ 超滑导丝并进入胆总管,撤出 5F 外鞘,根据肝内胆管结石大小,沿超滑导丝置换相应直径的导管鞘(图 19-2)。

　　2. 肝内胆管结石的处理　经导管穿刺鞘,沿 0.035″ 超滑导丝引入 5 FCobra 导管、KMP 导管或 4F 单弯导管,导丝及导管配合通过肝内胆管结石所在肝内胆管远端,造影确认肝内胆管多发结石(图 19-3),经导丝引入取石网篮,保留导丝,依次将肝内胆管结石收入网篮并送入胆总管内。然后经导丝引入导管行胆管造影,确定有无明显结石残留。

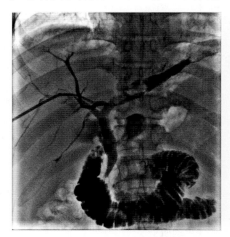

图 19-2　造影显示左肝内胆管多发充盈
缺损

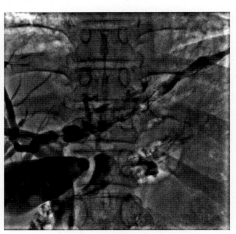

图 19-3　导丝配合导管选插入左肝内胆管
内,再次造影显示胆管内多发充盈缺损,并可
见多发局限性狭窄

　　若结石体积较大,难以通过肝内胆管;可经导丝引入球囊并扩张肝内胆管(图 19-4~图 19-6),然后应用取石网篮进行下一步排石(图 19-7)。在取石过程中,若结石嵌顿于肝内胆管,可沿导丝引入 Fogarty 球囊导管将其拖入胆总管内,但注意操作轻柔,减轻对胆囊管的损伤。

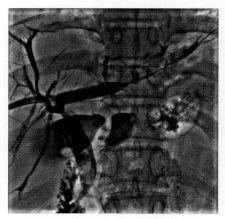

图 19-4　球囊导管扩张左肝管

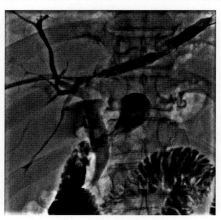

图 19-5　球囊导管扩张肝内胆管

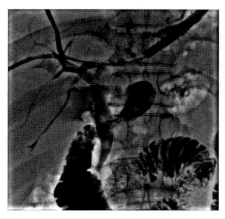

图 19-6　将球囊导管至于肝内胆管远端，
充盈球囊，拖拽结石

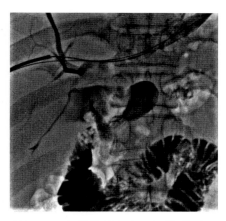

图 19-7　经鞘管引入取石网篮，钳夹、
抓取结石

经上述系列操作，肝内胆管结石已送入胆总管内(图 19-8)；然后进行十二指肠乳头肌扩张顺行排石术。沿穿刺导管鞘导丝引入 5F Cobra 导管、KMP 导管或 4F 单弯导管，使导管、导丝配合通过十二指肠乳头，进入十二指肠水平部以远。将导丝交换为 0.038″ 超硬导丝，撤出导管；沿超硬导丝导入球囊，使球囊中部在乳头狭窄区，缓慢加大压力，直视下扩张十二指肠乳头括约肌，最大压力 8atm，维持 2~3 分钟，间歇 30 秒后，再扩张 2 分钟，充分扩张开十二指肠乳头括约肌(图 19-9)。抽瘪球囊，将其回撤至胆总管结石头侧，重新充盈，沿导丝推送结石入十二指肠(图 19-10)；送入的肝内胆管结石多为多发结石，这就需要反复推送，直到排净为止(图 19-11)。结石直径 >20mm 的患者则联合应用碎石网篮进行碎石，然后再应用球囊进行推送。

3. **留置引流管**　在明确排石成功后，留置与导管鞘同等直径或更大直径的引流管(图 19-12)。直径较大的经皮导管能够获得更好的引流效果，同时能够更准确地定位、观察结石，并且在出现梗阻时更容易置换。

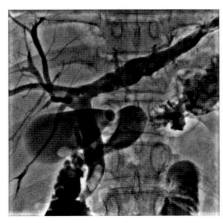

图 19-8　再次造影显示左肝内胆管未见
充盈缺损，结石移位至胆总管末端

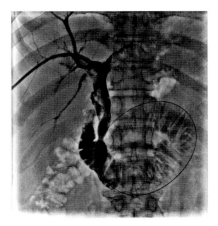

图 19-9　球囊导管扩张十二指肠乳头肌
至凹腰征消失

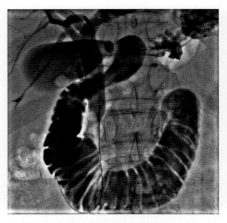

图 19-10　将球囊导管回撤至结石上方，重新充盈球囊，推送结石

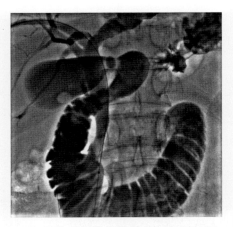

图 19-11　将结石推送至十二指肠内，再次造影显示肝内胆管、左右肝管、肝总管及胆总管未见充盈缺损

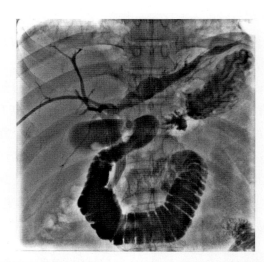

图 19-12　放置胆道引流管，再次造影确认无结石残余征象

4. **引流管拔除**　术后 1 周左右行胆管造影，复查肝脏 CT，明确有无结石残余（图 19-13、图 19-14）。如有残余结石，可再次行 PTBD 排石后拔除引流管，因为引流管拔除以后会有少量血性胆汁溢漏于腹腔导致局限性腹膜炎，引起发热、腹痛等症状，建议引流管拔除前后常规应用生长抑素、抗生素、止血药物，必要时应用激素和镇痛药物以缓解症状。

五、术后处理

1. **复苏与观察**　采用深度镇静或麻醉的患者应按规定予以复苏，建议在专设的复苏区由专人照看，密切监察生命体征变化，直至患者意识清醒、肌力完全恢复。患者转出前应交代相应注意事项。术后平卧 6~8 小时,予以吸氧,监测血压、脉搏、血氧饱和度等生命体征,观察患者神志、意识及穿刺部位出血、渗血情况,有无腹膜炎体征。

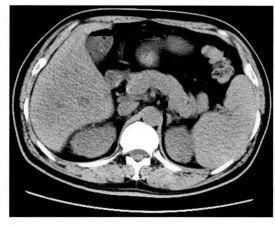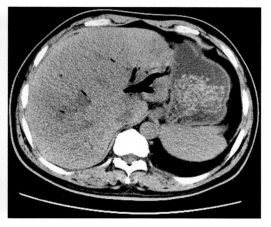

图 19-13　术后 CT 提示肝外胆管未见结石影　　图 19-14　CT 示左肝内胆管积气,未见结石影

2. 对症处理患者疼痛、恶心、呕吐等不适。

3. 术后继续应用抗生素 24~72 小时,及时根据胆汁和血液微生物培养结果调整用药方案。同时应用保肝、退黄等药物,全身情况较差者予支持治疗,并注意保持水、电解质平衡。

4. 引流管外接引流袋持续引流,每日记录胆汁引流量,观察引流胆汁的性状,5~10ml 生理盐水冲洗引流管,一天 2 次。

5. **术后观察注意事项**

(1)术后第一个 24 小时是并发症最易发生的时段,应密切观察症状及体征变化。

(2)手术当日应禁食水、静脉补液,以后根据病情逐步恢复饮食。

(3)术后 3 小时及次晨验血常规、血淀粉酶 / 脂肪酶,以后根据情况决定是否延长观察期。

(4)发生胰腺炎高风险者给予抗胰腺炎药物(如生长抑素类似物和胰酶抑制剂等)。

(5)如有明显腹痛及腹膜炎体征,怀疑胰腺炎或十二指肠肠穿孔、胆瘘的病例,应给予胃肠减压,并及时行胸腹透视、腹部超声和 / 或 CT 检查,以尽早明确诊断并给予相应处理。

(6)应保持胆道引流管通畅,如果胆系引流不完全、黄疸消退不显著或发生胆管炎时,应考虑尽早再次行 PTCD 介入治疗。

6. **手术操作报告及影像资料**　手术完毕后,主要操作者或助手应及时书写手术操作报告,需详细描述检查过程中的发现、影像特点及其影像诊断;全面叙述所采取的治疗方法、步骤及其初步结果;如有必要,还需介绍操作中出现的异常情况、可能发生的并发症及其处理建议。医疗文书及影像资料应按规定存档管理。

7. 及时复查血常规、肝肾功能、血生化、胰淀粉酶、降钙素原、血凝等指标,以了解肝肾功能及有无电解质紊乱、有无出血及有无并发胰腺炎等情况。

六、并发症与防治

手术主要的并发症包括败血症、腹膜炎、腹腔脓肿、腹腔出血以及邻近脏器受损,文献报道上述并发症发生率不足 3%。

最常见的并发症为胆汁溢漏。胆汁溢漏可发生在引流管置放过程中,亦可发生于引流管移除过程中。文献报道,引流管拔出后,胆汁溢漏的发生率约 3%。胆汁溢漏通常能够自限,或通过积极的内科保守治疗而获得痊愈。如漏出胆汁在腹腔内形成包裹性的胆汁瘤,往往需要经皮置管引流。

出血并发症通常是由于经皮经肝穿刺胆囊置放引流管时伤及肝动静脉及门静脉所致。大部分胆道出血能够自限或通过更换大孔径引流管得到控制。如果患者出现血流动力学变化时,就需要及时行血管造影和栓塞治疗。

———————————————— 参 考 文 献 ————————————————

1. E Atar, C Neiman, E Ram. Percutaneous trans-papillary elimination of common bile duct stones using an existing gallbladder drain for access. Isr Med Assoc J, 2012, 14 (6): 354-358.

2. Kai M, Chij Ⅱwa K, Ohuchida J, et al. Long term outcome after treatment for hepatolithiasis. Tan To Sui, 2007, 28: 509.

3. Vetrone G, Ercolani G, Grazi GL, et al. Surgical therapy for hepatolithiasis: a Western experience. J Am Coll Surg, 2006, 202: 30.

4. Huang MH, Chen CH, Yang JC, et al. Long-term outcome of percutaneous transhepatic cholangioscopic lithotomy for hepatolithiasis. Am J Gastroenterol, 2003, 98: 2655-2662.

5. Neuhaus H. Intrahepatic stones: the percutaneous approach. Can J Gastroenterol, 1999, 13: 467, 472.

6. Lamanna A, Maingard J, Tai J, et al. Percutaneous transhepatic Laser lithotripsy for intrahepatic cholelithiasis. Diagn Interv Imaging, 2019, 100: 793-800.

7. Moon JH, Cho YD, Ryu CB, et al. The role of percutaneous transhepatic papillary balloon dilation in percutaneous choledochoscopic lit hotomy. Gastrointest Endosc, 2001, 54: 232-236.

8. Wa Berkman, Af Bishop, Gl Palagallo. Transhepatic balloon dilation of the distal common bile duct and ampulla of Vater for removal of calculiculi. Radiology, 1988, 167 (2): 453-455.

9. Mr Perez, Ja Oleaga, Db Freiman. removal of a distal common bile duct stone through percutaneous transhepatic catheterization. Arch Surg, 1979, 114 (1): 107-109.

10. Me Clouse. dormia basket modification for percutaneous transhepatic common bile duct stone removal. AJR Am J Roentgenol, 1983, 140 (2): 395-397.

11. 陈超,李东,李玉亮,等.经皮穿肝十二指肠乳头肌扩张术治疗胆总管结石的并发症分析.山东医药, 2016, 1 (2): 92-93.

12. 李胜勇,耿建利,李玉亮.经皮经肝球囊扩张术治疗胆总管结石的临床研究.中华普通外科杂志,

2013, 28 (7): 477-499.

13. 刘斌, 耿建利, 李玉亮. 经 T 管十二指肠乳头肌扩张术治疗外科术后胆总管残余结石. 中华医学杂志, 2015, 95 (11): 853-856.

14. 李玉亮, 耿建利, 贾云明. 经皮穿肝十二指肠乳头肌扩张术治疗胆总管结石. 中华医学杂志, 2013, 93 (45): 3586-3589.

15. S Gil, P de-la-Iglesia, Jf Verdu. Effectiveness and safety of balloon dilation of the papilla and the use of an occlusion balloon for clearance of bile duct calculi. AJR Am J Roentgenol, 2000, 174 (5): 1455-1460.

16. Ga Bortoff, My Chen, Dj Ott. Gallbladder stones: imaging and intervention. Radiographics, 2000, 20 (3): 751-766.

17. C Baban, S Rajendran, D O'Hanlon. Utilisation of cholecystostomy and cystic duct as a route for percutaneous cutting balloon papillotomy and expulsion of common bile duct stones. BMJ Case Rep, 2012: 1-2.

18. M Okuno, T Iwashita, I Yasuda. Percutaneous transgallbladder rendezvous for enteroscopic management of choledocholithiasis in patients with surgically altered anatomy. Scand J Gastroenterol, 2013, 48 (8): 974-978.

19. Jy Han, S Jeong, Dh Lee. Percutaneous papillary large balloon dilation during percutaneous cholangioscopic lithotripsy for the treatment of large bile-duct stones: a feasibility study. J Korean Med Sci, 2015, 30 (3): 278-282.

20. N Ozcan, G Kahriman, E Mavili. Percutaneous transhepatic removal of bile duct stones: results of 261 patients. Cardiovasc Intervent Radiol, 2012, 35 (3): 621-627.

21. S Tazuma, M Unno, Y Igarashi. Evidence-based clinical practice guidelines for cholelithiasis 2016. J Gastroenterol, 2017, 52 (3): 276-300.

22. 中华医学会外科学分会胆道外科学组. 肝胆管结石病诊断治疗指南. 中华消化外科, 2007, 6 (2): 156-161.

23. G La Greca, F Barbagallo, M Sofia. Simultaneous laparoendoscopic rendezvous for the treatment of cholecys-tocholedocholithiasis. Surg Endosc, 2010, 24 (4): 769-780.

24. 中国医师协会外科医师分会微创外科医师专业委员会. 腹腔镜治疗肝胆管结石病的专家共识. 中华消化外科杂志, 2013, 12 (1): 1-5.

25. Eikermann M, Siegel R, Broeders I, Dziri C, et al. Prevention and treatment of bile duct injuries during laparoscopiccholecystectomy: the Clinical Practice Guidelines of the European Association for Endoscopic Surgery (EAES). Surg Endosc, 2012, 26: 3003-3039.

26. Caputo L, Aitken DR, Mackett MC, et al. Iatrogenic bile duct injuries. The real incidence and contributing factors-implications for laparoscopic cholecystectomy. Am Surg, 1992, 58: 766-771.

27. Keus F, de Jong JA, Gooszen HG, et al. Small-incision versus open cholecystectomy for patients with symptomatic cholecystolithiasis. Cochrane Database Syst Rev, 2006: CD004788.

第二十章

胆石症介入治疗的围手术期护理

随着医学的不断发展,护理学也在不断发展,传统的以"疾病为中心"的护理模式已经不能满足人们对护理工作的需求,这时就需要对传统的护理工作进行转变。人性化护理是一种新型护理模式,以人为本,尊重患者的生命价值、人格尊严、个人隐私,为患者营造舒适的就医环境,使患者在入院后,身心处在最佳的状态,从而增加了对治疗成功的信心。而围手术期个体化护理是一种针对性的护理模式,对各种胆石症患者实施这项护理服务,则能满足每个患者的护理需求,使患者从负面情绪中走出来,缓解术后疼痛,增强患者的抗病能力,使患者早日康复,预防各种并发症的发生。

一、护理评估

（一）术前评估

1. 健康史及相关因素

（1）一般情况:患者的年龄、性别、职业、居住地及饮食习惯;女性患者的月经周期及生育史。

（2）腹痛的病因及诱因:腹痛发生的时间,是否与饱餐、进食油腻食物及夜间改变睡眠体位有关。

（3）腹痛的性质:是否为突发性腹痛,腹痛为绞痛还是隐痛,是阵发性还是持续性疼痛,有无放射至右肩背部或右肩胛下等。

（4）既往史:有无胆石症、胆囊炎、胆道蛔虫史;有无消化性溃疡及类似疼痛发作史;有无用（服）药史、过敏史及腹部手术史等。

2. 身体状况

（1）局部:腹痛的部位,是位于右上腹还是剑突下,有无全腹疼痛;肌紧张及反跳痛;能否触及胆囊及胆囊肿大的程度,Murphy 征是否阳性等。

（2）全身:患者有无寒战、发热、恶心、呕吐;有无面色苍白等贫血现象;有无黏膜和皮肤黄染等;有无体重减轻;有无意识及神经系统的其他改变等。

(3)辅助检查:实验室检查,包括血常规检查中白细胞计数及中性粒细胞比例是否升高,血小板计数、凝血酶原时间(PT)或国际标准化比值(INR)检测(检查时间不宜超过术前72小时);肝肾功、血生化检查,血清胆红素、转氨酶、AKP及淀粉酶有无升高。影像学检查,包括超声、增强 CT 扫描、MRI 等,以及心、肺、肾等器官功能相关检查。

3. 心理社会支持状况　了解患者及其家属对本病的认知、家庭经济状况、心理承受程度及对治疗的期望等。

(二)术后评估

1. 术中情况　了解手术的方式和手术范围,术中出血量及输血、补液情况;有无留置引流管及其位置和目的。

2. 术后病情　术后生命体征、神志意识等情况;引流管引流情况,包括引流液的量、颜色和性质等;对老年患者尤其要评估其呼吸及循环功能等状况。

3. 心理及认知状况　患者及其家属对手术和术后康复的认知及期望。

二、胆石症介入治疗围手术期的特殊护理

(一)护理诊断与护理问题

1. 疼痛　与结石嵌顿致胆道梗阻、感染及 Oddi 括约肌痉挛有关。

2. 体温过高　与胆管结石梗阻导致急性胆管炎有关。

3. 营养失调:低于机体需要量　与长时间发热及摄入不足有关。

4. 有皮肤完整性受损的危险　与胆管梗阻、胆盐沉积致皮肤黄疸、瘙痒及术后胆汁渗漏有关。

5. 潜在并发症　出血、胆瘘及感染等。

6. 焦虑、恐惧　与术中置放引流管、术后身体不适有关。

7. 躯体移动障碍　与伤口疼痛、管道约束有关。

(二)护理目标

1. 患者自诉疼痛得到缓解或控制。

2. 体温能得到有效控制,力求降至正常范围。

3. 患者体液得到及时补充,未发生体液失衡。

4. 患者不发生皮肤损伤。

5. 患者未发生胆囊穿孔或及时发现和处理已发生的胆囊穿孔。

6. 患者焦虑有所减轻,生理和心理上的舒适感有所增加。

7. 患者在帮助下可进行活动或能够独立进行躯体活动。

（三）护理措施

1. 减轻或控制疼痛

（1）卧床休息。

（2）加强疼痛教育，提高护士准确评估疼痛技能，准确评估疼痛程度。

（3）重视心理护理：病室环境安静整洁温馨，床单元平整，患者心情愉快；若病情允许，听些轻柔、优美的音乐，及时分散对疼痛的注意力。指导患者深呼吸放松等，以缓解疼痛。

（4）对诊断明确的剧烈疼痛患者，可遵医嘱通过口服、注射等方式给予消炎利胆、解痉或止痛药。

2. 控制发热

（1）降温：根据患者的体温情况，采取物理降温和 / 或药物降温的方法尽快降低患者的体温。

（2）控制感染：遵医嘱应用最有效的抗菌药，以有效控制感染，恢复患者正常体温。

3. 营养支持

（1）禁食患者：通过胃肠外途径补充足够的热量、氨基酸、维生素、水、电解质等，以维持良好营养状态。如果患者口腔干燥则给予温开水湿润；术后指导患者做胃肠功能锻炼，防止患者发生腹胀。

（2）普通患者：术后当天叮嘱患者进少量流质饮食，并逐渐过渡到半流、低脂饮食，原则上以易消化、清淡无刺激性（避免辛、辣、油炸等）、富含维生素、限制动物性脂肪的饮食为宜，并注意少量多餐。

（3）糖尿病患者：术后做好血糖监测，及时调整胰岛素用量。术后监测血糖 4 次 /d，了解血糖情况，并根据血糖情况调整胰岛素用量，结合饮食、运动情况使血糖维持在 7.0~11.1mmol/L。尤其是针对并发症较多且年龄较大的患者，需要实时监测血糖数值，并且需要密切观察用药后是否出现头晕、恶心等低血糖表现。

4. 防止皮肤破损

（1）提供相关知识：胆道结石患者常因胆道梗阻而致胆汁淤积、胆盐沉积而引起皮肤瘙痒等，应告知患者相关知识，不可用手抓挠，防止抓破皮肤。

（2）保持皮肤清洁：可用温水擦洗皮肤，减轻痒感。

（3）瘙痒剧烈者：可遵医嘱应用外用药物和 / 或其他药物治疗。

（4）注意引流管周围皮肤的护理：若术后放置引流管，应注意其周围皮肤的护理。若引流管周围见胆汁样渗出物，应及时更换被胆汁浸湿的敷料，局部皮肤涂敷氧化锌软膏，防止胆汁刺激和损伤皮肤。

5. 并发症的预防和护理

（1）出血的预防和护理：胆道出血发生率约为 3%~8%。术后早期出血多是由于穿刺部位局部渗血及凝血功能障碍所致，应加强预防和观察。

①加强观察:持续心电监护,密切监测患者的生命体征至平稳,并给予低流量氧气吸入。注意观察患者意识、心率、血压的变化,观察穿刺点有无出血、渗液等情况。术后早期若患者腹腔引流管内引流出血性液体增多,每小时超过 100ml,持续 3 小时以上,或患者出现腹胀、腹围增大,伴面色苍白、脉搏细数、血压下降等表现时,提示患者可能有腹腔内出血,应立即报告医师,并配合医师进行相应的急救和护理。

②改善和纠正凝血功能:遵医嘱予以维生素 K_1 10mg 肌内注射,每日 2 次,以纠正凝血机制障碍。

(2)胆瘘的预防和护理:胆管损伤、胆总管下端梗阻、T 管引流不畅等均可引起胆瘘。

①加强观察:术后患者若出现发热、腹胀和腹痛等腹膜炎的表现,或患者腹腔引流液呈黄绿色胆汁样,常提示患者发生胆瘘。应及时与医师联系,并配合进行相应的处理。

②妥善固定引流管:将引流管用缝线妥善固定于腹壁,标记体外管道长度。为防止胆汁逆流,引流袋应低于肝脏平面 30cm 左右,以防患者在翻身或活动时被牵拉而脱出。对躁动及不合作的患者应采取相应的保护措施,防止引流管脱出。

③保持引流通畅:避免引流管扭曲、折叠及受压,定期从引流管的近端向远端端挤捏,并用 5~10ml 生理盐水冲洗引流管,一日 2 次,压力不可过高,缓慢注入为宜,以保持引流通畅,以免胆汁引流不畅、胆管内压力升高而致胆汁渗漏和腹腔内感染。

④观察引流情况:定期观察并记录引流管引出胆汁的量、颜色及性质。正常成人每日分泌胆汁的量约为 800~1 200ml,呈黄绿色、清亮、无沉渣、有一定黏性。术后 24 小时内引流量约为 300~500ml,恢复进食后,每日可有 600~700ml,以后逐渐减少至每日 200ml 左右。术后 1~2 日胆汁的颜色可呈淡黄色混浊状,以后逐渐加深、清亮。若胆汁突然减少甚至无胆汁引出,提示引流管阻塞、受压、扭曲、折叠或脱出,应及时查找原因进行处理;若引出胆汁量过多,常提示胆管下端梗阻,应进一步检查,并采取相应的处理措施。

(3)感染的预防和护理

①采取合适体位:病情允许时应采取半坐或斜坡卧位,以利于引流和防止腹腔内渗液积聚于膈下而发生感染;平卧时引流管的远端不可高于腋中线,坐位、站立或行走时不可高于腹部手术切口,以防止引流液和 / 或胆汁逆流而引起感染。

②加强皮肤护理:每日清洁、消毒腹壁引流口周围皮肤,并覆盖无菌纱布,保持局部干燥,防止胆汁浸润皮肤而引起炎症反应。

③加强引流管的护理:定期更换引流袋,并严格执行无菌技术操作。

④保持引流通畅:避免引流管扭曲、受压和滑脱,以免胆汁引流不畅、胆管内压力升高而致胆汁渗漏和腹腔内感染。

(4)急性胰腺炎:术后注意对血、尿淀粉酶进行检测,注意测量体温。如术后患者出现腹痛的现象,需对疼痛范围、持续时间及性质进行记录,对持续腹痛者(呕吐后不缓解)或高热持续者,应警惕急性胰腺炎的发生。

（5）引流管脱落：体位的变化、固定线的松动、带管时间过长等均会导致引流管脱落。因此，在术后患者进行体位移动时，应时刻检查固定线有无松动情况等，以免发生引流管脱落。

（6）引流管堵塞：引流过程中坏死的组织、胆汁、凝血块等均会阻塞引流管，所以应对引流管进行定期检查，以确保引流管通畅，不定时挤压引流管，防止发生打折、弯曲、受压、堵塞等现象。

6. 心理护理

（1）介绍胆石症和 PTBD 手术相关知识，如疾病的发展、手术的适应证、术前准备、手术的基本过程等，让患者了解相关知识。

（2）在护理过程中，应主动与患者交谈，介绍引流管护理的有关知识、讲解引流管的作用和重要性，告知患者如何防止不良现象的发生，减少患者不良情绪，帮助患者树立信心，更好地配合治疗和护理。

（3）根据患者的心理评估结果对患者实施针对性的心理护理。一方面，满足高龄患者独特的心理需求，使患者不感到孤独、无助；另一方面，根据患者的性格特点及病情实施心理疏导，缓解患者的不良情绪。

（4）术中向患者介绍手术过程，配合的注意事项，鼓励患者保持放松。针对患者术中的紧张、焦虑、恐惧等情况，可通过语言和动作给予患者安慰，如通过主动和患者交流，握着患者的双手等方式，让患者逐步放松配合手术。

（5）术后因为体外引流管和引流袋的存在，以及引流出的血液、胆汁等引流物而使患者紧张恐惧，此时应向他们进一步说明治疗的目的和意义，并说明引流出胆汁是为了减轻胆汁阻塞造成的毒性，术后短时间内引流出少量的血液是正常现象，取得他们在治疗和护理上的配合。适时鼓励患者，将病情好转的信息及时向患者反馈，树立患者战胜疾病的信心。

7. 加强功能锻炼

（1）协助卧床患者进行生活护理，指导并鼓励患者做些力所能及的自理活动。

（2）指导患者做床上运动锻炼，促使患者早日下床活动，预防下肢深静脉血栓形成。

8. 拔管的护理
术后如体温正常，胆汁清亮、胆汁减少到正常量时可做拔管准备。一般需 1~2 周，如果血胆红素化验正常，首先做夹管试验观察 6 小时以上，或白天夹管、晚间开放，观察有无发热、腹痛、恶心、黄疸，如果没有不适，可行胆管造影，明确有无结石残余。如有残余结石，可再次行 PTBD 排石；无残余结石后拔除引流管。因为引流管拔除以后会有少量血性胆汁溢漏于腹腔导致局限性腹膜炎，引起发热、腹痛等症状，建议引流管拔除前后常规应用生长抑素、抗生素、止血药物，必要时应用激素和镇痛药物以缓解症状。

9. 健康教育

（1）合理安排作息时间，劳逸结合，避免过度劳累及精神高度紧张。

（2）合理饮食，指导患者选择低脂肪、高蛋白质、高维生素易消化的食物，避免肥胖；定时进餐可减少胆汁在胆囊中贮存的时间并促进胆汁酸循环，预防胆结石形成，宜少量多餐，避免吃饱。进食后注意观察患者有无腹胀、腹痛、恶心等不适症状。

（3）患者带管出院时，应告知患者留置引流管引流的目的，指导其进行自我护理。①妥善固定引流管和放置引流袋，防止扭曲或受压；②避免举重物或过度活动，以防管道脱出或胆汁逆流；③沐浴时应采取淋浴的方式，并用塑料薄膜覆盖引流口处；④引流管伤口每周换药一次，敷料被渗湿时，应及时更换，以防感染，伤口周围皮肤涂氧化锌软膏保护；⑤定期更换引流袋，每日倾倒引流液并记录引流液的量、颜色及性状。若引流管脱出、引流液异常或身体不适应及时就诊；⑥带管出院患者还应告知患者在发生以下情况时需要到医院进行处理：出现发热、寒战、腹胀、疼痛、呕吐等症状时；黄疸复发、皮肤瘙痒、灰色便时；引流管堵塞、脱管时；引流液为血性或胆汁黏稠，管内还有凝血块时；胆汁有恶臭味及化脓物，引流液超过1 000ml时。

（4）做好电话回访，提醒患者按时复查。解答患者的相关疑问，给予患者心理支持。

总之对接受治疗的患者实施良好的、系统的护理，才能使得治疗效果得到保证，改善患者的临床症状。实施良好的护理措施，有利于患者对医院的信任度增加，亦对于构建和谐的护患关系，提高患者满意度具有重要作用。

参 考 文 献

1. 刘娟，丁芸. 围手术期快速康复护理用于胆囊合并胆总管结石病人中的效果观察. 实用临床护理学电子杂志，2019, 4 (40): 69-69.

2. 李正静. 介入治疗14例肝癌合并梗阻性黄疸患者的术后护理研究. 吉林医学，2014,(33): 7481-7482.

3. 张秀泽，汪名权，张国兵，等. 恶性梗阻性黄疸介入治疗患者的临床护理. 安徽医学，2012, 33 (7): 916-918.

4. 顾玲. 梗阻性黄疸介入治疗的护理体会. 河南外科学杂志，2012, 18 (1): 106-107.

5. 杨玉荣，张凤英，李劲松，等. 介入治疗梗阻性黄疸患者术后并发症的护理. 山西医药杂志 (下半月版)，2010, 39 (24): 1266-1267.

6. 宋文科. 高龄恶性梗阻性黄疸1例介入治疗术后护理. 齐鲁护理杂志，2011, 17 (32): 106.

7. 乔帅，朱妍妍，徐阳. 恶性梗阻性黄疸介入治疗术后并发胆道出血的护理. 护理学杂志，2011, 26 (14): 35-36.

8. 张华平，陶然，张丽琴，等. 71例恶性梗阻性黄疸介入治疗的围手术期护理. 介入放射学杂志，2011, 20 (2): 154-156.

9. 傅文莉，赵丽，徐阳. 恶性梗阻性黄疸介入治疗术后并发急性胰腺炎的观察及护理. 中华现代护理杂志，2009, 15 (14): 1350-1351.

10. 仲崇晓，夏敏. 梗阻性黄疸患者行介入治疗的围手术期护理. 中国实用护理杂志，2009, 25 (12): 84-85.

第二十一章

急性胆管炎的介入治疗

一、病因

胆总管结石多位于胆总管的中下段。但随着结石增多、增大和胆总管扩张、结石堆积或上下移动，常累及肝总管。胆管炎是胆总管结石最为常见的并发症之一，患者多出现疼痛、发热或者黄疸等症状。急性炎症期手术，难以明确结石位置、数量和胆道系统的病理改变，不宜进行复杂的手术处理，需要再手术的机会较多。

本症可能引起的病理变化基本上决定于两个因素：①梗阻是否完全，视结石的大小和部位而有不同，亦与胆总管括约肌的功能状态有关；②有无继发感染，常视结石的成因和性质而异，其炎症的范围和严重性亦有甚大差别。

二、临床表现

胆管炎型胆总管结石的临床表现决定于胆管的梗阻程度和有无感染。结石所致的胆道阻塞通常是不完全和非持续性的，完全性阻塞少见，故约 20% 患者可以不伴右上腹绞痛，40% 的患者虽有绞痛但无黄疸，其余患者则多数在腹痛发生后数小时至 1~2 天开始有黄疸，且持续数天后即可逐渐消退。如胆总管内结石不能排出至十二指肠，则腹痛反复发作，并可再度出现黄疸，且复发的次数往往愈趋频繁，程度亦愈加严重；但也有病例在一次发作后相隔 10 余年不再复发，至下次发作时胆总管内的结石已增大至 1~2cm 直径以上，或者发作时仅有轻微腹痛而不出现黄疸。少数病例于某次发作后可致胆道完全阻塞，黄疸持续不见消退，皮肤颜色深黄，甚至呈黄绿色，皮肤瘙痒显著，粪便呈陶土色，且有明显消瘦现象，与胰头癌很难鉴别。此类患者胆道探查时往往可见巨大的结石嵌顿在壶腹部；或有多量的泥沙样结石堵塞在胆总管或肝管内。少数情况术中胆总管内见不到结石，其结石大多系胆管内压力过大而自行排入肠内或由于麻醉后括约肌松弛而有利于结石排出。然而，在结石移动的过程中，患者多有反复的胆绞痛发作史，发作时除阻塞外常并有胆道感染症状，胆囊一般没有明显肿大，仍可与胰头部癌区别。

患者发作时多无腹肌强直，但上腹部或右上腹可有轻度触痛。肝脏肿大，质地坚实，稍有触痛，但一般胆囊多不可打及。脾脏有时也可肿大，多数患者黄疸明显，病容憔悴，神情抑郁，时有消瘦现象。有并发症时则有相应的体征如黄疸和休克征等。

约75%的胆总管结石患者在发作胆绞痛后，因并发胆道细菌感染而引起寒战与高热，体温可达40℃。寒战、高热的原因是感染向肝内逆行扩散，致病菌及其毒素经肝血窦、肝静脉至体循环而导致全身性感染的结果，引起菌血症或毒血症。且常为间歇性高热合并寒战，结石阻塞胆总管时出现寒战高热，胆总管梗阻解除时，寒战高热消退，又称Chacot间歇热。如为急性胆管梗阻同时伴严重胆管内感染而引起急性化脓性炎症时，则称为急性化脓性胆管炎或称为重症急性胆管炎，可出现低血压、中毒性休克及败血症等全身中毒的临床表现。急性胆管炎治疗包括应用广谱抗菌药物、胆管减压及对症支持治疗。

三、治疗原则

急性梗阻性化脓性胆管炎患者应尽快行胆管减压，推荐方式为内镜下放置鼻胆引流管（endoscopic nasobiliary drainage，ENBD）或经皮穿肝胆道引流术（percutaneous transhepatic cholangial drainage，PTCD）。两者均是一种临时性引流措施，主要适用于已存在胆管化脓性感染、结石尚未取净需要再次内镜介入或手术治疗、怀疑尚有结石残留或担心发生胆道感染的病例。

目前，临床相关指南推荐对于胆管炎型胆总管结石的患者首先考虑行ERCP胆道减压。ERCP目前成为临床治疗胆管疾病的重要治疗手段，但是存在复杂解剖，比如合并十二指肠憩室、嵌顿结石直径>15mm等情况的患者，ERCP往往不能成功。既往有过消化道重建手术的胆结石患者，比如存在毕Ⅱ式胃大部切除病史或者Roux-en-Y吻合术以及肝内胆管结石患者，因ERCP治疗时难以寻找到十二指肠乳头，手术往往存在较大失败的风险。对于此类患者，需要经过经皮经肝穿刺行胆管减压。

PTCD适应证包括：胆总管结石诊断明确；内镜治疗失败的胆总管结石；一般情况较差，不能进行内镜或手术治疗的胆总管结石；不愿接受内镜或手术治疗的胆总管结石；Billroth Ⅱ式术后合并胆总管结石的患者；合并十二指肠乳头旁憩室的患者；术前无法明确原因的梗阻性黄疸，经皮穿刺胆道造影显示胆总管结石。

PTCD无绝对手术禁忌，相对手术禁忌证包括：合并心脑血管基础疾病或肝肾功能不全，不能耐受静脉全麻；结石直径≥25mm；严重凝血功能障碍，PT≥17秒，PLT≤50×10⁹/L。对于行PTCD胆道减压的患者，如无禁忌，可同时行PTBD排石，若一般情况较差，建议改善一般情况后再二期行PTBD排石。

四、术前检查

实验室检查包括凝血功能检查、肝肾功能、血生化、血浆淀粉酶检查,术前应用肾毒性抗生素预防感染时,必须检查血浆肌酐和尿素氮水平。影像学检查包括超声、增强 CT 扫描、MRI 或 MRCP,以了解结石的位置,胆管以及穿刺路径与邻近脏器的解剖关系(图 21-1)。

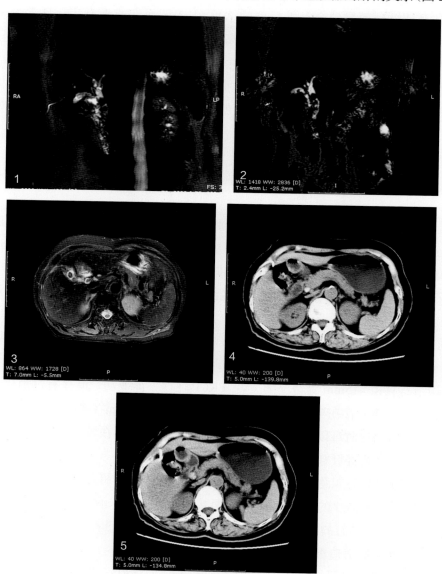

图 21-1　胆管炎伴发胆源性胰腺炎

1. B 超引导下行胆囊经皮穿刺置管引流,术后 1 月复查 MRCP 提示胆囊及胆总管内多发结石影;2. MRCP 提示胆囊及胆总管内多发结石影;3. MRCP 提示胆囊及胆总管内多发结石影,胆囊及胆管壁水肿;4. CT 示胆总管胰腺段高密度结石影,胰管轻度扩张;5. CT 示胆总管胰腺段高密度结石影,胰管轻度扩张

五、术前准备

1. 预防性使用抗菌药物。

2. 患者术前禁食 6 小时,静脉补液以预防血容量不足导致的肾功能损伤。

3. 术前 1/2 小时应用阿托品 0.6~1mg 预防胆道刺激导致的迷走反应。

4. 碘造影剂可通过渗透性损伤、氧化应激等机制导致造影剂肾病(contrast-induced nephropathy,CIN)。

5. 器械准备

具备脉冲透视功能的 DSA "C" 型臂系统

麻醉设备及麻醉镇痛药物

心电脉氧监护设备

铅围裙、悬吊式透明含铅防护屏、含铅防护眼镜

5ml、10ml、20ml 无菌注射器及 21G 注射针头

无菌纱布

水溶性等渗非离子型造影剂

局麻药物:2% 利多卡因 5~10ml

#11 手术刀片

3-0 皮肤缝线

21G 带内芯穿刺针,穿刺针外鞘可以通过 0.018″ 导丝

共轴导入套装,包括头端逐渐变细可以通过 0.018″ 导丝坚硬金属、柔韧塑料内芯以及 4F 或 5F 的塑料外鞘。

8~12F 型号的导管鞘

4F 或 5F 的单弯导管、Cobra 导管、Kumpe 导管、Simmon 导管、猪尾造影导管

0.035″ 亲水超滑导丝、超硬导丝

12~28mm 血管成形球囊导管

Fogarty 球囊导管

10F 胆道引流管

取石网篮

6. 皮肤准备

消毒区域足够广泛,适合右肝管入路和左肝管入路两种手术途径。

右肝入路的优势:穿刺路径与胆总管走行路径角度 ≥ 90°,易于引入导丝鞘管;术者双手可避开 X 光直射。

左肝入路的优势:可以在超声引导下穿刺;左肝留置引流管的疼痛等不适较之右肝为轻;左肝置管体外部分位于前正中线附近,较之右肝置管体外部分位于右腋中线附近易于选择舒

适体位,同时易于护理;对于合并腹水的患者来说,左肝留置引流管引起腹水溢漏概率极低。

7. 镇静与止痛　术前应对患者的病情及全身状况做全面评估,结合单位的实际条件,决定采用的镇静或麻醉方式。绝大部分胆道介入手术在清醒镇静配合穿刺点以及肝包膜局部浸润麻醉止痛下进行,有些不能配合的患者则需要在全麻下手术。在患者极度疼痛不适的情况下进行胆道介入手术,操作会变得极其困难且更容易出现并发症。患者常规建立较粗的静脉通路以利给药,给予鼻导管持续吸氧。麻醉药物的使用必须遵循相关规定,实施深度镇静或静脉麻醉时须有麻醉专业资质的医生在场,并负责操作过程中的麻醉管理与监护。操作过程中,患者给予心电、血压、脉搏及氧饱和度等实时监测。

六、操作步骤

(一) 经皮胆囊造瘘

患者仰卧位,右上肢外展,腹部超声检查确定皮肤穿刺点以及穿刺路径、进针深度。术区皮肤消毒,铺盖无菌洞巾。同时在 X 线透视下,标记膈肌的位置和预计穿刺路径,以避免穿过肺脏和胸膜。2% 利多卡因局部浸润麻醉穿刺部位,做长度 2mm 皮肤切口。必要时可应用手术弯钳钝性分离皮下脂肪和肌肉。

置放引流管有两种方法:Seldinger 技术和套管针技术,手术可在 CT 引导下进行,亦可在超声联合 DSA 引导下进行。

Seldinger 技术适用于穿刺路径选取困难以及胆囊体积较小的患者:因胆囊可能被推移位、内陷或穿孔和进一步压缩,在穿刺困难时,使用大直径套管针穿刺胆囊的无效操作可能会导致肝脏撕裂或附近肠管的穿孔。

该技术应用 21G 穿刺针,超声影像引导,全程跟踪针尖位置,待针尖进入胆囊回吸出胆汁后,注入对比剂行胆囊胆管造影并再次确认针尖在胆囊内的位置。X 线透视下,经穿刺针送入 0.018″ 导丝,使导丝在胆囊内成袢后保留,撤出穿刺针,沿导丝送入 5~6F 扩张鞘管,扩张穿刺通道并置换入 0.035″ 超滑导丝,撤出扩张鞘管,沿超滑导丝送入由金属鞘芯支撑的多功能带锁引流管,引流管周径 8~10F,使其头端在胆囊内形成环袢并锁定。置入导丝时,要避免过度膨胀胆囊引起穿孔,在送入鞘管和引流管的过程中,要避免使导丝在进入胆囊部位打折,否则导丝会滑出胆囊进入腹腔。在进行穿刺通道扩张时,如果导丝胆囊穿刺部位出现扭结,可置入 5F 导管鞘保护进入胆囊的通道,同时将导丝置换为 0.038″ 加硬导丝后再行通道扩张,多能获得成功。

套管针技术:适用于胆囊体积大、穿刺路径直观的患者。该技术的优点在于一步到位,避免了导丝、鞘管、引流管反复交换导致的胆汁溢漏。

确定皮肤穿刺点后,充分浸润麻醉,#11 手术刀片做 2mm 切口,用组织钳充分分离皮肤皮下组织后,穿刺针插入带金属鞘芯的 8~10F 多功能引流管内组成完整的穿刺套装系统,超声影像引导下,整个套装系统直接穿刺进入胆囊后,撤出穿刺针,透视下经金属鞘芯注入对比剂行胆囊造影确认位置无误后,保持金属鞘芯位置不变,向胆囊内送入引流管,使其头端在胆囊内形成环袢并锁定。

应用套装系统进行胆囊穿刺,针尖到达胆囊浆膜层时,要靠冲力迅速穿破胆囊壁全层进入胆囊腔,避免缓慢的渐进式的穿刺方式,因为渐进式的穿刺方式容易引起胆囊移位、胆囊壁突破困难,从而导致穿刺失败,同时增加并发症发生的概率。

引流管置放成功后,体外部分用缝线及蝶形胶布固定于皮肤,尾端连接外引流袋,依靠重力引流,胆汁标本送细菌革兰氏染色及培养。

所有的交换过程必须在透视监控下进行,以保证穿刺胆囊的路径不会丢失,最后安全地置入可锁袢状引流管并使胆囊减压。在此过程中,可使用少量对比剂明确在胆囊中的位置,但是要注意不能使胆囊增大,以防引起败血症。

对急性胆囊炎患者,当炎症已经消退,并经过足够长时间经皮引流后,可行胆囊造影术以显示胆囊管或胆总管疾病,如良恶性狭窄或固定结石,并且可以进一步进行经皮经胆囊十二指肠乳头肌扩张顺行排石术(图 21-2~图 21-12)。

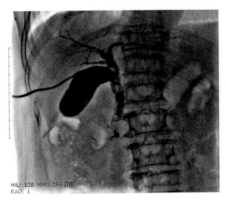

图 21-2　经胆囊引流管造影,显示胆囊内及胆总管内多发充盈缺损

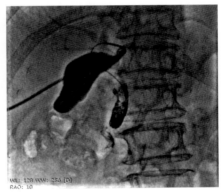

图 21-3　经胆囊引流管引入导丝,配合 VERT 导管通过胆囊管至胆总管内并造影确认

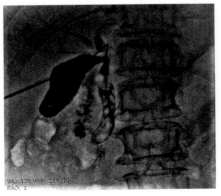

图 21-4　置入导丝,配合导管通过十二指肠乳头

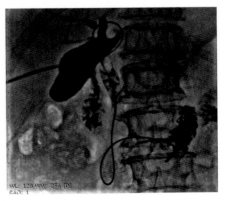

图 21-5　将导管置入十二指肠水平段造影,确认导管位于肠道内

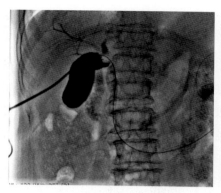

图 21-6　将鞘管内注入造影剂再次确认

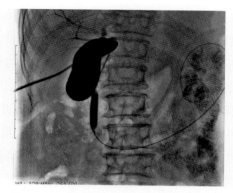

图 21-7　引入球囊,扩张十二指肠乳头肌

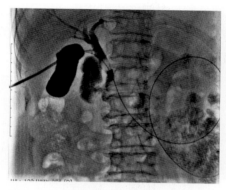

图 21-8　利用球囊,配合导管推送结石,
将结石推送至十二指肠内

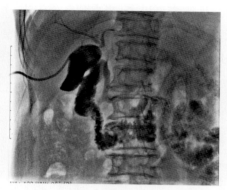

图 21-9　造影确认胆总管内无结石残余

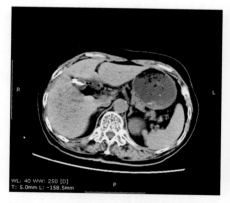

图 21-10　术后复查CT,胆总管内未见结
石残余

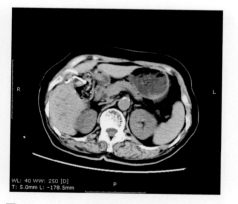

图 21-11　CT 示胆囊内结石体积较前缩小

（二）经皮经肝穿刺胆管引流

胆道进入点应为胆管 2 级或 3 级分支,若穿刺针道与胆管走行呈直角或穿中胆管部位

靠近肝门,则操作难度加大,同时增加出现并发症的风险,如血管损伤大出血等。这种情况下常需重新选择外周接近水平走向的胆管进行穿刺,可在透视下对准与穿刺针方向顺行而又扩张的胆管分支穿刺。穿刺肝管时,可在进针后旋转 C 型臂,确定穿刺针与胆管的前后关系,调整穿刺方向重新穿刺。穿刺时,嘱患者平静呼吸,透视下观察肝脏位置良好时,迅速将穿刺针刺入肝被膜并向目标胆管进针;针尖进入目标胆管后,拔出针芯,针尾连接注射器,缓慢退针的同时推注稀释的对比剂,保持穿刺针道内对比剂充盈;当针尖退入胆道时,造影即可见典型的胆管形态显示。少数情况下,也

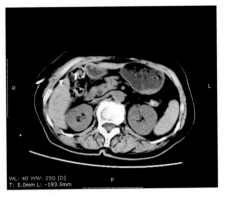

图 21-12　CT 示胆囊壁水肿减轻,引流管少许移位

可采用边注入对比剂边进针的方式(仅适于斜面穿刺针)。胆道穿刺过程中,穿刺针刺入肝静脉、门静脉及淋巴管的情况较多见,通过观察对比剂的流动方向及流速较易判断前两种情况,而淋巴管充盈对比剂时表现为细小的呈串珠样通向肝门部的管腔,需引起重视。确定进入胆管后,退出针芯,置入 0.018″ 导丝,有时 0.018″ 导丝进入胆道后,朝向外周走行而非肝门方向走行,此时可将穿刺针斜面做旋转,旋转同时试探性地送入导丝直到导丝向肝门方向走行。有时导丝进入胆道困难是因为穿刺针针尖顶在了胆道内侧壁上,此时可略略回撤穿刺针,同时送入导丝多能成功。

0.018″ 导丝头端进入胆总管足够深度后,退出穿刺针,沿 0.018″ 导丝送入 5F 套装鞘管。当套装到达胆管时,回撤坚硬的金属内鞘,使柔顺的 4F 内鞘和 5F 外鞘沿导丝进入胆总管。置换导管鞘,撤出 0.018″ 导丝和 4F 塑料内鞘,经 5F 外鞘送入 4F 单弯导管、0.035″ 超滑导丝,使导管、导丝配合通过十二指肠乳头,进入十二指肠水平部以远,沿导丝向胆管内送入周径 7F 或 8.5F 多侧孔引流管,使其端侧孔完全位于胆管内。因胆管炎的患者一般情况较差,难以耐受较长时间的操作,同时,患者存在明确的胆系感染,需通过尽量少的操作达到通畅引流的目的,因此,该类患者一期宜行单纯引流管,病情稳定后,二期行经皮经肝十二指肠乳头肌扩张顺行排石。

参 考 文 献

1. García de la Filia Molina I, García García de Paredes A, Martínez Ortega A, et al. Biliary sphincterotomy reduces the risk of acute gallstone pancreatitis recurrence in non-candidates for cholecystectomy. Dig Liver Dis, 2019, 51 (11): 1567-1573.

2. Huang Q, Shao F, Wang C, et al. Nasobiliary drainage can reduce the incidence of post-ERCP pancreatitis after papillary large balloon dilation plus endoscopic biliary sphincterotomy: a randomized controlled trial. Scand J Gastroenterol, 2018, 53 (1): 114-119.

3. Anilir E, Ozen F, Yildirim IH, et al. IL-8 gene polymorphism in acute biliary and non biliary pancreatitis: probable cause of high level parameters？Ann Hepatobiliary Pancreat Surg, 2017, 21 (1): 30-38.

4. Sugawara S, Arai Y, Sone M, et al. Frequency, Severity, and Risk Factors for Acute Pancreatitis After Percutaneous Transhepatic Biliary Stent Placement Across the Papilla of Vater. Cardiovasc Intervent Radiol, 2017, 40 (12): 1904-1910.

5. Zarnescu NO, Costea R, Zarnescu Vasiliu EC, et al. Clinico-biochemical factors to early predict biliary etiology of acute pancreatitis: age, female gender, and ALT. J Med Life, 2015, 8 (4): 523-526.

6. Bolado F, Tarifa A, Zazpe C, et al. Acute recurrent pancreatitis secondary to hepatocellular carcinoma invading the biliary tree. Pancreatology, 2015, 15 (2): 191-193.

7. Bohara TP, Parajuli A, Joshi MR. Role of biochemical investigation in prediction of biliary etiology in acute pancreatitis. JNMA J Nepal Med Assoc, 2013, 52 (189): 229-232.

8. Ma MH, Bai HX, Park AJ, et al. Risk factors associated with biliary pancreatitis in children. J Pediatr Gastroenterol Nutr, 2012, 54 (5): 651-656.

9. Bakker OJ, van Santvoort HC, Hagenaars JC, et al. Timing of cholecystectomy after mild biliary pancreatitis. Br J Surg, 2011, 98 (10): 1446-1454.

10. Il'chenko AA. Biliary pancreatitis. Eksp Klin Gastroenterol, 2005,(5): 10-16, 123.

11. Boshnaq MH, Merali N, El Abbassy IH, et al. Financial Burden Secondary to Delay in Cholecystectomy Following Mild Biliary Pancreatitis. J Invest Surg, 2017, 30 (3): 170-176.

12. Dubravcsik Z, Madácsy L, Gyökeres T, et al. Preventive pancreatic stents in the management of acute biliary pancreatitis (PREPAST trial): pre-study protocol for a multicenter, prospective, randomized, interventional, controlled trial. Pancreatology, 2015, 15 (2): 115-123.

13. Coffey MJ, Nightingale S, Ooi CY, Predicting a biliary aetiology in paediatric acute pancreatitis. Arch Dis Child, 2013, 98 (12): 965-969.

14. Matsubayashi H, Fukutomi A, Kanemoto H, et al. Risk of pancreatitis after endoscopic retrograde cholangiopancreatography and endoscopic biliary drainage. HPB (Oxford), 2009, 11 (3): 222-228.

15. Pacheco RC, Oliveira LC, Lipase/amylase ratio in biliary acute pancreatitis and alcoholic acute/acutized chronic pancreatitis. Arq Gastroenterol, 2007, 44 (1): 35-38.

16. Venneman NG, vanBerge-Henegouwen GP, van Erpecum KJ. Pharmacological manipulation of biliary water and lipids: potential consequences for prevention of acute biliary pancreatitis. Curr Drug Targets Immune Endocr Metabol Disord, 2005, 5 (2): 193-198.

17. Choi BH, Lim YJ, Yoon CH, et al. Acute pancreatitis associated with biliary disease in children. J Gastroenterol Hepatol, 2003, 18 (8): 915-921.

18. Huang DB, Raskin P, Diabetic hypertriglyceridemia-induced acute pancreatitis masquerading as biliary pancreatitis. J Diabetes Complications, 2002, 16 (2): 180-182.

19. Kohut M, Nowak A, Nowakowska-Dulawa E, et al. The frequency of bile duct crystals in patients with presumed biliary pancreatitis. Gastrointest Endosc, 2001, 54 (1): 37-41.

20. Räty S, Sand J, Kemppainen E, et al. Cholecystokinin in acute alcoholic and biliary pancreatitis. Int J Pancreatol, 2 000, 28 (1): 51-57.